AF451155

Edición: Segunda. Septiembre 2023
Lugar de edición: Buenos Aires, Argentina

ISBN: 978-84-19830-36-4
E-ISBN: 978-84-19830-37-1
Depósito legal: M-29078-2023
Thema: YXA [Children's / Teenage personal & social issues: Body & health]
SCGF [Sport science, physical education]
WGS: 573 [Nursery and pre-school education]
574 [School education, theory of teaching and methodology]
575 [Primary school]
BISAC: PSY004000 [Developmental / Child]
PSY045010 [Movements / Behaviorism]

Diseño y composición: Gerardo Miño

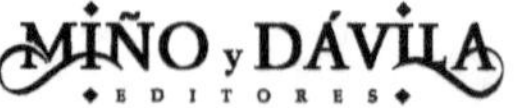

Página web: www.minoydavila.com
Mail producción: produccion@minoydavila.com
Mail administración: info@minoydavila.com

Dirección: Tacuarí 540
(C1071AAL), Ciudad Autónoma de Buenos Aires.
tel-fax: (54 11) 4331-1565

Alfonso Lázaro Lázaro
Pilar Arnaiz Sánchez
Pedro Pablo Berruezo y Adelantado

De la emoción de girar al placer de aprender

Implicaciones educativas de la estimulación vestibular

(Segunda edición)

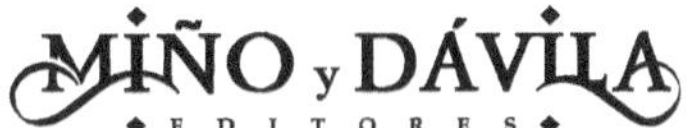

MIÑO y DÁVILA
• E D I T O R E S •

ÍNDICE

PRIMERA PARTE

SEGUNDA PARTE:
Estudios experimentales

PRIMER ESTUDIO:
Efectos en las habilidades equilibratorias de un programa psicomotor
con estimulación vestibular en sujetos con discapacidad intelectual.......81

SEGUNDO ESTUDIO:
Cambios emocionales producidos por E.V. en sujetos con y sin
discapacidad..147

PRÓLOGO
a la edición argentina

Me honra presentar en la colección Psicomotricidad, Cuerpo y Movimiento la versión corregida y aumentada de la presente obra.

La intención de esta nueva edición, además de su necesaria actualización, tiene por objeto hacer más accesible al público latinoamericano su contenido, por medio de una edición en formato papel más económica, pero hacerla también más accesible al público en general al publicarse en formato digital.

Esta obra, un clásico ya entre las que refieren a la investigación en el campo de la práctica psicomotriz, fue realizada originariamente por tres referentes del campo de la Psicomotricidad.

Hoy, esta versión ha sido revisada y actualizada en sus fundamentos nocionales por dos de los autores originales, Alfonso Lázaro Lázaro y Pilar Arnaiz Sanchez, con la rigurosidad que los caracteriza, constituyéndose así en una suerte de homenaje al tempranamente desaparecido Pedro Pablo Berruezo y Adelantado.

Un más que merecido reconocimiento a este gran amigo y profesional a quien extrañamos de manera casi cotidiana.

Respecto de su contenido, no dudo en plantear que por el tipo de estudios que contiene, ambos referidos a la relación entre parámetros neurofisiológicos y la potenciación del más pleno desarrollo de la persona, que el mismo se orienta en el sentido en que Henri Wallon formulara sus hipótesis psicobiológicas.

Aspecto hoy tan relegado en los nuevos planteamientos que reflexionan acerca de la práctica psicomotriz, y que tan pertinazmente es, casi de manera cotidiana, rescatado desde los aportes de las neurociencias, que en sus investigaciones sostienen a cada paso la necesaria relación entre áreas tan diversas como el comportamiento humano y la implicancia del cuerpo en él, como en relación a la construcción de la emocionalidad.

Invito entonces al lector a adentrarse en el presente texto, anticipando desde ya la placentera sensación que su riguroso pero ameno contendido generará en él.

Prof. Lic. Pablo Bottini
Director Colección Psicomotricidad, Cuerpo y Movimiento

PREFACIO

Decía Freud, hace ya muchos años, que *todo hombre es su infancia*. Y, en alguna medida, no le faltaba razón. Estudios recientes de distintas disciplinas tales como la Psicología, la Pedagogía o las Neurociencias, que iremos desgranando a lo largo de este libro, matizan en gran medida aquella afirmación. El ser humano viene al mundo con unas predisposiciones genéticas que confrontadas con el medio en el que se desenvuelve, especialmente el social, originan un individuo con una capacidad de adaptación portentosa. Los intercambios de los primeros años con ese medio le empujan en una dirección determinada que, unida con las características de su propio temperamento, conforman una manera peculiar de pensar, de sentir y de actuar en el mundo. La plasticidad cerebral del ser humano que crece irá tejiendo redes neuronales no sólo capaces de aprender de la experiencia sino sobre todo dotadas de la posibilidad de anticipar lo por-venir. La predicción es la función primordial del cerebro y la que constituye la conciencia (Llinás, 2003) y nunca tiene fin. Podemos seguir esculpiendo nuestro cerebro desde la infancia hasta la vejez si bien en grados distintos y con acciones diferenciadas (Mora, 2003; Spitzer, 2005).

Nos gustaría iniciar con el lector/a el recorrido por los distintos capítulos de este libro mencionando varios elementos que entrelazan determinados recuerdos de nuestra propia infancia con el objeto principal de estudio e investigación de estas páginas: la estimulación vestibular como ayuda al ser humano que crece.

El primero de ellos tiene que ver con una práctica muy extendida entre los escolares de un pueblo pequeño de la provincia de Teruel –Alacón–, en la década de los años 60 del pasado siglo. A la hora del recreo, los días que soplaba el viento del Moncayo a una asequible velocidad, jugábamos con el cierzo. Y el juego consistía en lo siguiente. Nos situábamos en el borde de una pared de piedra adecuada, encarando al cierzo, y con la bata desabrochada sujetada con ambas manos por detrás de la espalda y por encima de la cabeza, la disponíamos cual vela que nos permitía más o menos inclinación hacia el vacío.

Este juego se desarrollaba unas veces en grupo y otras en solitario. En el primer caso competíamos para comprobar quién aguantaba más tiempo *cazando* el viento suficiente y adecuado para inclinarse hacia el vacío sin caerse hacia delante. En el segundo caso, el disfrute individual, propio, sin presiones de los demás, consistía en un mecimiento al ritmo de las ráfagas del cierzo para tratar de lograr más grados de inclinación, asumir más riesgos, confiando en que en última instancia todavía pudiéramos, antes de aterrizar con la cara, adelantar un pie o soltar la bata y poner las manos.

La segunda práctica de nuestra infancia, relacionada con el objeto de este libro, tenía lugar en los alrededores del pueblo. Allí existía un cerro redondeado, llamado *Cabezico de la Balsa*, compuesto de tierra arcillosa que cuando llovía sacaba a relucir sus tonos rojizos y amarillentos, que todavía perduran muy vívidamente en nuestra memoria. La pandilla de niños pasábamos largas horas en sus laderas. En ellas, la erosión había producido diferentes surcos de distinta profundidad y pendiente que servían para uno de nuestros juegos favoritos.

Elegíamos la hendidura más adecuada y, previamente, íbamos a buscar agua con pequeños recipientes para verterla en la pendiente, de manera tal que pudiéramos deslizarnos por ella. Así pues, una vez preparado el escenario nos lanzábamos al puro juego. Nos disponíamos en lo alto del surco en cuclillas, con un pie delante y otro detrás, y nos dejábamos deslizar a la mayor velocidad posible pendiente abajo. Algunas veces aterrizábamos de bruces en la parte baja y otras no sólo apoyábamos los pies sino también los glúteos. Fácilmente se puede imaginar cómo acababan las sandalias, los pantalones y las chaquetas. Con un tono marrón y llenos de barro, desde los pies hasta la coronilla. Lo que pasaba luego en nuestras casas, preferimos no contarlo. Pero no nos recibían precisamente con los brazos abiertos. No obstante, nosotros seguíamos una y otra vez, como embrujados, repitiendo este ritual.

Y el tercer elemento que vincula nuestra infancia con lo que se escribe en este libro se desarrollaba debajo de lo que en el pueblo de la provincia de Teruel mencionado se conocía como *el Castillo*. Y no es que hubiera castillo alguno entonces; quizás algún tipo de fortaleza con fines estratégicos de defensa se construyó allí en tiempos de los iberos, y de ahí el topónimo. No obstante, el lugar en lo más alto del pueblo, desde el que se divisa un amplio panorama, guarda un encanto especial porque, en sus alrededores, se llevaba a la práctica el juego que a continuación se describe.

En sus laderas había recintos cerrados –corrales– en los que la gente del lugar encerraba diferentes tipos de animales domésticos, ovejas, cabras, vacas… para la venta o para su sustento. Y para ellos se almacenaba, sobre todo después de la cosecha, paja o hierba para poder alimentarlos durante el invierno. Pues bien, uno de estos corrales se encontraba situado debajo de unas grandes rocas con un depósito de paja seca convenientemente dispuesta al lado de la pared.

La pandilla de niños nos deslizábamos por entre las rocas hasta encontrar un sitio ideal para saltar. Y desde allí nos lanzábamos sobre el montón de paja seca que amortiguaba perfectamente la caída. La disposición de la roca nos permitía distintos puntos de partida para el salto, que cada saltador elegía, según sus capacidades o su atrevimiento. Una y otra vez destrepábamos la roca y nos lanzábamos al vacío con una envidiable maestría y exhalando un enorme griterío de puro placer.

Estos tres juegos que practicábamos con fruición, cada vez que teníamos oportunidad, entre los deberes de la escuela y las tareas encomendadas por los adultos, acudieron a nuestra memoria cuando iniciamos el estudio de las estimulaciones básicas, sobre todo la de origen vestibular. Y analizamos que el denominador común de cada uno de ellos y de todos juntos estaba constituido por la búsqueda de esas sensaciones profundas, primitivas, holísticas, que ayudan a construir el esquema corporal, que desarrollan la percepción de uno mismo, que contribuyen al manejo adaptativo de las emociones, que impulsan una armonía en las relaciones sociales y que, sin duda, constituyen momentos *flow*, instantes de felicidad que tan sabiamente ha estudiado Csikszentmihalyi (1997).

INTRODUCCIÓN

En la vida hay momentos en los que las personas atisban modos nuevos de comprender la realidad. Y, de repente, todo cobra un mayor sentido. Ese sentido lo hemos vislumbrado al utilizar las estimulaciones vestibulares, dentro del Aula de Psicomotricidad, con fines educativos y terapéuticos. Por ello, el presente libro se enmarca en el universo escolar y forma parte del esfuerzo continuado por la renovación de prácticas y metodologías que, desde hace cuatro décadas, un grupo de profesionales brindan a los niños y niñas en situación de discapacidad.

Nuestra trayectoria profesional nos llevó a enfrentarnos, al comienzo de los años 80 del siglo pasado, con niños y niñas que presentaban dificultades de adaptación al medio escolar y al medio social. Y poco a poco descubrimos que una manera de ayudarles a superar estas dificultades consistía en hacer uso de conceptualizaciones y prácticas novedosas por entonces, tales como la psicomotricidad y la estimulación vestibular (Arnaiz, 2020; Arnaiz y Bolarín, 2016; Berruezo, 1990; Berruezo y Lázaro, 2009).

Estas conceptualizaciones y estas prácticas se expondrán a lo largo de las páginas de este libro. Un libro que recoge básicamente las reflexiones y los estudios experimentales que conformaron la tesis del primer firmante de este libro (Lázaro, 2003), defendida en la Universidad de Murcia y dirigida por la catedrática Dª Pilar Arnaiz.

La publicación de este libro en Argentina por la editorial Miño y Dávila en su colección *Psicomotricidad, cuerpo y movimiento*, dirigida por el profesor D. Pablo Bottini, ofrece la oportunidad de seguir profundizando en el conocimiento de la estimulación del sistema vestibular del ser humano y en sus bondades, con el fin de contribuir a un desarrollo armónico del niño y de la niña que crecen. *De la emoción de girar al placer de aprender* fue un libro pionero en el panorama de la intervención educativa a través de los estímulos vestibulares en España. Tanto las conceptualizaciones teóricas como las aplicaciones prácticas que aparecen en el mismo reflejan el estado de la literatura científica en los primeros años del presente siglo.

Por ello, esta nueva edición puede ser de gran interés. En primer lugar, porque se ha seguido investigando y aportando conocimiento a la comprensión del sistema vestibular humano; y, en segundo lugar, porque han continuado las aplicaciones prácticas con el objetivo de aliviar el sufrimiento humano cuando existen dificultades en este sistema de orientación de los mamíferos, que siempre se manifiestan a través de perturbaciones equilibratorias. Ambas causas determinan la plena actualidad del texto que se presenta.

A este respecto se puede comprobar que las aportaciones teóricas surgidas en los últimos años se relacionan con dos importantes acontecimientos. Uno de ellos es el lanzamiento del Espectro de Trastornos del Equilibrio en septiembre del año 2019 por la Sociedad de Ménière[1], la cual constituye un referente para el estudio de los trastornos del equilibrio y de la rehabilitación vestibular. Investigadores de distintos países, agrupados en torno a esta Sociedad, pusieron en común sus conclusiones y definieron una serie de síndromes en los que los trastornos del equilibrio se sitúan en el centro de las posibles intervenciones[2]. Allí se afirma que una de cada tres personas mayores de 65 años sufre trastornos del equilibrio y que la mayoría de las personas que se sienten mareadas, aturdidas, vertiginosas, flotantes, desequilibradas, débiles o confusas, tienen algún tipo de trastorno del equilibrio. Este espectro contiene dos objetivos generales y se divide en tres grandes secciones: vértigo, desequilibrio y aturdimiento. El primer objetivo consiste en mostrar que existe una amplia gama de trastornos del equilibrio, muchos de los cuales tienen síntomas similares y superpuestos, independientemente de la causa. Y el segundo trata de proporcionar a las personas información adicional sobre trastornos del equilibrio específicos.

El otro acontecimiento de interés lo constituye la presentación del Plan de Estudios de Medicina Vestibular (West Med) en el año 2022, impulsado por la Sociedad de Bárány a través del Journal of Vestibular Research, la publicación científica más importante en este campo[3]. El concepto de Medicina Vestibular (VestMed) abarca un enfoque amplio de las posibles causas de los problemas vestibulares, reconociendo que el vértigo, los mareos y la

---

1 Una mayor información sobre lo indicado se puede consultar en la página web de este organismo (https://www.menieres.org.uk/).

2 Este espectro se puede visualizar en la página web: https://www.balancedisorderspectrum.info/.

3 Una mayor información acerca del sistema vestibular se puede consultar en la siguiente página web: https://jvr-web.org/barany-society.

inestabilidad son síntomas inespecíficos que pueden surgir de un amplio espectro de trastornos, que van desde el oído interno hasta el tronco encefálico, el cerebelo y las redes cerebrales supratentoriales e incluso hasta otros trastornos más allá de estas estructuras.

Van de Berg et al. (2022) justifican el valor de esta nueva Medicina Vestibular con las siguientes palabras:

El vértigo, el mareo y la inestabilidad son síntomas frecuentes en la práctica clínica y en las salas de urgencias, con una prevalencia estimada de por vida del 17-30%. Pueden resultar de trastornos vestibulares periféricos y centrales, así como funcionales, pero también de otras condiciones médicas. Los trastornos vestibulares tienen una prevalencia de por vida de hasta el 10%. A pesar de esta alta prevalencia, la atención que reciben en salud está muy por debajo de la necesidad, con la consecuencia de que hasta el 80% de los pacientes no son correctamente diagnosticados o manejados, dependiendo del entorno clínico. Los diagnósticos erróneos pueden conducir a pruebas de diagnóstico innecesarias, tratamientos ineficaces, mayor deterioro individual y reducción de la calidad de vida, trastornos funcionales secundarios, cronicidad y una alta carga socioeconómica. Por lo tanto, es imperativo que se mejore la atención a los pacientes con trastornos vestibulares (p. 2).

Estudios recientes corroboran la importancia de seguir investigando la presencia de dificultades y trastornos del equilibrio, sobre todo, en población envejecida (Cheung y Schmuckler, 2021; Gazzola et al., 2020; Kiik et al. 2020; Macedo et al., 2015; Suárez et al., 2016). En este sentido, cobra una enorme importancia el avance de las ciencias médicas producido a través de los dos acontecimientos antes citados y ante la posibilidad de llevar a cabo programas de entrenamiento vestibular y equilibratorio en esta población, sobre todo, para evitar las temidas caídas.

A su vez, los avances técnicos y tecnológicos para explorar la vía vestibular y su relación con la motricidad ocular y la planta de los pies, llevados a cabo por una disciplina conocida como es la Posturología (Gagey y Weber, 2001), –que estudia el Sistema Postural Fino– no dejan lugar a dudas de la importancia de esta entrada sensorial y de su aprovechamiento educativo o terapéutico. Distintos estudios llevados a cabo con plataforma estabilométrica lo confirman (Gómez, 2013; Lázaro, 2004; Segovia, 2009).

En relación con la influencia del sistema postural y equilibratorio en los aspectos cognitivos, se han llevado a cabo investigaciones emparejando dos tareas, la equilibratoria, a través de distintas plataformas móviles y la cognitiva, asignando a los sujetos operaciones de conteo o de prestar atención a diversos objetos o estímulos visuales. La conclusión de Bigelow et al.

(2015) indica que aumentos en la fijación de la mirada y en la inestabilidad postural, asociados con la pérdida vestibular, pueden requerir un aumento de recursos atencionales destinados a mantener el equilibrio y una disminución de los recursos disponibles para las tareas cognitivas. De la misma manera, con esta tarea dual aumentan los balanceos en sujetos sanos (Mujdéci et al., 2016) y se resiente el rendimiento motor en sujetos con trastorno de la coordinación (Jelsma et al., 2021).

Por otra parte, estudios recientes han mostrado también que la influencia del sistema vestibular se extiende a los fenómenos afectivo-emocionales. Preuss et al. (2015) mostraron que algunos de los mecanismos implicados en el procesamiento de la información vestibular son sensibles al contenido emocional. Aducen que la información emocional moviliza el cuerpo para la acción, concluyendo que en caso de peligro una respuesta motora exitosa requiere un procesamiento vestibular preciso, por lo que la información emocional negativa mejora el procesamiento de la información vestibular. También se ha demostrado que el oído derecho contribuye en mayor medida que el izquierdo al equilibrio corporal (Putter-Katz et al., 2022). Así, en estudios de neuroimagen, el vínculo entre emoción y acción aparece más claramente en las expresiones de posturas corporales emocionales que en las expresiones faciales (Calbí et al., 2017), y la compatibilidad entre la postura corporal y la emoción ejerce efectos positivos sobre la creatividad (Hao et al., 2017).

Las aplicaciones prácticas, de todo este conocimiento acumulado sobre el sistema vestibular humano, van encaminadas a aliviar el sufrimiento de las personas que padecen algún tipo de trastorno vinculado a este sistema. Entre los tratamientos aplicados por la Sociedad de Ménière se encuentran la dieta, los medicamentos, la autogestión, los procedimientos quirúrgicos y la rehabilitación. Igualmente, la Asociación de Trastornos Vestibulares[4] contiene información interesante para conocer y compartir con otras personas que sufren disfunciones o dificultades del sistema vestibular. Igualmente, el doctor Jorge Madrigal apoya este planteamiento a través de lo que ha denominado *La Academia del Vértigo*[5] donde se pueden encontrar interesantes podcasts y otras informaciones sobre aspectos teóricos y prácticos.

En consecuencia, la rehabilitación o el entrenamiento vestibular abarca toda una serie de actividades y ejercicios que deben ser adecuadamente organizados, pautados y jerarquizados para cada persona, dependiendo del resultado de la evaluación vestibular, visual, postural y propioceptiva realizada. Un planteamiento general del entrenamiento del sistema vestibular

---

4   Consultar https://vestibular.org/.

5   Consultar https://www.youtube.com/@laacademiadelvertigo2677.

abarca movimientos de los músculos motores de los ojos y de la cabeza, cambios posturales, situaciones equilibratorias estáticas y dinámicas, cambios en la base de sustentación y en la altura del centro de gravedad, aceleraciones lineales, angulares y verticales, actividades de coordinación y de autocontrol, entre otras (Yardley, 2014).

Nuestra experiencia, acumulada durante casi cuatro décadas, ha incluido algunos de estos ejercicios de entrenamiento vestibular en el seno de programas de educación psicomotriz aplicados a poblaciones con y sin discapacidad, con resultados muy positivos. Entre ellos cabe citar el llevado a cabo con D. un niño sin discapacidad con una serie de tics muy perturbadores (Lázaro y otros, 2005); o el de la aplicación de un programa para la superación de fobias (Lázaro y Roqueta, 2014); o el propuesto con dos niños con discapacidad en el marco del aula multisensorial y de relajación (Lázaro y otros, 2010); o los programas de psicomotricidad y estimulación vestibular grupales analizados en las investigaciones descritas en nuestra tesis doctoral citada.

A la vista de lo expresado, y en relación con ello, cabe indicar que este libro está estructurado en dos partes. La primera se dedica a fundamentar teóricamente la importancia del "input" vestibular en el desarrollo del ser humano poniendo de relieve algunas vinculaciones con distintos procesos tales como los posturales y equilibratorios; y la segunda se propone detallar dos estudios experimentales con el objetivo de comprobar determinados cambios producidos por la estimulación vestibular en poblaciones con y sin discapacidad.

Los dos primeros capítulos exponen las razones que nos condujeron a profundizar sobre el estudio de la Estimulación Vestibular y la relación de este estudio con algunos aspectos del desarrollo y de la emoción humanos. En los últimos tiempos, datos nuevos nos acercan a contemplar más ampliamente el influjo de los procesos emocionales en las actividades mentales, así como a otorgarles diferente peso específico en la evolución de nuestra especie.

Los capítulos tercero y cuarto exponen algunos antecedentes sobre la historia de la Estimulación Vestibular y su enmarque en una corriente importante de pensamiento, conocida como Integración Sensorial. Bajo esta denominación, en los años sesenta del pasado siglo surgió, sobre todo en Norteamérica, un gran interés por investigar sobre el desarrollo sensorial, así como una gran cantidad de estudios empíricos y aplicaciones prácticas para mejorar los procesos de integración sensorial en el cerebro humano, pudiéndose paliar, de esta manera, algunas dificultades en el aprendizaje escolar. Estos estudios, extendidos a la mejora de las personas en situación de discapacidad, continúan vigorosamente en la actualidad.

Los dos capítulos siguientes, el quinto y el sexto, ilustran diversos efectos de la Estimulación Vestibular en la vida de las personas y exponen datos sobre la unión íntima entre este "input" vestibular y el devenir de los procesos posturales y equilibratorios. Cómo nos alimentamos tiene relación con cómo nos mantenemos en bipedestación y, sin duda, este frágil equilibrio en dos apoyos condujo a la especie humana a cambios muy importantes en el crecimiento cerebral y en su capacidad para comunicarse a través de la utilización de símbolos. Comprender estos hechos, quizás, puede contribuir a poner de relieve la importancia de la postura y el equilibrio en nuestros escolares y a su tratamiento en la infancia para influir en el psiquismo, por una parte, y para evitar dolorosos procesos asociados al mantenimiento de la postura bípeda en la vida adulta, por otra.

El capítulo séptimo informa sobre determinados aspectos neurofisiológicos concernientes al origen y al procesamiento de la señal vestibular en distintos niveles encefálicos. El hecho de que la evolución haya dispuesto los órganos vestibulares en un lugar recóndito, en las profundidades de los huesos temporales, nos sugiere su larga historia evolutiva y su enorme importancia para los procesos de supervivencia de la especie. Constituye el sistema de orientación de los mamíferos y, en el ser humano, es responsable de los cambios en la posición de la cabeza, de los giros y de las aceleraciones; en suma, un sistema esencial para la adaptación humana a la acción de la gravedad. De hecho, cuando este sistema se altera en el ser humano –vértigos de origen central o periférico, por ejemplo- la pérdida de referencias vitales y el enorme sufrimiento son inmensos.

Los dos últimos capítulos de esta primera parte tratan sobre las dificultades para investigar en Educación, en general, y en Educación Especial, de manera particular, así como reseñan una parte de los estudios e investigaciones que vinculan la Psicomotricidad con la estimulación vestibular.

La segunda parte de este libro se dedica a exponer dos estudios experimentales distintos que pretenden someter a verificación algunas hipótesis relacionadas con la estimulación vestibular, la Psicomotricidad, la activación emocional y la Educación Especial.

El primero de ellos, titulado *Efectos en las habilidades equilibratorias de un programa psicomotor con estimulación vestibular en sujetos con discapacidad intelectual*, pretende verificar diversas hipótesis cuyo denominador común consiste en comprobar si se producen o no modificaciones en algunos parámetros equilibratorios después de la aplicación de dos programas, el Programa Psicomotor General y el Programa de Estimulación Vestibular. Los diferentes apartados del método describen el contexto en el que se desarrolla la investigación; los instrumentos con los que se registran las habilidades equilibratorias; el procedimiento de recogida de datos en el que se incluye la descripción del Aula de Psicomotricidad, los aparatos y materiales utilizados y el diseño de ambos programas aplicados; el análisis estadístico; los resultados obtenidos; y, finalmente, la discusión y las conclusiones. Este último apartado trata de explicar la verificación o no de las hipótesis propuestas, a la luz de diferentes investigaciones publicadas.

El segundo estudio titulado *Cambios emocionales producidos por estimulación vestibular en sujetos con y sin discapacidad* desvela las modificaciones producidas en dos parámetros psicofisiológicos, Tasa Cardiaca y Diámetro Pupilar, en tres momentos distintos tras la aplicación de un minuto de estimulación vestibular rotatoria. Los diferentes apartados del método describen el contexto en el que se desarrolla el estudio, los sujetos que participan, los instrumentos y procedimiento de recogida de datos, y las variables de estudio. Los dos últimos apartados exponen los resultados obtenidos y detallan el cumplimiento o incumplimiento de las hipótesis que quedan reflejadas en las conclusiones.

El último capítulo expone las conclusiones generales y las implicaciones educativas que se derivan de la primera parte y de los dos estudios experimentales. En él se evalúan los objetivos generales planteados y se afirma que el paradigma psicomotor propuesto y sus aplicaciones prácticas derivadas pueden contribuir al crecimiento de aquellos seres humanos con algún grado de discapacidad.

El trabajo se complementa con las fuentes bibliográficas que intentan aunar obras clásicas de reconocido prestigio en el ámbito de la Psicomotricidad con otras más recientes y con artículos sobre el núcleo central de este libro, la estimulación vestibular, sobre la que sigue existiendo un extenso número de investigaciones, tal como hemos puesto de relieve en la primera parte de esta introducción.

Finalmente, queremos expresar que desde que nos propusimos investigar sobre Psicomotricidad y sobre estimulación vestibular hemos ampliado de forma considerable nuestro conocimiento en ambos ámbitos. Hemos constatado que nuestras reflexiones y nuestro trabajo diario en el Aula de Psicomotricidad con aquellos seres humanos que presentan algún tipo de discapacidad parecen bien encaminados. Podemos argüir que otros investigadores en otras latitudes siguen líneas de trabajo similares a la nuestra y que la estimulación vestibular entraña un importante valor heurístico para seguir profundizando en sus diferentes dimensiones. Análisis y reflexiones que, sin duda, nos humanizan y que deben generar aplicaciones prácticas para contribuir al crecimiento y bienestar de personas con y sin discapacidad.

Referencias bibliográficas

Arnaiz, P. (2020). *Evolución y contexto de la práctica psicomotriz*. Ediciones Corpora.

Arnaiz, P, y Bolarín, M.J. (2016). *Introducción a la psicomotricidad*. Síntesis.

Berruezo, P. P. (1990). *La pelota en la educación psicomotriz*. CEPE y García Núñez.

Berruezo, P.P. y Lázaro, A. (2009). *Jugar por jugar. El juego en el desarrollo psicomotor y en el aprendizaje infantil*. MAD.

Bigelow, R.T. (2015). Vestibular involvement in cognition: visuespatial ability, attention, executive function, and memory. *Journal of Vestibular Research, 25*, 73-89.

Calbí, M., Angelini, M., Gallese, V. y Umil, M.A. (2017). Embodied Body Lenguaje: an electrical neuroimaging study with emotional faces and bodies. *Scientific Reports, 7*, doi: 10.1038/s41598-017-07262-0

Cheung, T.C.K y Schmuckler M.A. (2021). Multisensory postural control in adults: variation in visual, haptic and proprioceptive inputs. *Human Movement Science, 79*, doi: 10.1016/j.humov.2021.102845.

Gagey, P.M. y otros (2001). *Posturología. Regulación y alteraciones de la bipedestación*. Masson.

Gazzola, J.M., Caovilla, H.H., Doná, F., Ganança, M.M., Ganança, F.F. (2020). A quantitative analysis of postural control in elderly patients with vestibular disorders using visual stimulation by virtual reality. *Brazilian Journal of Otorhinolaryngology, 86*(5), 593-601. doi: 10.1016/j.bjorl.2019.03.001.

Gómez, S.M. (2013). *Influencia de la práctica deportiva en la Integración Sensorial en niños: evaluación estabilométrica*. [Tesis Doctoral Universidad Rey Juan Carlos].

Hao, N., Xue, H., Yuan, H., Wang, Q., Runco, M.A. (2017). Enhancing creativity: Proper body posture meets proper emotion. *Acta Psychologica, 173*, 32-40. doi: 10.1016/j.actpsy.2016.12.005.

Jelsma, L.D., Geuze, R.H., Fuermaier, A.B.M., Tucha, O. y Smits-Engelsman B.C.M. (2021). Effect of dual tasking on a dynamic balance task in children with and without DCD. *Human Movement Science, 79*, doi: 10.1016/j.humov.2021.102859.

Kiik, S.M., Sahar J., Permatasari, H. (2020). Effectiveness of balance exercise among older adults in Depok City, Indonesia. *Enfermería Clínica, 30*(4), 282-286. doi: 10.1016/j.enfcli.2019.01.004.

Lázaro, A. (2003). *Aplicación de un programa psicomotor con estimulación vestibular a sujetos con discapacidad intelectual: propuesta de un modelo para la intervención psicomotriz en el marco de la Educación Especial*. [Tesis doctoral Universidad de Murcia].

Lázaro, A. (2004). *Los zancos. El placer de aprender a través del equilibrio*. Mira.

Lázaro, A., Granell, F. y Vicente, F. (2005). Un programa psicomotor para superar los tics: estudio de un caso. *Revista Iberoamericana de Ciencias y Técnicas Corporales, 21*, 5-28.

Lázaro, A., Blasco, S. y Lagranja, A. (2010). La integración sensorial en el aula multisensorial y de relajación: estudio de dos casos. *REIFOP, 13*(4), 321-334.

Lázaro, A. y Roqueta, C. (2014). La intervención psicomotriz educativa y la superación de fobias: Estudio de caso. *Revista Iberoamericana de Ciencias y Técnicas Corporales, 39*, 93-121.

Macedo, C. et al. (2015). Influência das informações sensoriais no equilíbrio corporal estático de idosos vestibulopatas. *Revista Brasileira de Otorrinolaringología, 81*(1), 50-57.

Mujdeci B, Turkyilmaz D, Yagcioglu S, Aksoy S. (2016).The effects of concurrent cognitive tasks on postural sway in healthy subjects. Braz J Otorhinolaryngol. *Brazilian Journal of Otorhinolaryngology, 82*(1), 3-10. doi: 10.1016/j.bjorl.2015.10.011.

Preuss, N., Ellis, A. W., y Mast, F. W. (2015). Negative emotional stimuli enhance vestibular processing. *Emotion, 15*(4), 411–415.

Putter-Katz, H., Horev, N., Erez, Y. y Been, E. (2022). The significance of right ear auditory processing to balance. *Scientific Reports, 12*(1)._doi.org/10.1038/s41598-022-24020-z

Segovia, J.C. (2009). *Valores podoestabilométricos en la población infantil.* [Tesis Universidad Complutense de Madrid].

Suárez, H. y Suárez, A. (2016). El síndrome vestibular en el adulto mayor. *Revista Médica Clínica Los Condes, 27*(6), 872-879.

Van de Berg R., Murdin, L., Whitney, S.L., Holmberg, J., Bisdorff, A. (2022). Curriculum for Vestibular Medicine (VestMed) proposed by the Bárány Society. *Journal of Vestibular Research, 32*(2), 89-98, doi: 10.3233/VES-210095.

Yardley, L. (2014). *Vértigos y mareos.* Universidad Ricardo Palma.

PRIMERA PARTE

— 1 —

**El origen de nuestro interés en el estudio
de la psicomotricidad y la estimulación vestibular**

El hecho de que algunos seres humanos no logren acceder al aprendizaje de los instrumentos básicos para adaptarse al medio cultural en el que estamos inmersos, nos ha inquietado y preocupado desde hace más de cuatro lustros. A principios de los años 80 del siglo pasado, tal como anunciábamos más arriba, nos encontrábamos en la escuela con niños y niñas que presentaban importantes dificultades para aprender a leer, a escribir y a efectuar sencillas operaciones matemáticas y, en general, se desenvolvían en un medio sociofamiliar poco estimulante.

Tomamos conciencia de que para ayudarles a superar esas dificultades la oferta escolar no parecía la más adecuada. Aquel que no leía bien se le exigía leer más pero con el profesor al lado, el que escribía con letra ilegible se le hacía escribir más pero en libretas con líneas más amplias, el que no realizaba operaciones matemáticas con soltura tenía que efectuar ingentes repeticiones de cuentas. Mientras tanto, estos niños y niñas se pasaban casi toda la jornada escolar sentados en sus pupitres, planteando innumerables problemas de disciplina escolar y conductas desafiantes.

Un grupo de profesores y profesoras reflexionamos sobre esta situación y en nuestro centro –el Colegio de Educación Especial *Gloria Fuertes* de Andorra (Teruel)– decidimos dar respuestas a los problemas planteados desde una óptica diferente. Iniciamos métodos nuevos de aprendizaje de lectoescritura y enfoques atractivos para la matemática, al mismo tiempo que enfrentamos a estos alumnos con actividades artísticas creativas. En este tiempo surgió la reflexión sobre el papel de la Psicomotricidad para mejorar sus conductas motrices de base, afianzar la lateralidad, orientarse en el espacio, captar las secuencias y estructuras del ritmo y del tiempo, y ejercer un mayor control sobre su tono corporal, que les permitiera estar más a gusto con su propio cuerpo, mejor dentro de su propia piel.

Esta manera de entender la respuesta educativa conllevó modificaciones en los espacios de la escuela, tales como el diseño de un Aula de Psicomotricidad, en la distribución de actividades en la jornada escolar, en el agrupamiento del alumnado y en la formación del profesorado. Contribuyó a que el alumnado lograra un aprendizaje más eficaz en las áreas instrumentales y mejorara la relación entre iguales y, en general, sus interacciones sociales.

Los años 90 conllevaron que la escuela recibiera a grupos de alumnos y alumnas con discapacidades importantes entre las que se encontraban los retrasos mentales severos y profundos, las plurideficiencias y los trastornos graves de la personalidad: seres humanos con dificultades para alcanzar los logros de nuestra especie tales como lenguaje, visión, audición, movimiento, memoria básica y conductas sociales y emocionales.

Ofrecer una respuesta educativa coherente y eficaz, desde la escuela pública, a las diferentes características de los grupos de alumnos, presenten las discapacidades que presenten, procedan de donde procedan, constituye el principal reto para nuestra acción educativa, la tela de fondo sobre la que discurre el discurso teórico de este libro y el soporte para los dos estudios experimentales. Una concepción cuyo rasgo principal consiste en restaurar la importancia de la utilización del cuerpo y dos de sus derivados, los movimientos y las acciones, en la construcción del desarrollo y la personalidad del niño y la niña que crecen. Un cuerpo que encarna un ser, fruto de la evolución de la especie y modelado por el nicho ecológico en el que vive, que siente, se emociona, se expresa y se estremece.

Esta concepción comparte una manera de entender la escuela y sus elementos que se sitúa dentro de la educación inclusiva (García Pastor, 1996; Ortiz, 1996; Arnaiz, 2003) cuyos principios fundamentales comprenden la aceptación de la comunidad, el respeto a las diferencias, la cooperación y la solidaridad, la valoración de las diferencias, la mejora para todos los alumnos y la investigación reflexiva. Una manera de pensar la educación que acepte que todos los niños pueden aprender y tener éxito, aunque no de la misma forma, que el éxito alimenta el éxito y que las escuelas determinan las condiciones del éxito.

La importancia del cuerpo, de las emociones y de su influencia en el psiquismo puesta de relieve por estudios actuales de la Neurociencia (Damasio, 1996; Mora Teruel, 2001), por investigaciones de la Psicofisiología (Carretié e Iglesias, 1995; Carretié, 2001) y por la novedosa comprensión de algunos aspectos del desarrollo emocional (Del Barrio, 2002; Evans, 2002) nos ha hecho reflexionar sobre su papel en la intervención psicomotriz. El psicomotricista, desde nuestro punto de vista, debe convertirse en generador de emociones en el marco del Aula de Psicomotricidad, pero, a la vez, tiene que ofrecer instrumentos para que el ser humano que crece pueda regular su torrente emocional.

Pero no se trata únicamente de comprender y conocer estas aproximaciones teóricas, sino sobre todo tratar de concretarlas y confrontarlas con la práctica de la Psicomotricidad en el universo escolar. En este sentido, existe un debate abierto en torno al lugar de la Psicomotricidad en el currículum y a sus aportaciones con relación a las estimulaciones para todos los alumnos y, sobre todo, para aquellos que presentan importantes discapacidades. Con el propósito de exponer nuestra concepción, hemos reunido datos suficientes (Ayres, 1972, 1983; Fröhlich, 1993, 1998) para poder afirmar que podemos considerar básicos tres tipos de estímulos sobre los que se acumulan todos los demás: táctiles, propioceptivos y vestibulares.

Las raíces de este conocimiento provienen del desarrollo del ser humano como individuo. Una manera de calmar a un niño pequeño que está agitado consiste en tocarlo y acariciarlo –estímulo táctil–, sostenerlo en brazos –estímulo propioceptivo– y mecerlo –estímulo vestibular–. Este encadenamiento de acciones surge en la crianza casi de forma espontánea, como una secuencia *natural* de conducta por parte del adulto, padre, madre o persona que cuida al niño. En el proceso que nos generó como especie, no es difícil comprender la importancia del tacto y la propiocepción para conformar grupos con vínculos afectivos estables que les mantuvieran unidos para poder afrontar con mayores garantías la supervivencia, y es fácil entender la importancia de la orientación de la cabeza y la postura erecta para una adaptación más eficaz (Reeves y otros, 1997; Arsuaga y Martínez, 1998; Bermúdez de Castro y otros, 2004).

Nuestro interés inicial por una de estas estimulaciones básicas, la vestibular, surgió a raíz de la incorporación a los centros escolares de alumnado con discapacidades muy importantes en su desarrollo, con la idea de ofrecerles una entrada sensorial que les condujera a mayores niveles de alerta y de activación emocional, y que contribuyera a su bienestar físico y psíquico.

El sistema laberíntico-vestibular, situado en el oído interno, es el encargado de regular la postura, el equilibrio, el tono muscular y la orientación espacial, y sus receptores responden a la acción de la gravedad, a las aceleraciones lineales y a las aceleraciones angulares. Efectuamos observaciones en el marco escolar en las que se ponía de relieve que, tras la aplicación de distintos estímulos vestibulares, se producían cambios importantes en la expresión emocional y en la comunicación con el entorno humano, en niños y niñas con distinto grado de discapacidad.

Al seguir profundizando sobre este tipo de estímulos, entendimos un hecho que se repite muy a menudo. Si el ser humano pretende obtener sensaciones de intensidad alta o si su objetivo consiste en lograr estados de calma, casi siempre utiliza la activación en mayor o menor grado de su sistema laberíntico-vestibular. De esta manera, la gran mayoría de las actividades de riesgo y aventura (volar en parapente, escalar, esquiar...) y otras tantas que producen sosiego (bailar, mecerse...) contienen distintas dosis de estímulos vestibulares.

Así pues, la comprensión de la estimulación vestibular respecto a su naturaleza, a su importancia en el desarrollo infantil, a su vinculación con los afectos y las emociones, y la búsqueda de modos y maneras de incluirla en el currículum escolar, conforman el núcleo de la parte teórica de este libro. En nuestro país son escasos los estudios que abordan específicamente la estimulación vestibular (Schrager, 1999), pero la investigación sobre ella alcanza considerable importancia en países como Alemania y Estados Unidos, en el marco de la Terapia de Integración Sensorial (Kelly, 1989; Farber, 1992; Kamerling y otros, 2001). Una prometedora línea de investigación consiste en comprender el efecto de esta estimulación en poblaciones con discapacidades muy importantes en su desarrollo con el objetivo de contribuir a generar un mayor control en sus conductas y una mejora en su bienestar físico y psíquico (Lower, 2000; Sandler y Voogt, 2001).

Por todo ello, con la finalidad de estudiar, analizar y desarrollar este "input" vestibular, común al ser humano como especie y como individuo, dentro de lo que se han considerado como estimulaciones básicas, y también con la idea de efectuar planteamientos educativos acordes con ellas y de buscar soluciones viables en el marco escolar para llevar a cabo programas con estimulación vestibular, surgen los trabajos de investigación de esta obra.

— 2 —

Desarrollo humano, emoción e implicaciones vestibulares

Para tratar de articular estas relaciones retomamos algunos de nuestros escritos anteriores e insertamos datos nuevos que nos permiten avanzar en mayor medida en la comprensión de cada uno de los aspectos analizados con la finalidad de aumentar el conocimiento. La vinculación de estos tres conceptos centrales, el desarrollo humano, los procesos emocionales y el estímulo vestibular, ha dirigido nuestros pasos hacia lugares distintos con metas concretas.

Una de ellas consiste en profundizar en los conceptos de emociones y sentimientos y en lo que se esconde tras ellos. Indagamos en su naturaleza, en sus rasgos propios y también reclamamos su estudio aplicado en el marco de las relaciones entre profesorado y alumnado.

Y la otra meta tiene como objeto desvelar algunos datos acerca de la expresión corporal de las emociones, deteniéndonos en la cara y, sobre todo, en la mirada y en la dilatación pupilar. Precisamente, las variaciones de la pupila en relación con el estímulo vestibular constituyen la materia del segundo estudio experimental titulado *Cambios emocionales producidos por estimulación vestibular en sujetos con y sin discapacidad*, cuyas conclusiones pueden desencadenar importantes consecuencias pedagógicas.

Es necesario empezar diciendo que las emociones y los sentimientos conducen a la motivación y la motivación constituye un requisito esencial para aprender, por lo que la educación eficaz, en general, debería tener en cuenta estos significados (Flórez y Diersen, 2000; Fernández Abascal y otros, 2003).

Los procesos de motivación en el aula han sido muy estudiados porque en ellos se encuentran algunas claves que conducen al éxito educativo. Las variables estudiadas (Huertas y Montero, 2003) tienen que ver con las de índole personal, que atañen a determinadas características del aprendiz, con las referidas al educador y con las relacionadas con el contexto educativo. Aún sin entrar en el análisis de cada una de ellas, nos gustaría indicar que la actividad de enseñar contiene un alto grado de implicación emocional y que los docentes que no disponen de las habilidades para percibir, comprender y regular sus propias emociones y las de los demás, presentan alto riesgo de contraer estrés docente, o lo que se conoce como el síndrome de *burnout*, el del profesor/a *quemado*. Se trata de aquel docente que ha perdido definitivamente la ilusión por su trabajo y que, a menudo, esta pérdida se entrelaza con determinadas características de su propia personalidad y con otras del contexto, para generar una inadaptación personal que puede desencadenar procesos de enfermedad mental. En nuestra experiencia docente hemos asistido a algunos de ellos, que, además, perduran en el tiempo y no presentan desenlaces positivos.

Los tres síntomas característicos de este síndrome según Fernández y Extremera (2003) son los siguientes: cansancio emocional, una especie de agotamiento de sus propios recursos emocionales que conlleva a la sensación de que no puede dar nada a sus alumnos/as; despersonalización, referida a una actitud negativa e indiferente hacia sus estudiantes, y evaluación negativa de su propia realización personal, percibiéndose a sí mismo mucho menos efectivo en su trabajo. Después de un interesante análisis sobre los factores que contribuyen a la génesis de este síndrome y de algunas maneras para afrontarlo, estos autores concluyen que enseñar es un acto emocional por *acción* o por *omisión*, por *diseño* o por *defecto* y que *para ser un profesor eficaz es necesario serlo a través de las emociones* (en cursiva en el original).

Las emociones negativas, tales como la tristeza, el miedo, la ansiedad y el aburrimiento, producen, además, lo que Csikszentimihalyi (1997, 1998) ha llamado *entropía* psíquica o conflicto de conciencia, aquel estado en el que la mente no puede utilizar la atención para afrontar tareas externas, porque la necesitamos para restaurar un orden subjetivo interno. Las emociones positivas tales como la alegría y la felicidad, la sorpresa o la actitud de alerta, conllevan el estado de *negentropía* psíquica o de armonía interior, porque, al no necesitar la atención para rumiar y sentir pena por nosotros mismos, la energía psíquica puede fluir hacia tareas que creen orden en la conciencia.

Estas tareas contienen lo que se ha denominado una estructura de flujo y se vinculan con la motivación intrínseca y con las experiencias óptimas (Jiménez, 2003). Según Csikszentimihalyi, autor de nombre casi impronunciable para nosotros, de origen húngaro, la metáfora *fluir* es la que muchas personas han utilizado para describir la sensación de acción sin esfuerzo que sienten en momentos que sobresalen como los mejores momentos de su vida. Y estas situaciones, que proporcionan destellos de vida intensa sobre un fondo mate, presentan una serie de rasgos que ya expusimos en Lázaro (2003) al reflexionar sobre las sensaciones y sentimientos que provoca la experiencia *Gigantes con Zancos* en niños y niñas con necesidades educativas especiales.

Las emociones y los sentimientos aparecen en estudios recientes (Le Doux, 1999; Mora, 2000, 2001; Damasio, 2001) como uno de los elementos al servicio de la supervivencia del género humano, al mismo tiempo que le confieren el fundamento del ser y estar en el mundo. Cuando una emoción funciona en un cerebro consciente se desencadena un sentimiento emocional. Mora (2001) entronca la emoción con la curiosidad que caracteriza la búsqueda de cosas nuevas, de situaciones originales, ese ingrediente de la personalidad del ser humano que nunca cesa. A la hora de resumir las funciones esenciales de las emociones, este autor describe el heptálogo que sigue, cuyo resumen es el siguiente:

1. Sirven para defendernos de estímulos nocivos (enemigos) o aproximarnos a estímulos placenteros o recompensantes (agua, comida, sexo) que mantengan nuestra supervivencia. Son, pues, motivadoras.

2. Generan respuestas polivalentes y flexibles del organismo (conducta) ante acontecimientos (enemigos, alimentos).

3. Alertan al individuo como un todo único ante el estímulo específico. Conviene recordar que ya Wallon (1979) en una de sus obras principales escribía que la emoción tiende a realizarse toda entera, cualquiera que sea el incidente que la provoque, sumergiendo gradualmente la noción clara de realidad bajo ondas de contracciones y de sensibilidad íntima.

4. Mantienen la curiosidad y con ello el descubrimiento de lo nuevo (nuevos alimentos, ocultación del enemigo), con lo que ensanchan el marco de seguridad del individuo.

5. Sirven como lenguaje para comunicarse unos individuos con otros. Es una comunicación rápida y efectiva. De ahí las características distintas del lenguaje emocional y del lenguaje oral.

6. Sirven para almacenar y evocar memorias de una manera más efectiva.

7. Pueden jugar un papel importante en el proceso de razonamiento y toma de decisiones, especialmente de aquellas relacionadas con la persona y su entorno social más inmediato.

Pero, ¿cómo reconocer estos sentimientos emocionales a través de la expresión corporal? Este último autor nos ofrece pistas, por otra parte, vivenciadas, reconocidas y expresadas muchas veces por los estudiosos de las relaciones humanas. Entre ellas, podemos destacar las siguientes:

- Detalles sutiles de posturas corporales
- Velocidad y destreza de movimientos
- Cambios mínimos en la mirada
- Variaciones en la velocidad de los ojos
- Modificaciones en la dilatación pupilar
- Grado de contracción de los músculos faciales

Como se puede apreciar, varias de ellas se reflejan a través del rostro, porque es la cara y sobre todo el triángulo invertido que forman los ojos, la nariz y la boca, el que más rápido y mejor refleja una emoción. Por eso, de la expresión corporal de las emociones, quizás la parcela que más atención ha concitado se refiere a la expresión facial de las emociones. Un estudio específico sobre expresión facial y reconocimiento de emociones en lactantes lo llevaron a cabo Iglesias y otros (1989). En él, además de revisar los instrumentos y metodologías de diferentes estudios, pusieron de relieve que niños con Síndrome de Down, de tres a 11 meses, expresaban algunas emociones básicas igual que los niños sin trisomía. Nosotros repasamos algunos estudios referidos a la expresión corporal de las emociones en Lázaro (2002).

No cabe duda de que esta expresión corporal de las emociones, cuyos rasgos básicos nos vienen dados por nuestras predisposiciones genéticas esculpidas por la evolución de la especie, depende, también, del medio cultural en el que el ser humano se desarrolla. A lo largo de la historia, el cuerpo ha sido concebido de distintas maneras, desde su exaltación en las culturas greco-romanas, hasta ser cárcel del alma en el medioevo, para convertirse en herramienta de la vida mundana en el Renacimiento, tal como indica Santos (2002) en un artículo sobre algunas visiones del cuerpo en la historia.

Desde nuestro punto de vista, el cuerpo engloba al cerebro y al organismo, aunque para determinados fines sea necesario establecer la diferencia. Así también lo comprende Mora (2001) en uno de sus trabajos hablando de la activación emocional, cuando dice que el cuerpo (lo que incluye el cerebro) experimenta miles de cambios, sensoriales, motores, endocrinos, metabólicos, conducentes a facilitar la huida (correr) o el ataque (contra el enemigo).

Este conjunto de conductas básicas emocionales que heredamos deben ser orientadas por el influjo cultural y educativo, deben ser pulidas, sobre todo en los primeros años de vida por el medio familiar y el medio escolar, con el fin de conseguir un adulto emocionalmente maduro. Un adulto que, como decíamos más arriba, sea capaz de percibir, analizar y comprender sus propias emociones y las de los demás. Algunas voces se alzan ya reclamando una especie de alfabetización emocional que se tiene que iniciar en los primeros años (Marina, 1996; Goleman, 1996; Gracia, 2002; Fernández-Berrocal y Extremera, 2003; Huertas y Montero, 2003; Spitzer, 2005).

En un estudio reciente, Del Barrio (2002) analiza el desarrollo de las emociones en los seis primeros años de vida y sostiene que es necesario enfatizar la prevención de problemas emocionales en el niño y la niña a través de una educación emocional adecuada que prime las emociones positivas. Esta autora sugiere que una buena educación no consiste en conseguir que el niño no tenga miedo, sino en que lo sienta sólo ante lo verdaderamente amenazante. Un niño/a debe aprender a utilizar oportunamente sus emociones, a canalizar su ímpetu, a disfrutar de sus vivencias, porque dominar las emociones no debe implicar el coste de quedarse sin ellas.

Un libro reciente de Damasio (2001), reciente Premio Príncipe de Asturias en el año 2005, se adentra en la relación entre la emoción, la conciencia, el cuerpo y la mente, tal como indica el subtítulo (cuerpo y emoción en la construcción de la conciencia). Es evidente que en el centro del discurso de Damasio se encuentran las emociones, con un propósito biológico incuestionable que conforman curiosas adaptaciones que forman arte y parte de la maquinaria con la que los organismos regulan su supervivencia.

Sin detenernos demasiado en su comentario y análisis, nos llama poderosamente la atención su capacidad para vincular estructuras cerebrales y estados corporales, estados corporales y estados mentales, estados mentales y niveles de conciencia. El anclaje en lo biológico, la correspondencia entre los niveles de conciencia y el sustrato cerebral que les da soporte, la constatación de hechos en personas con cerebros dañados, sustentan la idea de que su modelo dista mucho de ser especulativo, antes bien, se muestra capaz de explicar algunas vinculaciones entre cuerpo, sensación, emoción, cerebro, mente, conciencia y consciencia.

Después de más de trescientas páginas de análisis sobre lo antedicho, Damasio (2001, 319) acaba con esta profunda reflexión: "El drama de la condición humana procede únicamente de la conciencia. Por supuesto que la conciencia y sus revelaciones nos permiten crear una vida mejor para nosotros y para los demás, pero el precio que pagamos por esa vida mejor es elevado. No se trata sólo del precio del riesgo, del peligro y del dolor. Es el precio del riesgo *a sabiendas*, del peligro *a sabiendas*, del dolor *a sabiendas*. Peor aún: es el precio de saber qué es el placer y de *saber* cuándo se ha perdido o es inalcanzable" (subrayados del autor).

2.1. *Activación emocional: estrés, tasa cardiaca y diámetro pupilar*

Los estudios sobre el estrés que actualmente abarcan un número muy importante de investigaciones psicológicas han puesto de relieve la importancia de la expresión corporal de las emociones. Es preciso empezar anunciando que el estrés constituye ante todo una emoción y que como fenómeno biológico normal produce un estado de activación fisiológica. Rodríguez Marín (1995) y Caballo y otros (1996) se han ocupado extensamente de investigar el estrés.

En sintonía con lo que se acaba de decir, hemos elegido, para uno de nuestros estudios empíricos, dos de las señales que estudia la Psicofisiología con relación a la activación emocional de los sujetos.

La primera se refiere a la actividad cardiovascular medida a través de la tasa cardiaca, o sea, el número de latidos por minuto del corazón de cada uno de los sujetos en tres momentos: antes, inmediatamente después y pasados diez minutos de la exposición al estímulo vestibular. En Psicofisiología, la actividad cardiaca y la vascular requieren técnicas distintas. La primera se estudia por medio de la electrocardiografía y la segunda a través del flujo sanguíneo periférico, explorado por la pletismografía sobre todo, y la presión de la sangre en las paredes de las arterias principales, que se registra mediante el método auscultatorio y de la medición de la velocidad de la onda del pulso (Carretié, 2001).

Nosotros hemos optado por medir el pulso cardiaco constituido por las variaciones en la presión de las paredes de los vasos periféricos sobre la piel, tomado directamente en la muñeca de los sujetos, palpando su arteria radial. Esta medición se adapta mejor a las condiciones del contexto escolar en las que se ha llevado a cabo este estudio.

La relación entre la actividad cardiovascular y las emociones es indudable y se conoce que el miedo y la ira, así como el estrés y la ansiedad requieren aumento de esta actividad. Las respuestas de orientación y de defensa producen patrones más complejos de taquicardia y bradicardia. En general, se puede afirmar que situaciones que comportan demandas altas de atención y alerta requerirán actividades cardiovasculares más elevadas, mientras que situaciones agradables con estímulos de baja intensidad reducirán dichas actividades.

La segunda señal psicofisiológica estudiada se refiere a la actividad pupilar. Los cambios en el tamaño de la pupila constituyen un indicador de fenómenos muy distintos tanto exógenos como endógenos. Entre estos últimos, el esfuerzo cognitivo, la fatiga, pero, sobre todo, las variables afectivas afectan a los cambios de tamaño pupilares. La actividad pupilar reacciona con midriasis (dilatación) cuando los estímulos son agradables y atractivos para el sujeto y con miosis (contracción) cuando son desagradables.

La pupila constituye, también, el centro de la mirada. Corraze (1986) escribe sobre la importancia de la mirada para la expresión de los afectos y para la construcción de las interacciones sociales, como signo de agresión y de dominación y como signo de atracción afectivo-sexual. Cuando alguien nos mira, algo se transforma en nosotros; por eso, este autor afirma que la percepción visual de la mirada del otro aumenta el reflejo psicogalvánico, los signos de alerta del electroencefalograma y el ritmo cardiaco.

Los trabajos de Hesse (1965) en la década de los sesenta sentaron bases firmes para relacionar la actividad pupilar y la respuesta emocional ante determinados estímulos del medio. En su famoso artículo de *Scientific American* mediante un sencillo experimentó con su ayudante Polt decidió investigar el fenómeno de los cambios en el diámetro pupilar y su corolario emocional. El experimento consistió en que Hesse tomó una serie de fotografías de paisajes y una de una mujer semidesnuda. Las mezcló convenientemente y se las mostró a Polt mientras miraba sus pupilas. Cuando su mirada se poso en la fotografía de la mujer, Hesse advirtió que se produjo un súbito aumento del diámetro pupilar de Polt, del que él, por supuesto, no fue consciente. Desde entonces, las investigaciones sobre el cambio de tamaño de la pupila se han constituido en indicadores que se pueden elicitar, registrar y medir para obtener distinto tipo de conclusiones.

De esta manera, se sabe que las pupilas de los hombres se dilatan más que las de las mujeres ante la imagen de una chica desnuda y al revés y, también, que el tamaño de la pupila se ve afectado por el gusto y el sonido (Davis, 1982). Pero el hecho más inquietante tiene que ver con otro de los experimentos de Hesse, relatado por Knapp (1988), en el que a dos de cuatro fotos de mujeres atractivas les agrandaron artificialmente la pupila y a otras dos se las disminuyeron. Seguidamente, se las mostraron a varios hombres para que las describieran y se concluyó una preferencia a asociar atributos positivos a la mujer que tenía más dilatadas sus pupilas. ¡Pero estos voluntarios no sabían que las pupilas habían sido modificadas!

Esta percepción subliminal que nos conduce a tomar determinadas decisiones, motivadas por fenómenos que no captamos de manera consciente, nos deja algunas veces a merced de intereses espurios, como, por ejemplo, la necesidad de consumir, la publicidad engañosa, etc. Las investigaciones sobre reacciones subliminales a los rostros emocionales (Evans, 2002) y los poderes invisibles que se conjuran para conducirnos a comprar tal o cual producto (Florack y Scarabis, 2002), corroboran estos datos. Como dice en su última publicación Damasio (2001, 57) "no necesitamos ser conscientes del inductor de una emoción y en muchos casos no lo somos, como tampoco podemos controlar las emociones a voluntad. Podemos encontrarnos en un estado de ánimo feliz o triste, y sin embargo podemos estar absolutamente perdidos en cuanto a la razón de encontrarnos en semejante estado".

Se puede apreciar, por tanto, que sensaciones agradables, dilatación pupilar y emociones positivas conforman una tríada que, en general, se manifiesta en conjunto.

La manera más antigua de registrar los cambios en la pupila consistía en filmar o fotografía la superficie del ojo –pupilometría– y, luego, mediante un proceso técnico complejo, trasladarla a una pantalla y efectuar las mediciones. Esta complejidad es la que ha hecho emerger medios más modernos y automáticos. El que nosotros hemos seguido, denominado Registro Automático del Perímetro Pupilar (Carretié e Iglesias, 1995), consiste en la filmación en vídeo de la superficie del ojo y la posterior digitalización de la imagen para establecer de forma clara el contraste entre el iris y la pupila. En nuestro segundo estudio se fotografía con cámara digital la cara del sujeto en primer plano, luego se trata informáticamente la imagen, aumentándola un 400%, y se miden los cambios de la pupila en relación con la superficie fija del iris. Y, finalmente, se obtienen conclusiones.

— 3 —

Un poco de historia sobre la estimulación vestibular

La utilización de las estimulaciones vestibulares tanto para calmar como para activar en diversas situaciones al ser humano, se conoce desde tiempos inmemoriales. El mismo Platón en su obra *La República* hacía referencia a que la buena crianza de los bebés debía incluir el mecerlos como una barca en el mar.

En pueblos de culturas primitivas, los hábitos de crianza y los juegos de niños y niñas pequeños presentan un componente muy alto de estimulación vestibular. Un ejemplo muy llamativo de inclusión de este tipo de estímulo en la cultura de un pueblo

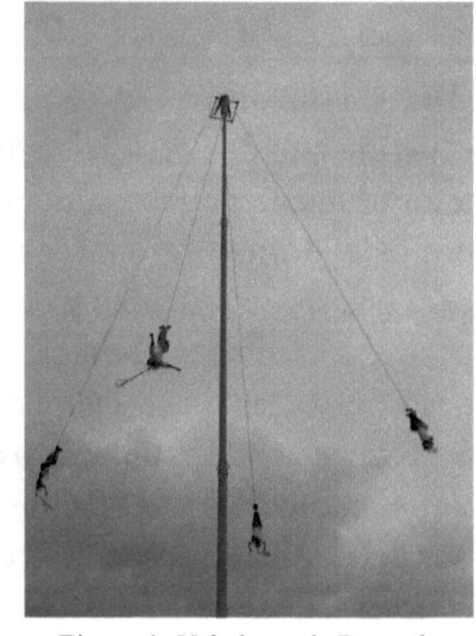

Figura 1: Voladores de Papantla

lo constituyen *los voladores de Papantla*. En el México precolombino, la civilización totonaca representó a través del juego de estos voladores el ciclo azteca de los 52 años hasta el nacimiento del nuevo sol. Cuatro voladores bajaban cabeza abajo, atados por los pies y dando 13 vueltas, por un enorme madero dispuesto verticalmente, mientras sonaba una danza iniciática, tal como aparece en la fotografía.

En el siglo XVIII, siglo de Goya, el mecimiento y el balanceo se llevan a la pintura como se aprecia en su famoso cuadro *El Columpio* de 1779. Óleo sobre lienzo de 169 x 100 centímetros que destaca la acción de sus protagonistas: dos hombres ayudan a columpiarse a una mujer que sonríe en una tarde tranquila, luminosa y feliz. A juzgar por la longitud de las cuerdas y la altura de las ramas de las que pendían, no cabe duda de que las sensaciones vestibulares para la dama debían ser realmente intensas.

Óleo sobre lienzo de 260 x 165 centímetros, se cita por primera vez en el catálogo de 1876. Y así describe el mismo Francisco de Goya este cartón para tapiz: "representa a una familia que ha salido al campo a divertirse. Cuatro niños y tres criadas. La una se está columpiando en una cuerda que está asida a un árbol y otra tiene al niño chiquito de los andadores. Las tres, con los niños forman el grupo principal del cuadro y a lo lejos un coche esperando con el cochero y unos pastores con ganado vacuno" (Goya, 1996).

El pintor Jean Honoré Fragonard también dedicó uno de sus cuadros a la estimulación laberíntica, pintado entre 1750 y 1752, que tituló *El Colum-*

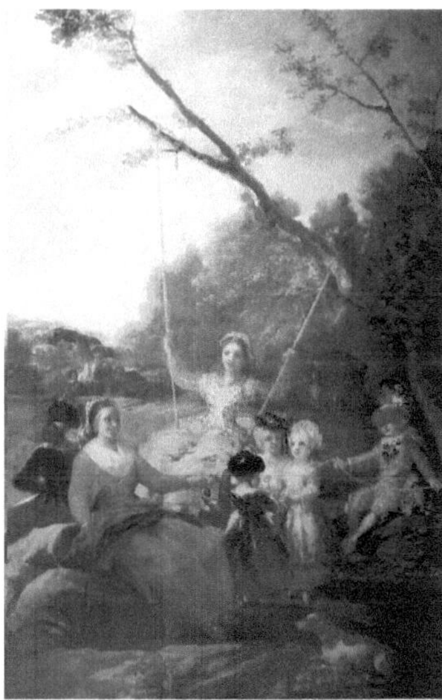

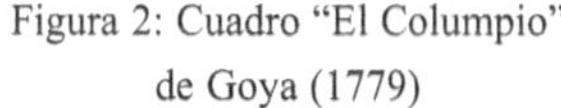

Figura 2: Cuadro "El Columpio"
de Goya (1779)

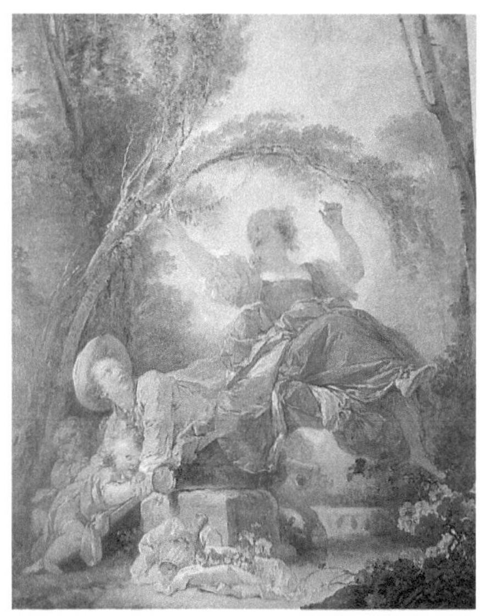

Figura 3: Cuadro "El Columpio"
de Fragonard (1752)

pio. Se trata de un óleo sobre lienzo de 120 x 94,5 centímetros en el que se plasma una escena campestre. Sobre una piedra rectangular se ha colocado un tronco y encima de él, transversalmente, una tabla en cuyos extremos se sientan dos mujeres y dos niños que se balancean con placer. Esta es la manera más sencilla de construir artilugios para la estimulación vestibular que se conoce desde tiempos remotos y que ocupan un importante lugar en la memoria de la infancia de muchas personas.

En el siglo XIX se sabe que también los adultos se divertían con este tipo de estimulaciones laberínticas, como se aprecia en este grabado alemán de 1898. A juzgar por sus vestidos se diría que este placer era experimentado por las clases pudientes y adineradas y, también, que no distinguía por sexo a los participantes.

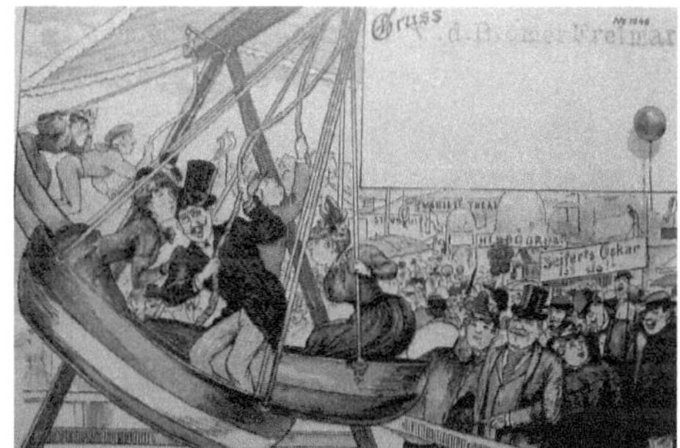

Figura 4: Grabado alemán de 1898

Mujeres y hombres se lanzan por igual a descubrir las sensaciones primitivas y holísticas que proporciona la activación del sistema laberíntico-vestibular.

Las sensaciones placenteras que se derivan del balanceo han sido utilizadas con fines publicitarios. La mayor parte de la propaganda de determinados productos se basa en la repetición del mensaje, así como en su asociación con situaciones placenteras que, mediante el mecanismo simple del estímulo condicionado, influyen realmente en el consumidor. Este hecho no es nuevo, como se aprecia en el anuncio que la firma *Persil* diseñó en 1932. No cabe duda de que si usted compra *Persil*, no sólo le quedará más blanca su ropa, sino que podrá emular a esta bella joven y, sin duda, sentirá las sensaciones de placidez que se derivan de un suave balanceo.

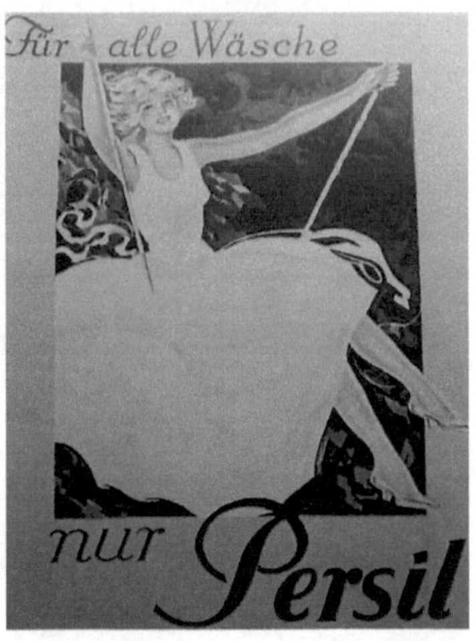

Figura 5: Anuncio de Persil (1932)

La actualidad del estudio de las sensaciones que provee el sistema laberíntico-vestibular sigue en primera línea de investigaciones y estudios aplicados. Una muestra de ello la ofrece la revista alemana *Sportpädagogik* que, en su número de tres de mayo de 2001, dedicaba su portada y todos sus artículos a ofrecer reflexiones y aplicaciones pedagógicas para estimular el sistema laberíntico-vestibular. En el artículo de Protte (2001), del que se han tomado los grabados, se ilustran ampliamente los antecedentes y el uso social de las actividades de balanceo.

Ya en el siglo XX el gran Diego Rivera, compañero por años de Frida Kahlo, el pintor mexicano más reconocido, muralista de talla inigualable, dejó plasmados los efectos tranquilizantes del balanceo en su cuadro *La Hamaca* de 1956. En él dos mujeres de sensuales cuerpos se solazan en una gran hamaca junto al mar, abandonando la lectura para otro momento. Sus

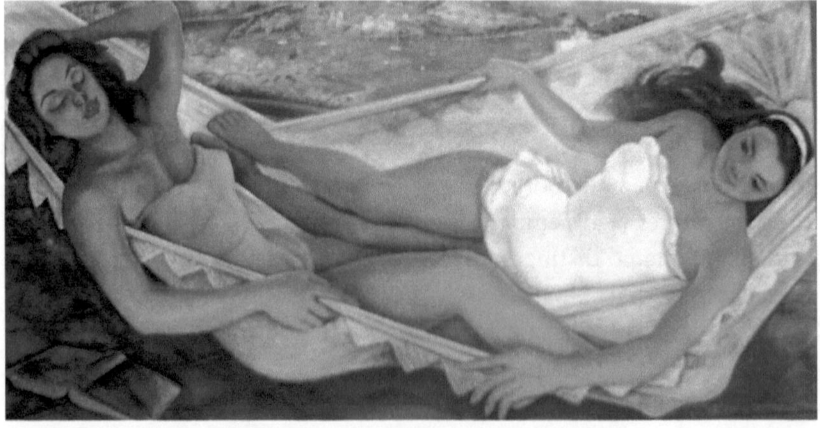

Figura 6: "La Hamaca" de Diego Rivera (1956)

gruesos labios, sus atrevidos y coloristas bañadores y la expresión de sus ojos trasmiten una sensación de relajación y de gozo.

Por otra parte, piénsese, por ejemplo, en que una manera eficaz de tranquilizar al bebé intranquilo, nervioso, que llora, consiste en mecerlo rítmicamente, si es posible, acompañando la acción con una melodía. Algunas veces los adultos soñamos, para autotranquilizarnos, con ser mecidos en una hamaca, al lado del mar, con una suave brisa en las mejillas y con una aceptable compañía.

Pero también, la situación contraria, la de la activación hasta el éxtasis. La mayor parte de las actividades de riesgo y aventura contienen en su seno una alta dosis de sensaciones vestibulares. La práctica del parapente, el descenso por aguas bravas, el rapel, la caída libre,... procuran estados de máxima actividad corporal y cerebral para el amante de sensaciones fuertes. Caillois (1987) hablaba sobre la búsqueda de situaciones de vértigo que enlazan el juego del niño con el juego del hombre y señalan una constante dirección en la brújula de las actividades humanas. Es curioso, muchas veces, la intensa búsqueda de este tipo de sensaciones, tan primitivas, tan puras, tan primigenias.

Respecto a los niños y niñas con discapacidades muy diversas, la estimulación vestibular contribuye a la tranquilidad, cuando es necesario lograr la calma, y a la activación, cuando se trata de aumentar el tono. Clásicamente se ha utilizado, sobre todo, en disfunciones de la integración sensorial, pero recientemente se encuentra en variados programas aplicados a personas con discapacidad mental, trastornos generalizados del desarrollo, autismo, X Frágil o Angelman. Entre los beneficios educativos de este tipo de estimulación se pueden señalar mejoras en reacciones posturales, equilibrio, marcha, coordinaciones perceptivo-motrices, capacidad de atención y mayor grado de comunicación (Quirós-Schrager, 1979; Kelly, 1989; Schrager y otros, 1997; Schrager, 1999).

— 4 —

La estimulación vestibular
como parte integrante de la integración sensorial

Los estudios e investigaciones sobre la Terapia de Integración Sensorial se desarrollan en la década de los sesenta en Norteamérica merced al impulso de Jean Ayres que recoge una tradición investigadora de autores como Kabat y Knott, Fay y Bobath, entre otros, interesados, sobre todo, en profundizar en el análisis de las estimulaciones de origen propioceptivo y sus aplicaciones a poblaciones con determinados tipos de discapacidad.

La Terapia de Integración Sensorial, conocida fundamentalmente en América del Norte y también en centroeuropa, pero no tanto en los países latinos, ha evolucionado conforme se ha ido enriqueciendo gracias a las aportaciones de diferentes investigaciones sobre el desarrollo de los distintos sensorios en la infancia y su papel en la conducta motriz, perceptiva y cognitiva del niño y la niña pequeños.

En la página web de la Fundación Sensory Integration Internacional (SII) [http://home.earthlink.net/257sensoryint/] y en la propia de la Clínica Ayres [http://www.sensoryint.com/ayres.html], incluida en aquélla, se informa bastante claramente de la naturaleza, características y condiciones de la integración sensorial. Merece la pena considerar algunas de sus afirmaciones.

Los sentidos trabajan juntos. Cada sensorio interacciona con los otros para componer un cuadro completo de quiénes somos, dónde estamos y qué hay a nuestro alrededor. A través de la integración sensorial, el cerebro produce esta composición completa y organiza la información sensorial para nuestro propio uso. En muchos de nosotros, esta integración sensorial se sucede de manera automática, inconsciente, sin esfuerzo. En algunos, este proceso es ineficaz y demanda esfuerzo y atención con pocas garantías de éxito. Cuando esto ocurre, las metas que nos proponemos no se alcanzan de manera fácil.

Las experiencias sensoriales incluyen tocar, moverse, controlar el cuerpo, ver, oír y elevarse contra la gravedad. La integración sensorial provee una información crucial para ser utilizada después, cuando los aprendizajes y las conductas sean más complejas. Algunas de las señales que indican que este proceso no se desarrolla correctamente son las siguientes:

- Hipersensibilidad al tacto, movimiento, luces o sonidos.
- Hiposensibilidad al tacto, movimiento, luces o sonidos.
- Fácil distractibilidad.
- Problemas sociales y emocionales.
- Nivel de actividad inusualmente alto o bajo.
- Torpeza motriz y descuido personal.
- Impulsividad, falta de control de sí mismo.
- Dificultad para pasar de una situación a otra.
- Imposibilidad de tranquilizarse o calmarse a sí mismo.
- Pobre concepto de sí mismo.
- Retraso en el habla, lenguaje o las habilidades motrices.
- Retrasos en aprendizajes escolares.

Las investigaciones identifican claramente problemas de integración sensorial en niños y niñas con dificultades en su desarrollo y aprendizaje. Diferentes estudios muestran, en la sociedad americana, que la disfunción en la integración sensorial se encuentra en más del 70% de los niños/as con dificultades de aprendizaje en la escuela. Quizás en la sociedad española los datos, aunque desconocidos, sean parecidos. Muy probablemente un porcentaje importante de los estudiados como de fracaso escolar esconden en su seno un trastorno o disfunción de la integración sensorial.

En este sentido, un libro escrito en español por la terapeuta ocupacional Isabelle Beaudry (2003) titulado *Problemas de aprendizaje en la infancia*, con el subtítulo La *descoordinación motriz, la hiperactividad y las dificultades académicas desde el enfoque de la teoría de la integración sensorial*, constituye una de las pocas obras que abordan el problema de los niños y niñas con este déficit en nuestro país. En él se describe el modelo propuesto por Ayres, repetidamente citado en este libro, con algunas aplicaciones prácticas interesantes. Al hablar de los desórdenes leves del sistema vestibular, explica la subreacción o sobrerreacción del cerebro ante la entrada de esta información, que nosotros hemos abordado, describiendo signos mucho más sutiles en Lázaro (2000c).

No obstante, propone dos pruebas globales que bien pudieran utilizarse en el marco escolar para, junto con otras evidencias clínicas y terapéuticas, identificar problemas de integración sensorial. La primera consiste en la *extensión contra la gravedad* (en negrita en el original). Se le pide al niño o niña que en decúbito ventral levante simultáneamente del suelo cabeza, brazos y piernas con rodillas estiradas (menos de 30 grados de flexión). Según Beaudry (2003) un niño o niña de seis años debería poder adoptar esta posición y mantenerla durante 30 segundos.

La segunda consiste en la *flexión contra la gravedad* (en negrita en el original) y se evalúa pidiendo al niño o niña en decúbito dorsal que mantenga una flexión completa, levantado cabeza y rodillas del plano horizontal con brazos cruzados. Aunque no lo específica, se supone que la respuesta esperable es que a los seis años se pueda mantener esta postura durante cierto tiempo, alrededor de 30 segundos.

Pero los problemas en la integración sensorial no sólo tienen lugar en las dificultades de aprendizaje, –sin correlacionar, además, con grupos de edad y niveles intelectuales o económicos–, sino también en otras problemáticas como los niños prematuros, el autismo y los problemas del desarrollo, la delincuencia y adicción a las drogas, los desórdenes relacionados con el estrés perjudicial y los daños cerebrales provocados por traumatismos.

Para Ayres (1983), el proceso de integración sensorial se desarrolla en cada individuo según cuatro escalones que conforman sucesivos paralelépipedos para construir la pirámide evolutiva. En la base del poliedro se encuentran las tres sensaciones básicas: táctil, propioceptiva y vestibular. En el segundo escalón estas sensaciones básicas se integran con la percepción corporal, la coordinación de ambos lados del cuerpo, la planificación motora, la duración de la atención, el nivel de actividad y la estabilidad emocional. En el tercer nivel de la integración sensorial, las sensaciones auditivas y visuales entran en el proceso.

Las sensaciones auditivas y las vestibulares se unen con la percepción corporal y otras funciones para permitir que el niño hable y entienda el lenguaje. Las visuales se unen también con las tres básicas para dar al niño una percepción visual detallada y precisa y una coordinación visomanual. En el cuarto nivel, todo se junta para adquirir las funciones de un cerebro completo: la habilidad para la organización y la concentración, la autoestima, el autocontrol, la especialización de ambos lados del cuerpo y del cerebro...

Dice textualmente Ayres (1983, 61) que "ninguna de estas funciones se desarrolla sólo a una edad. El cerebro del niño procesa cada nivel de la integración sensorial durante toda la infancia. A los dos meses, su sistema nervioso opera bastante en el primer nivel de integración, un poco menos en el segundo y no tanto en el tercero. Al año, el primer y segundo niveles son los más importantes, mientras que el tercero empieza a serlo un poco más. A los tres años, todavía está trabajando en el primero, segundo y tercero y empieza con el cuarto. A los seis años, el primer nivel debería estar completo, el segundo casi completo, el tercero todavía activo y el cuarto empezaría a ser importante. El niño aprende las mismas cosas una y otra vez, primero gateando, después andando y más tarde montando en bicicleta".

La idea central de la terapia vestibular que esta autora propone consiste en proporcionar y controlar el "input" sensorial, especialmente el del sistema vestibular, músculos y articulaciones y la piel, de tal manera que el niño/a espontáneamente adquiera respuestas adaptadas que integren estas sensaciones. Por lo tanto, se trata de una aproximación holística que implica a todo el cuerpo, a todos los sentidos y al cerebro entero.

Los primeros integradores son el laberinto, el sistema háptico (sentido muscular y tacto) y el olfato y luego, sobre estos primeros, lenta y gradualmente se van incorporando la visión y la audición para poder adquirir y desarrollar el complejo proceso comunicativo de la especie humana. Este proceso supone el uso del símbolo con contenido lingüístico, primero aprendido y luego personalmente formulado con sentido creativo, fusionado con el pensamiento conceptual y usado volitiva, espontánea y libremente (Quirós-Schrager, 1980; Schrager, 1988).

En una de sus primeras investigaciones, Ayres (1973) mostraba que los sujetos del grupo experimental mostraban mayores ganancias que los del grupo control en tareas escolares, después de recibir un programa de intervención basado en su modelo de integración sensorial.

Estudios más recientes corroboran estas afirmaciones referidas a la validez de dicho programa. Por ejemplo, DeGangi y Greenspan (1989) estudian en una población de 196 niños normales, 27 con retrasos en el desarrollo y 27 con problemas en el comportamiento, los patrones y tendencias en el desarrollo de las funciones sensoriales y las habilidades de estos dos grupos en el Test de las Funciones Sensoriales en la Infancia. Sus resultados confirman que las reacciones a las presiones tactiles profundas y a los estímulos vestibulares aparecen muy pronto en la infancia y que entre el 55% y el 85% de los niños con retrasos en el desarrollo o problemas en el comportamiento muestran disfunción en la integración sensorial. También Jirikowic y otros (1997) indican que el TSFI (Test of Sensory Functions in Infants) debe ser administrado en su totalidad a los niños con retrasos en el desarrollo. Esta prueba comprende respuestas a la presión táctil profunda, respuestas motoras adaptadas, integración táctil y visual, control motor ocular y respuestas a la estimulación vestibular.

Por otra parte, a través del análisis factorial en una población de 10.475 niños con un subgrupo de 995 con dificultades de aprendizaje, se ha confirmado que el modelo de disfunción de la integración sensorial de Ayres, operativizado a través del Sensory Integration and Praxis Tests (SIPT), sirve para diagnosticar este déficit (Mulligan, 1998).

Otros estudios revelan mejoras en control postural, emocionalidad y respuestas ante los objetos en niños con retraso profundo del desarrollo (Norton, 1975). En otros grupos de edad se confirman aumentos muy significativos de las vocalizaciones en adultos con retraso profundo (Brody y otros, 1977), o mejoras en las conductas de cinco personas con esquizofrenia en relación con sus competencias sociales y su menor irritabilidad (Reisman y Blakeney, 1991). Un estudio reciente indica que las personas con dificultades responden de manera diferente que sus iguales en distintas pruebas debido a su pobre procesamiento sensorial y a que se puede relacionar este hecho con el temperamento y con determinados rasgos de personalidad (Dunn, 2001).

Investigaciones llevadas a cabo en China por Ren y otros (1997) y Wang y otros (2001), con unas poblaciones muy altas de estudio en el primer caso y edades comprendidas entre tres y 11 años, prueban que la disfunción en la integración sensorial correlaciona positivamente con padres mayores y de nivel educativo alto y que los factores de riesgo para presentar esta disfunción son las enfermedades en la infancia, la medicación inapropiada de la madre durante la gestación y los comportamientos aberrantes de los padres.

Una revisión de la literatura sobre la importancia de la integración sensorial en el desarrollo del niño se encuentra en el estudio de Ramírez (1998). En él se describen las señales de la disfunción en esta integración, así como efectos positivos específicos de la terapia de integración sensorial en niños con distintos trastornos, incluidos el autismo infantil y la hipersensibilidad táctil.

Aunque se constata la influencia de los modelos de integración sensorial y de disfunción en la integración sensorial, con relación a la comprensión de las dificultades de aprendizaje y sus aplicaciones prácticas para remediarlas, existen algunas controversias al respecto. Diferentes investigaciones cuestionan que existan efectos específicos de la terapia de integración sensorial, tales como las de Polatajko y otros (1992); Kaplan y otros (1993), y Hoehn y Baumeister (1994). Pero las críticas a la Integración Sensorial provienen, en su mayoría, del modelo de las habilidades perceptivo-motoras desarrollado en Norteamérica, sobre todo en Canadá. La metodología "Sensory Integration" *versus* la metodología "Perceptual Motor", parecen coexistir y arrogarse más mejoras en el tratamiento de poblaciones con dificultades de aprendizaje (Cummins, 1991; Humphries y otros, 1992; Wilson y otros, 1992).

No obstante, los avances técnicos y tecnológicos para explorar la vía vestibular y su relación con la motricidad ocular y la planta de los pies, llevados a cabo por una nueva disciplina conocida como Posturología, –que estudia el Sistema Postural Fino– no dejan lugar a dudas de la importancia de esta entrada sensorial y de su aprovechamiento educativo o terapéutico. Distintos estudios llevados a cabo con plataforma estabilométrica reseñados en nuestra publicación sobre los zancos así lo confirman (Lázaro, 2004).

— 5 —

Efectos de la estimulación vestibular en la vida de los seres humanos

La literatura científica que informa sobre los efectos de la estimulación vestibular en personas de distintos grupos de edad, con y sin discapacidades, es muy extensa (Freeman y otros, 1977; MacLean y Baumeister, 1982; Kuharski, 1985; Sandler y McLain, 1987; Arendt y otros, 1991; Slater y Hunt 1997; Lower, 2000; Sandler y Voogt, 2001). En los últimos años se ha producido un aumento de las investigaciones de tipo médico relacionadas con los efectos en el organismo de la ausencia de la gravedad, vehiculizadas en su gran mayoría por la NASA y que escapan a su relato en este libro.

De igual manera se han multiplicado las investigaciones con poblaciones envejecidas que muestran mejoras en distintas habilidades después de la administración de programas que contienen estimulaciones del sistema laberíntico vestibular. Entre otras, cabe citar los progresos que Roberts y Fitzpatrick (1983) encontraron en 36 mujeres de 80 años de edad, después de aplicar un programa de balanceo de media hora de duración, y las que describen Hu y Woollacott (1994) en 12 ancianos de 65 a 90 años, después de un programa multisensorial que incluía estimulación vestibular, con relación al equilibrio estático.

La reciente investigación de Kammerling y otros (2001) manifiesta las importantes mejoras en ancianos con vértigo y temblores después de un programa de entrenamiento de equilibrio en grupo, dos veces por semana, durante ocho semanas. El estudio se diseñó con grupo experimental y control y las evaluaciones se registraron mediante posturografía. Los resultados ponen de relieve los avances del grupo experimental en las pruebas de permanencia de pie sobre una pierna con ojos abiertos, caminar por una línea recta y andar rápido. Igualmente, disminuyeron los episodios de vértigo y de temblores, mientras que en el grupo de control no hubo cambios apreciables.

Otros trabajos en adultos relacionan la estimulación vestibular con mejoras en las pesadillas durante el sueño (Slater, 1997) y también con la percepción de la localización del sonido cuando se mueve la cabeza o el cuerpo (Lewald y Karnath, 2000).

Presenta interés para nosotros el estudio llevado a cabo por Lower (2000) con una mujer adulta con retraso mental profundo. Este autor parte de distintos estudios, algunos de ellos ya comentados y citados en este libro, que vinculan de una manera lógica los siguientes hechos:

a) existen conexiones entre las estereotipias y la entrada de información sensorial,

b) existen conexiones entre la entrada de información sensorial y el sistema vestibular,

c) existen conexiones entre el sistema vestibular y la estimulación angular rotatoria.

Si las premisas anteriores son ciertas, un programa de estimulación vestibular angular podría influir en la mejora de las estereotipias. Precisamente, esta hipótesis es la que sostiene en su estudio, desglosada con relación al número de veces que se aplica, al tiempo de duración, a las observaciones antes y después de su aplicación y a la interacción o no con el personal auxiliar.

La participante es una mujer de 50 años, que no tiene lenguaje expresivo y con una comprensión de alrededor de 15 palabras, que vive en una casa con otras 15 personas con similar discapacidad, atendidos permanentemente por cuidadores. Su estereotipia, muy fuerte, consiste en girar cualquier objeto cerca de su cara, mientras lo mira estrábicamente y parpadea. Tiene un brusco inicio y un abrupto final, por lo que su duración es fácilmente medible.

El procedimiento consiste en observar su estereotipia en períodos de 15 minutos, antes y después de la estimulación vestibular rotatoria. La aplicación de la aceleración angular se efectúa con la mujer sentada en una silla adaptada, haciéndole girar rápidamente hasta completar diez rotaciones en el sentido de las agujas del reloj y otras tantas en el contrario. Cada seis giros se detiene la estimulación para observar algunos signos secundarios. El tratamiento abarca tres fases. La primera contiene una sesión al día durante diez días; la segunda, dos sesiones por día durante diez días, y la tercera solamente el mismo tiempo de atención por los cuidadores, sin estimulación vestibular. El diseño sufrió modificaciones porque la participante se negó a subir a la silla vestibular la doceava sesión.

Los resultados muestran diferencias significativas en el descenso de la estereotipia entre antes y después de la aceleración angular. No se hallaron diferencias significativas entre una sesión y dos sesiones, pero sí entre la primera y la segunda sesión de un mismo día. Tampoco hubo diferencias antes y después de la interacción con los cuidadores.

Este estudio abre un importante campo de reflexión en el sentido de la validez de las aceleraciones angulares para disminuir las estereotipias y, también, para dilucidar cuántas veces y cuánto tiempo es necesaria esta estimulación en personas con similares características de la mujer de este estudio. Una hipótesis manejada para explicar por qué la participante abandonó el programa, considera que en su sistema vestibular ya se habrían producido ciertas mejoras, por lo que su comportamiento de rechazo al "input" vestibular se acercaba más a los parámetros de la normalidad.

Después de aportar todas las referencias anteriores sobre la importancia de la estimulación del sistema vestibular en adultos y ancianos, vamos a seleccionar ahora aquellos estudios relacionados con las investigaciones de la segunda parte de este libro, a saber, los cambios producidos en poblaciones infantiles tras la aplicación de este estímulo.

A partir de los años 70, sobre todo merced al impulso de los trabajos de Ayres, se llevaron a cabo diversos estudios cuyo eje principal consistía en comprobar respuestas en poblaciones infantiles a programas con estimulación vestibular. Neal (1975) llevó a cabo un estudio con 20 niños prematuros, divididos en cuatro grupos, que recibían distintos grados de balanceos. Los resultados revelaron que los niños que eran mecidos durante 30 minutos, tres veces al día, presentaban mayores crecimientos en talla que los de los otros grupos.

Freeman y otros (1977) relataron efectos distintos en la conducta de niños autistas y con retraso mental en cuanto a la frecuencia de elección del estímulo vestibular contingente. Ray y otros (1988) obtuvieron mejoras en nueve niños autistas, después de un suplemento vestibular añadido al programa de integración sensorial, referidas a aumento de vocalizaciones y aprendizaje de nuevas palabras. Este suplemento consistía en balanceos por períodos de cinco minutos durante 17 días. El estudio presenta especial interés porque una de sus autoras es, quizás, la persona con autismo más conocida: Temple Grandin. Mujer con Síndrome de Asperger, profesora adjunta de Zoología de la Universidad de Colorado, escritora de su propia autobiografía y a quien el neurólogo Sacks (1997) dedica un capítulo emocionante en su precioso libro *Un antropólogo en Marte*.

Otro estudio reciente vincula la regulación postural y el control del equilibrio con algunas mejoras en sujetos con autismo en comparación con un grupo de control con distinta deficiencia (Pry y otros, 2000).

Los efectos de esta estimulación en niños con este síndrome que hemos podido tratar en nuestra aula, todos con autismo de tipo Kanner, nos indican que puede ser un medio de producir ciertas mejoras en sus comportamientos agresivos y autolesivos, coadyuvar a establecer mayores vínculos con el adulto, así como mayor grado de adaptación en sus conductas. En posteriores trabajos esperamos poder confirmar estas suposiciones en investigaciones desarrolladas a través de metodología observacional.

Un estudio realizado con recién nacidos sin dificultades diseñado por Pederson (1973) indicó que los efectos relajantes del balanceo tienen que ver sobre todo con su frecuencia y dirección. Este hecho ha sido comprobado experiencialmente por nosotros en numerosas ocasiones, en niños con dificultades. La frecuencia de más a menos ciclos por minuto conlleva casi siempre un mayor grado de relajación.

Tres estudios de la década de los ochenta con niños con discapacidades importantes refirieron mejoras tras la aplicación de programas con estimulación vestibular. El primero de ellos, llevado a la práctica por MacLean y Baumeister (1982) describe mejoras en los cuatro sujetos del estudio en sus reflejos y en su desarrollo motor utilizando estimulación angular. En el segundo, tres preescolares con discapacidad severa mejoraron sus capacidades en la postura de sentado, después de la aplicación del programa vestibular (Kuharski, 1985). El tercer estudio (Rues, y otros, 1986) relata mejoras en el control cefálico de ocho de diez niños con discapacidad severa y plurideficiencias, y corrobora el uso de la estimulación vestibular como estímulo motivador para distintos programas motores.

Sandler y McLain (1987) mostraron en un estudio con cinco niños plurideficientes que preferían el estímulo contingente vestibular, a la comida, los halagos, o al estimulo visual y auditivo. Los sujetos de entre seis y siete años, residían en una institución para personas con retraso mental que albergaba a 60 niños. A los cinco sujetos se les entrenaba previamente para que aprendieran a apretar un botón cuando deseaban obtener uno de los cinco reforzadores siguientes. Si apretaban el de comida obtenían un trozo de su alimento preferido y si accionaban el de elogios inmediatamente se les reforzaba verbalmente con dos frases elogiosas. El estímulo auditivo presentaba diez segundos de su música preferida y el visual mostraba el giro de un calidoscopio con colores llamativos. La estimulación vestibular consistía en diez segundos de balanceos en una silla adaptada con una frecuencia de 30 balanceos por minuto y un arco aproximadamente de 1,1 metro.

Las sesiones experimentales, de diez minutos de duración, se efectuaban cuatro días por semana. El experimentador, una vez todo dispuesto, solamente interaccionaba con el niño para decirle: aprieta el botón. El número de veces que presionaba en estas sesiones se recogía por dos observadores externos que no interaccionaban con los niños.

Después del procesamiento estadístico correspondiente, los resultados indicaron que cuatro de los cinco sujetos preferían el estímulo vestibular en comparación con los otros cuatro reforzadores. Las autoras enfatizan el hecho de que este tipo de estimulación puede conducirles a solicitar un mayor y más diverso tipo de reforzadores y a interesarse en mayor medida por el mundo de los objetos. También pueden introducirse anticipadores comunicativos para solicitar este tipo de estimulación, con lo que se puede ampliar su repertorio de conductas de comunicación con el medio social.

Precisamente, Sandler y Voogt (2001), ambas pertenecientes a la Old Dominion University, Child Study Center, de Norfolk en Virginia, han publicado otra investigación que, para nosotros, presenta enorme interés, porque son escasos los trabajos de investigación sobre plurideficiencia y sujetos con trastornos graves y discapacidad mental severa, con relación al estímulo vestibular.

Inician su investigación con una constatación que nosotros ratificamos: las personas con discapacidades severas y profundas pasan gran parte del día en estados no adecuados para aprender (gritando, auto lesionándose, repitiendo una y otra vez sus estereotipias o en un estado somnoliento). Su trabajo incluye el desarrollo de conjuntos de estrategias para mejorar estos estados con el objetivo de aumentar el tiempo en el que estos sujetos se encuentren en un estado de alerta inactiva ("awake inactive-alert state") o en otro de alerta activa ("awake active-alert state"), considerados óptimos para el aprendizaje. La hipótesis de esta investigación consiste en que estos niños prestarán mayor atención visual y auditiva, después de un breve período de balanceo en una silla adaptada.

Así, seis niños de edades comprendidas entre cinco años y dos meses y ocho años y diez meses, con retraso mental severo y parálisis cerebral, participan en el estudio. La muestra se selecciona de una población de 60 niños que viven en una residencia especializada, atendiendo a aquellos que podían mantener la posición de sentado en silla adaptada y mantenían habilidades de seguimiento visual y de localización de sonidos.

El registro de datos se efectúa con un aparato desde el que se pueden medir respuestas a estímulos visuales y auditivos. El balanceo de los niños se lleva a cabo utilizando una silla adaptada, modelo E45 de "Rifton Equipment", exactamente igual que la empleada por nosotros y que se describirá en el apartado de Instrumentos.

El procedimiento consiste en medir las habilidades en varias tareas visuales y auditivas con y sin estimulación vestibular previa. La aplicación del estímulo vestibular comprendía tres minutos de balanceo a razón de 26 balanceos en cada minuto con un arco aproximadamente de un metro con 70 centímetros. Las ocho tareas abarcaban: fijación visual, seguimiento visual a la derecha, seguimiento visual a la izquierda, fijación visual y auditiva, seguimiento visual y auditivo hacia la derecha, seguimiento visual y auditivo hacia la izquierda, localización del sonido a la derecha y localización del sonido a la izquierda. Se consideraba respuesta correcta si el niño fijaba la mirada o seguía la trayectoria del juguete durante tres segundos.

Los resultados indican que cinco de los seis niños seguían un estímulo visual y auditivo más frecuentemente después de la estimulación vestibular, por lo que afirman que un período breve de este tipo de estimulación incrementa el estado de alerta en algunos niños con plurideficiencias y retraso mental severo.

Los sujetos del primer grupo de nuestro primer estudio presentan características similares a los de este trabajo. En nuestra práctica diaria con este alumnado observamos un grado de motivación elevado para las prácticas de la estimulación vestibular y unas respuestas inusualmente altas comparadas con otras situaciones y estimulaciones llevadas a cabo en el centro objeto de estudio.

Arendt y otros (1991) estudiaron la influencia de la estimulación vestibular rotatoria en niños con Síndrome de Down, en comparación con otros sin dificultades, e hipotetizaron si un programa cuantificado de este estímulo podía acelerar el desarrollo motor. Los resultados indicaron que un suplemento de este tipo de estimulación no estaba relacionado con mayores avances en el grupo experimental, aunque ambos grupos, experimental y control, obtenían mejoras en sus habilidades motoras en la fase inicial del estudio.

También con niños Down, presenta interés para nuestro segundo estudio, la investigación de Edwars y Juen (1996). En ella describen los efectos en la Tasa Cardiaca de dos de estos niños, de 56 y 36 meses, con defectos cardiacos congénitos, después de la aplicación de un programa de estimulación vestibular rotatorio. El programa se aplica dos veces por semana durante ocho semanas en periodos de un minuto y medio de duración y con una frecuencia de 0,50 hertzios. La tasa cardiaca se mide antes y después de cada periodo de estimulación. Los dos niños respondieron fisiológicamente a la estimulación: su tasa cardiaca descendía pero permanecía dentro de los límites normales. Los resultados sugieren que los cambios en la tasa cardiaca y las modificaciones en su comportamiento pueden ser indicadores válidos para la cantidad de estimulación que se les puede administrar.

Como se puede apreciar en el segundo de nuestros estudios, nosotros hemos tomado como parámetros que miden la activación emocional de los sujetos la tasa cardiaca y el diámetro de la pupila, con una población mucho mayor, con y sin dificultades, pero sin sujetos con defectos cardiacos congénitos. Los resultados coinciden con los de estos autores en el sentido de que tanto la tasa cardiaca como los cambios en el comportamiento se pueden utilizar como indicadores de la cantidad de estimulación que un sujeto puede recibir, tal como se informa también en las precauciones para llevar a cabo esta estimulación.

— 6 —

El "input" vestibular y su relación con la postura y el equilibrio humanos

Empieza a quedar bastante establecida la importancia del sistema vestibular en el desarrollo del ser humano a través de lo escrito hasta aquí. En este capítulo nos proponemos aportar algunos datos sobre el origen de la postura bípeda en la evolución de nuestra especie, sobre las modificaciones corporales acaecidas para que pudiéramos mantener este frágil equilibrio en bipedestación y sobre algunas consecuencias que se derivaron de esta asombrosa adaptación. Al mismo tiempo vincularemos estos hechos con los nuevos métodos y conocimientos de que hoy disponemos para el estudio del equilibrio humano y, específicamente de la entrada vestibular, y sus implicaciones en otras esferas de la vida de los seres humanos.

Cuando alguien se asoma al vasto campo de la evolución de la especie humana, con los últimos descubrimientos sobre nuestros antepasados puestos de relieve por el equipo que investiga los yacimientos fósiles de la sierra burgalesa de Atapuerca, lo primero que asombra es la capacidad de nuestra especie para sobrevivir en diferentes escenarios naturales. Llama la atención la inquebrantable fuerza de adaptación para efectuar las dos tareas fundamentales: sobrevivir y reproducirse. Y la propuesta de Darwin sobre que el origen de esta fuerza, de este motor que empuja la evolución, sea la selección natural constituye un hecho aceptado muy ampliamente por la comunidad científica. Y así también, el propósito de la misma evolución, es decir, que el diseño de los organismos no responde a ningún designio. Tal como escribió el mismo Darwin en su cuaderno de notas en 1876 y que tan bellamente nos recuerda el investigador principal de Atapuerca: "No parece haber más propósito en la variación de los seres vivos, y en la acción de la selección natural, que en la dirección en la que sopla el viento". (Arsuaga, 2001).

De todo este viaje evolutivo de nuestra especie que nos ha conducido, con ayuda de vientos favorables, hasta donde nos encontramos hoy, nos detendremos tan sólo en dos estaciones, echaremos pie a tierra y trataremos de comprender dos cambios revolucionarios que acaecieron en un lapso de tiempo que se extiende desde hace seis millones de años hasta la aparición del *homo sapiens*: la alimentación y el bipedismo.

6.1. Algunos datos sobre la evolución de la alimentación humana

Ambos nos interesan por sus biunívocas relaciones y porque hoy se investiga la influencia del aparato masticador en la postura, y las posibles implicaciones de la oclusión en algunas alteraciones posturales, con técnicas novedosas y con hipótesis atractivas que pueden generar reeducaciones eficaces (Darthez y Prunet, 2004). Igualmente, se siguen produciendo estudios experimentales acerca de cómo se comporta el organismo humano en bipedestación utilizando técnicas estabilométricas (Gagey y Weber, 2001; Grzegorzewski y Kowalcyk, 2001).

Iniciemos nuestro sucinto análisis por la historia de la alimentación humana. Un primer cambio en los primeros estadios evolutivos se produjo en la especie *Ardipithecus ramidus*, con la reducción de los colmillos y la morfología incisiviforme de los caninos, aspecto que se encuentra en todos los homínidos. Como escribe el profesor Campillo, uno de los pioneros españoles en las investigaciones sobre una prometedora rama de la medicina bautizada como "Medicina darvinista": "En estos simios, las mutaciones genéticas que venían acumulando a lo largo de miles de años habían provocado la reducción del tamaño de los colmillos. Cuando se dieron épocas de sequía, ellos poseían una ventaja definitiva para la supervivencia en un medio hostil: tenían una masticación más eficaz para procesar el nuevo tipo de alimentos, más secos y duros: una mayor movilidad lateral de sus mandíbulas" (Campillo, 2004).

Quizás, como explica Arsuaga en su novela científica *Los aborígenes* (2003) el granivorismo fue la clave de la evolución porque la necesidad de alimentarse con elementos más duros indujo en los primeros homínidos un cambio en la biomecánica de la masticación e hizo que la primera muela se situara más cerca de la articulación mandibular que en los primates, con lo que la eficacia para masticar se hizo mayor y surgieron más posibilidades de adaptación a un medio que ya no era el forestal sino la sabana.

La segunda revolución en la alimentación humana se produjo al incorporar en la dieta productos de origen animal, proteínas y grasas que conllevó definitivos cambios en el sistema digestivo y también en el cerebro. Existe una hipótesis compartida por muchos investigadores según la cual la reducción del tamaño del intestino en el proceso de hominización conllevó el crecimiento del cerebro, es decir, que la energía ahorrada por aquella reducción es de aproximadamente el mismo coste energético que necesita el organismo para disponer de un mayor cerebro. El principal director de las investigaciones de Atapuerca lo expresa con la frase "más cerebro y menos tripas" y postula que en el *Homo habilis*, hace alrededor de dos millones de años, "La reducción del gasto en otro sistema parece que fue la solución que adoptaron nuestros antepasados para incrementar el consumo de energía cerebral, y el sistema que se simplificó fue el digestivo" (Arsuaga y Martínez, 2004, p. 35).

La tercera gran revolución en la alimentación humana se produjo cuando ya no es necesario extraer directamente los alimentos de la Naturaleza sino que se pueden producir. Y ocurre hace tan sólo diez mil años. Es la revolución neolítica con los inicios de la agricultura y la ganadería cuando ya se habían producido todos los cambios fundamentales –alimentación, bipedismo, crecimiento cerebral– en el devenir de nuestra especie y, desaparecido el *Homo Neardenthalensis*, el *Homo Sapiens* se quedó solo en el planeta.

6.2. *La gran revolución del bipedismo*

Y nos detendremos ahora en la segunda de nuestras estaciones. La gran revolución del bipedismo, su origen, sus características y las implicaciones que sigue teniendo en nuestras vidas. No hay que olvidar que la postura erecta fue el primero de los atributos humanos que nos identifica como especie –después vendrían el crecimiento del cerebro y la aparición del lenguaje– y, hoy día, la postura y el equilibrio humanos se sitúan en la base de múltiples estudios e investigaciones, algunas de las cuales se describen en este libro. Nos parece fascinante entender cómo se produjeron las condiciones para desencadenar esos cambios en nuestra postura y cómo ese hecho implicó otra manera distinta de contemplar el mundo.

Comprender cuál fue la causa que impulsó al homínido a sustentarse sobre dos apoyos, quizás sea una tarea insalvable. Posiblemente no hay sólo una causa sino un conjunto de ellas que precipitaron en un momento dado, en un espacio determinado, a lo largo de miles de años, favorecidas por el azar.

El hecho de intentar ver más lejos, al confrontarse el *Ardipithecus* con zonas más abiertas de sabana, quizás influyó para que adoptara esta nueva manera de desplazarse. El hecho de reducir la exposición del cuerpo al sol implica que la termorregulación sea más eficaz y que se proteja el cerebro del sobrecalentamiento y, quizás pudo ser éste el motivo. El hecho de que al carecer de pelo las crías no pudieran asirse al vientre materno y tuvieran que transportarlas en brazos, también pudo influir. La relación de la nueva postura con la alimentación igualmente ha sido propuesta para ser la causa. Y asimismo la necesidad de defenderse con la posibilidad de lanzar objetos con las manos ha cobrado interés. Lo cierto es que esta postura y este modo de desplazamiento fue favorecido por la selección natural y de esta manera llevamos ya alrededor de cuatro millones de años ¡cuatro millones!, adaptándonos a todo tipo de hábitat. Por algo será.

Como informan Bermúdez de Castro y otros en un precioso y didáctico libro titulado *Hijos de un tiempo perdido*: "En la marcha bípeda se produce una reducción progresiva en el desplazamiento del centro de gravedad de nuestro cuerpo. Seríamos capaces de desplazarnos durante más tiempo y mayores distancias, con un menor gasto energético y, por lo tanto, cansándonos menos" (Bermúdez de Castro y otros, 2004, p. 92).

Pero debemos explicar ahora cuáles fueron las claves, desde el punto de vista anatómico, que permitieron esta asombrosa y revolucionaria manera de erguirse y caminar. Para ello seguiremos algunas indicaciones de los autores anteriores, que en lo que nosotros conocemos, constituyen una aproximación didáctica muy interesante y clara.

Comencemos por establecer algunas diferencias anatómicas entre el esqueleto del primate y el de los primeros Australopithecus. En resumen, son las siguientes:

- La posición avanzada del *foramen magnun*. En los cuadrúpedos la columna se sitúa por detrás de la cabeza y los humanos tenemos la cabeza encima de los hombros.

- En los homínidos ambos cóndilos de la rodilla, en el extremo superior de la tibia, son cóncavos y en los simios uno de ellos es convexo. Y también la tibia en los primeros es más ancha para amortiguar el impacto con el suelo en la zancada. Además, en el hombre el menisco externo presenta una segunda inserción tibial que limita la amplitud de la rotación.

- La región de los tobillos está más desarrollada en el bipedismo que en la cuadrumanía, también para soportar el peso en cada paso.

- El dedo gordo del pie empieza a alinearse con los demás dedos, como se aprecia en las huellas de Laetoli y pierde, por tanto, la capacidad prensil. También se desarrollan los arcos plantares para aumentar la eficacia de la marcha. En el hombre, la transferencia del peso del cuerpo se realiza a lo largo del primer dedo, que es el más robusto. El calcáneo y el astrágalo son macizos y ocupan mayor superficie, mientras que metatarso y falanges son mucho más largas e incurvadas en el chimpancé, tal como se aprecia en la figura.

- La diáfisis del fémur (la caña del hueso) está *torcida* hacia dentro en los humanos, mientras que en los chimpancés es completamente recta.

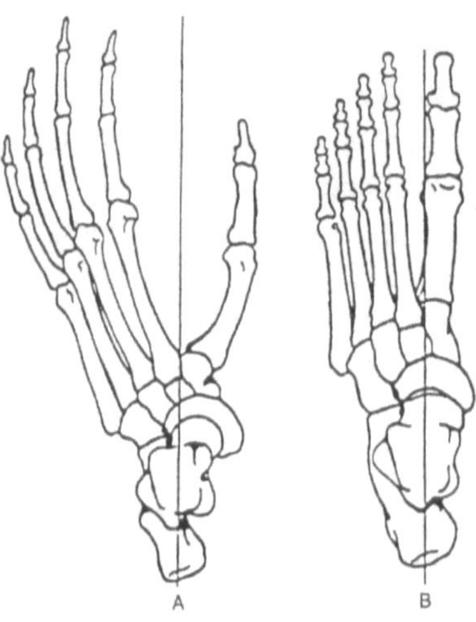

Figura 7: Comparación del esqueleto del pie del chimpancé (A) y del pie humano (B). (Tomada de Tardieu, 2002)

Pero, según los investigadores citados, la pelvis es siempre el hueso de elección para estudiar el hábito locomotor de cualquier especie. Nos detendremos ahora en esta estructura, en el cambio que sufrieron los huesos que la conforman y los músculos que la fijan.

En la posición bípeda, la transmisión del peso se sucede desde las vértebras lumbares al

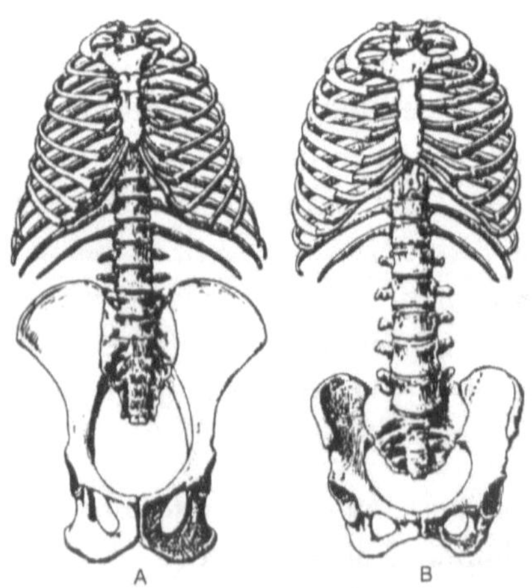

Figura 8: Comparación de pelvis y caja torácica en chimpancé (A) y en humano (B). Tomada de Tardieu (2002)

sacro y las articulaciones sacroilíacas, y a través del ilion al acetábulo, y de ahí a la cabeza y cuello del fémur. Pues bien, la pelvis humana es menos corta y más ancha, con lo que se han aproximado las articulaciones de la pelvis con la columna vertebral y el fémur, lo que da como resultado una estructura mucho más resistente, tal como se aprecia en la figura.

Pero, no se han modificado sólo las dimensiones del hueso ilíaco sino también su orientación. Estos huesos en los chimpancés *miran* hacia atrás y en los humanos se ha producido un giro lateral y ahora *miran* hacia los lados. Y este cambio ha afectado a los músculos que se insertan en ellos.

Los antropomorfos tenemos tres músculos glúteos: mayor, medio y menor. El glúteo mayor tanto en chimpancés como en humanos funciona como extensor de la cadera y participa, sobre todo en la carrera y el salto, sin embargo la diferencia se produce en los glúteos medio y menor. Debido al cambio de orientación ilíaca, estos dos músculos, en lugar de *tirar* hacia atrás como en los chimpancés, *tiran* de lado. De manera que cuando damos un paso, para evitar que el cuerpo se caiga hacia el lado que está en el aire, los glúteos medio y menor *tiran* hacia el lado que está apoyado en el suelo, lo que se llama técnicamente estabilizar lateralmente la cadera, tal como se aprecia en la figura.

Y todos estos cambios contribuyen a la función esencial que anunciábamos más arriba: la conservación de la energía. Cuando caminamos nuestro centro de gravedad se desplaza muy poco (se mueve ligeramente hacia el lado que apoyamos y sube y baja en el plano sagital), mientras que en la cuadrumania efectúa movimientos muy grandes y sinuosos. Este hecho

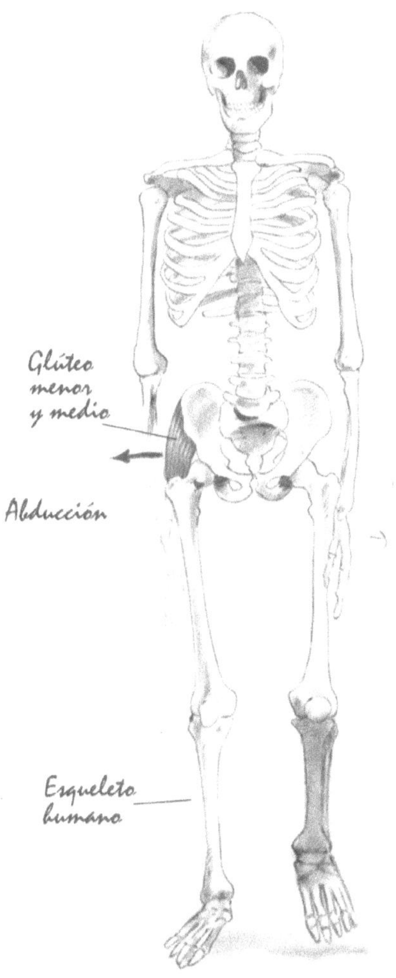

Figura 9: Función de los músculos glúteos medio y menor para estabilizar la cadera cuando damos un paso (tomada de Bermúdez de Castro y otros, 2004).

nos permite resistir en grandes distancias, pero limita nuestra rapidez al correr debido a la pérdida de musculatura extensora de la cadera.

Y seguimos siendo animales bípedos, de manera que esta adaptación fue tan eficaz que no hemos tenido necesidad de modificarla, prácticamente desde hace casi cuatro millones de años. Pero la posibilidad de mantenernos en dos apoyos y caminar ha conllevado riesgos que, sobre todo en las sociedades actuales avanzadas y opulentas en las que existe un choque entre el diseño evolutivo del organismo y sus usos actuales, se ponen de relieve en forma de problemas y dolencias en la parte posterior del cuerpo, y, más concretamente en la espalda. El precio más alto por caminar, sin embargo, lo hemos pagado a la hora de nacer y dar a luz, (Arsuaga y Martínez, 1998; Bermúdez de Castro, 2004) pero este aspecto escapa a los objetivos de este libro.

6.3. *El frágil equilibrio sobre dos apoyos*

Volvamos, pues, a nuestro tema central, al frágil equilibrio que se instaura con el bipedismo y con la marcha humana, y al papel que juega el sistema vestibular en ello.

Para indicar la unión íntima entre postura y equilibrio, en nuestra última publicación (Lázaro, 2004) hablábamos de equilibrio-postural-humano y decíamos allí que aparece como resultado de distintas integraciones sensorio-perceptivo-motrices que –al menos en una buena medida– conducen al aprendizaje en general y al aprendizaje propio de la especie humana en particular, y que, a su vez, puede convertirse, si existen fallos, en obstáculo más o menos importante, más o menos significativo, para esos logros.

La evidencia científica de esta afirmación ha sido corroborada por estudios e investigaciones recientes que ponen de relieve la influencia de los aspectos equilibratorios en determinadas capacidades cognitivas, concretamente a través del módulo de la atención (Schrager, 1999; Blythe, 2000; Rankin y otros, 2000). También se ha determinado la influencia del binomio postura-equilibrio en la preferencia manual (Westwood y otros, 2000); en la regulación del propio comportamiento (Kokubum y otros, 1994) y en los desórdenes del pánico (Perna y otros, 2001).

La mayoría de estos estudios han investigado estas influencias con medidas objetivas de la postura-equilibrio a través de técnicas estabilométricas o posturográficas que se pueden agrupar en lo que se conoce como Posturología.

La Posturología ha definido el Sistema Postural Fino (SPF) que controla las oscilaciones posturales del sujeto, cuyo registro se lleva a cabo a través de las plataformas estabilométricas normalizadas y validadas por la comunidad científica. Este Sistema Postural Fino se expresa a través de la posición bípeda y necesita dos tipos de entradas sensoriales/sensitivas: las *exoentradas* que le informan del mundo exterior y las *endoentradas* que definen su estado interno. De las primeras conocemos tres, el ojo, el vestíbulo y

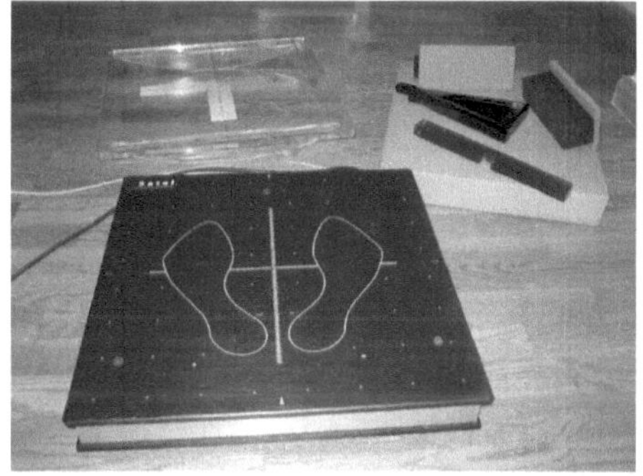

Figura 10: Plataforma estabilométrica del Colegio Gloria Fuertes

la planta de los pies; las segundas se conforman a través de la interacción e integración sensoriales (Ayres, 1998). El resultado de todo ello conforma lo que se conoce como *El hombre postural* que Gagey y Weber (2001).

El sistema vestibular constituye, pues, una de las tres exoentradas y se puede aislar su contribución al mantenimiento de la postura ortostática y dinámica a través de las mediciones con plataforma estabilométrica. Su participación en la dinámica postural y equilibratoria se produce, principalmente, a través de tres reflejos: el reflejo vestíbulo-ocular, el reflejo vestíbulo-espinal y el reflejo optocinético.

El Reflejo Vestíbulo-Ocular (RVO) sirve para que el ojo no se mueva cuando lo hace la cabeza. Funciona de modo óptimo a frecuencias altas, de 0.1 a 7 ciclos por segundo.

El reflejo vestíbulo-espinal mantiene y adapta la postura corporal, sea cual sea la posición de la cabeza en el espacio. Funciona en unión profunda con los reflejos de enderezamiento y posturales cuya respuesta es más rápida al desequilibrio, captando desviaciones angulares a partir de 0.1 grado. El sistema vestibular capta el desequilibrio a partir de desviaciones angulares mayores (más o menos 5 grados), lo que hace que sea muy útil en la dinámica porque el sistema propioceptivo está sobresaturado (Jacquemard, 2004).

El reflejo optocinético (ROC) tiene como finalidad mantener el mismo campo visual sobre la retina. Funciona mejor a frecuencias bajas: de 0.1 a 0.001 ciclos por segundo.

La combinación del RVO y el ROC se da cuando se producen aceleraciones angulares, sobre todo si son rápidas, y ocurre un fenómeno bastante estudiado que se denomina nistagmo. Nistagmo, como nos recuerda en un artículo muy interesante el profesor Delgado (1996), procede del griego *nistagmos* y significa "acción de adormilarse", es decir, "dar cabezadas" puesto que cuando esto ocurre la cabeza se inclina lentamente hacia delante, volviendo hacia atrás rápidamente cuando se está a punto de perder el equilibrio. Este hecho es el que recuerda la combinación de ambos reflejos y su carácter cooperativo: mientras que durante el RVO el movimiento compensatorio del ojo es en dirección opuesta a la cabeza, durante el ROC el movimiento compensatorio es en la dirección en la que se mueve el campo visual. De esta manera fue posible superar el problema de la movilidad corporal frente a la estabilidad retiniana, es decir, fue posible a un tiempo moverse y ver.

El nistagmo, pues, es un movimiento involuntario que tiene dos componentes. El lento, que es fruto de la acción del RVO y el rápido, fruto de la acción del ROC. Nosotros hemos valorado cualitativamente este signo en el primer estudio, expuesto en la segunda parte de este libro, y allí aportamos algunos datos.

El estudio de la contribución del sistema vestibular al binomio postura-equilibrio ha posibilitado que se puedan utilizar las plataformas estabilométricas para la reeducación de ese sistema. Las patologías de origen vestibular que se pueden tratar de esta manera son los Vértigos Paroxísticos Benignos (VPPB), las arreflexias o hiporreflexias unilaterales, las arreflexias o hiporreflexias bilaterales y las omisiones vestibulares (Jacquemard, 2004). Nosotros acometeremos en un próximo futuro trabajos de investigación con la utilización de estas plataformas estabilométricas con el objetivo de validar determinados programas de reeducación del equilibrio.

— 7 —

Aspectos neurofisiológicos del sistema vestibular

Los receptores vestibulares se encuentran situados en el oído interno excavado en ambos huesos temporales del cráneo, tal como se aprecia en la figura 11. Este oído interno presenta partes auditivas y no auditivas. El procesamiento del estímulo auditivo se lleva a cabo por la cóclea en cuyo interior el órgano de Corti con sus células ciliadas transduce las vibraciones sonoras a un código de frecuencias. Por su parte el aparato vestibular es el que se encarga de regular la postura, el equilibrio, el tono muscular y la orientación espacial.

El laberinto membranoso está constituido por el sáculo, el utrículo y los canales semicirculares y en su interior se mueve la endolinfa. A su vez este laberinto membranoso está contenido en el laberinto óseo y la perilinfa circula entre las estructuras membranosas y el hueso.

Morfológicamente se presenta en dos partes diferenciadas: el vestíbulo, constituido por los órganos otolíticos (el sáculo y el utrículo) y los canales semicirculares orientados en los tres planos del espacio. El sáculo (cuyo nombre significa *saco pequeño*) y el utrículo (vocablo que quiere decir *útero pequeño*), constituyen la parte central del laberinto membranoso y contienen las células receptoras cuyos cilios están recubiertos de una sustancia gelatinosa que contiene cristales de calcio u otolitos. Estas células se agrupan en determinadas zonas llamadas máculas. Con las inclinaciones de la cabeza

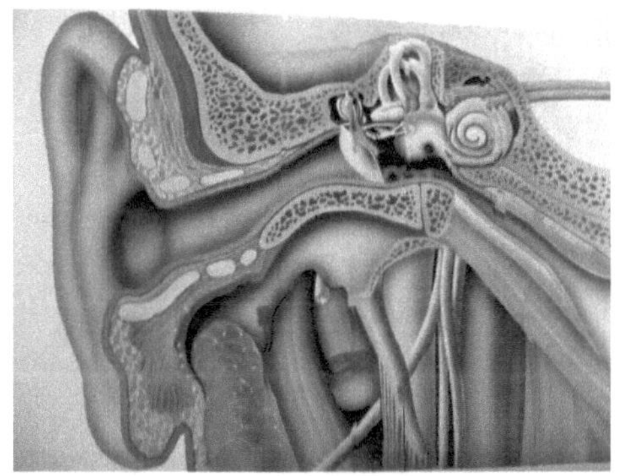

Figura 11: Situación del sistema laberíntico en el oído interno (Sobotta, 1988)

esta masa gelatinosa se resiste al cambio, mientras que los cristales de calcio siguen su movimiento con lo que se distribuyen de manera diferente en las células ciliadas y generan un nuevo patrón de actividad eléctrica que es captado por el cerebro. Debido a la rapidez con la que esto ocurre, nos damos cuenta al instante de lo que sucede, por lo que uno tiene la sensación de que inclina la cabeza para mirar el suelo en el mismo momento en que lo está haciendo.

Los tres canales semicirculares del laberinto óseo contienen conductos membranosos que se originan en el utrículo, los llamados canales semicirculares. Están orientados de tal forma que sus planos son perpendiculares entre sí, según tres ejes tridimensionales para la longitud, la anchura y la profundidad, como se pone de relieve en la figura

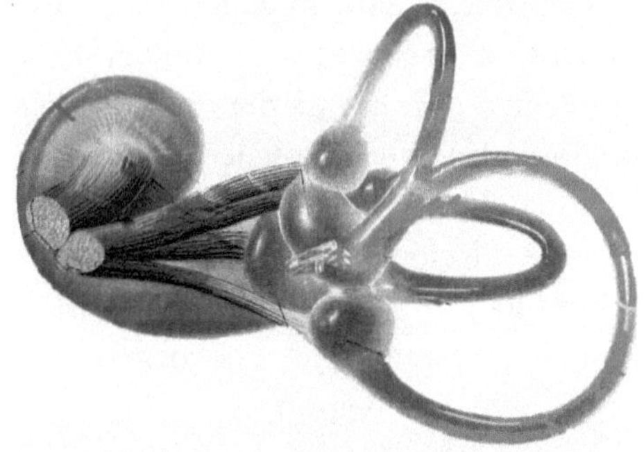

Figura 12: El sistema laberíntico-vestibular con el nervio vestibular y el coclear (Sobotta, 1988)

12. En la posición de pie, el conducto lateral es prácticamente horizontal, el anterior es paralelo a la cara lateral de la cabeza, y el posterior es paralelo al plano facial.

Cerca del utrículo, cada canal semicircular conforma un ensanchamiento en forma de bulbo, llamado ampolla. Cada ampolla contiene células ciliadas receptoras que registran los movimientos de rotación de la cabeza. Estas células se encuentran situadas sobre una estructura en forma de cresta y sus cilios se sitúan en otra estructura plana, cónica y gelatinosa llamada cúpula que flota en la endolinfa.

Las rotaciones de la cabeza producen movimientos en la endolinfa que, a su vez, empuja a la cúpula cuyos movimientos desplazan los cilios, dando lugar a impulsos que informan al cerebro sobre la velocidad, fuerza y dirección de la rotación.

Este sistema origina una gran variedad de reflejos motores e impresiones subjetivas y está estrechamente vinculado con otros sistemas sensoriales, en particular con el tacto, presión, quinestesia y visión. Entre estos reflejos se encuentran los siguientes: los reflejos posturales vestibulares y los reflejos vestíbulo oculares. También adquieren importancia los propioceptores del cuello y la información visual que, juntos, proporcionan las bases de la orientación en un espacio de tres dimensiones.

Los estímulos específicos de este sistema sensorial son la aceleración lineal y la aceleración angular. La velocidad lineal o angular uniforme no es un estímulo adecuado para la estimulación del aparato vestibular, ya que esta estructura sensorial reacciona a aceleraciones (cambios de velocidad) lineales o angulares. Este aspecto se torna muy importante en la práctica pedagógica o terapéutica por lo que, como resaltaremos más adelante, es preciso utilizar las paradas o pausas del movimiento y los cambios de ritmo. El vestíbulo, es decir el utrículo y el sáculo, a través de sus máculas, capta las aceleraciones lineales y las inclinaciones del cuerpo en el espacio, mientras que los canales semicirculares, a través de las ampollas con sus células ciliadas, informan sobre los movimientos rotatorios en todos los ejes.

Dentro del sistema nervioso, explica Guirao (1980), las fibras tienen como destino cuatro núcleos diferentes: el núcleo vestibular superior, el inferior, el interno y el externo. Un contingente de fibras va al cerebelo y otras se relacionan con fibras ascendentes y descendentes encontradas en la médula y el tallo cerebral. Aparte de sus conexiones reflejas, hay fibras vestibulares que llegan a la corteza cerebral de una manera localizada y difusa al mismo tiempo.

Según informan Cambier y otros (1996), el recorrido de las informaciones de origen vestibular es variable. Unas, por intermedio del tálamo, llegan a la corteza de la parte más baja de la parietal ascendente, e intervienen en el conocimiento de la posición y de los desplazamientos de la cabeza; otras son integradas a nivel subcortical (cerebelo, sustancia reticulada, núcleos centrales grises y núcleos oculomotores) e intervienen en las adaptaciones posturales del eje del cuerpo y de los ojos.

Estudios recientes vinculados al campo médico informan de nuevos hallazgos respecto al diagnóstico diferencial del Síndrome Vestibular Bilateral (Sección Otoneurología, 2001) y a la presencia en la corteza cerebral de la influencia vestibular. Concretamente, en este último aspecto las precisiones son cada vez mayores. Martínez y otros (2000) escriben, respecto a esta influencia, que las señales terminan en un centro cortical primario para el equilibrio, localizado en el lóbulo parietal en el fondo de la cisura de Silvio, que corresponde al área parietoinsular, en el lado opuesto de la cisura del área auditiva de la circunvolución temporal superior. Estas señales informan a la corteza cerebral (al psiquismo) del estado de equilibrio del cuerpo. También se ha detectado esta influencia vestibular, a través de la respuesta galvánica y la resonancia nuclear magnética, en áreas cerebrales tales como el giro transverso del lóbulo temporal y la zona talámica pulvinar.

Estos autores informan de que algunos estudios sugieren la existencia de conexión entre el sistema simpático y la vía vestibular, participando así en funciones autonómicas como el ajuste de la presión arterial y la respiración, necesarios para mantener la homeostasis durante los movimientos y cambios de postura. Al haber disfunción vestibular fallan estas conexiones y se asociaría a ataques de pánico, desórdenes de ansiedad y agarofobia, como muestran algunos estudios que ya hemos comentado. También explicaría los síntomas autonómicos asociados al síndrome vertiginoso y se especula que tendría un rol en la intolerancia ortostática y en el ámbito respiratorio. Se está investigando si pudiera tener alguna relación con la apnea del sueño.

Tiene interés conocer los datos de un estudio de fisiología vestibular (Vaamonde, 2001) comparando las respuestas del Reflejo Vestibular Ocular (RVO) y del Reflejo Vestibular Espinal (RVE), tras estimulación calórica en sujetos sanos con técnicas de ENG (electronistagmográficas) y CCG (craneocorpográficas). Se analizan los valores del nistagmo comparándolos con los de desviación corporal. Las conclusiones han establecido la sinergia entre los dos reflejos, la validez de los datos craneocorpográficos y los límites normales de las desviaciones corporales. Para la oscilación lateral y la anteroposterior, en situación ortostática, el limite de normalidad es de 9 centímetros. Para una situación dinámica el límite de normalidad para la amplitud de oscilación es de 12 centímetros, mientras que la desviación angular es de 59° a la derecha y 46° a la izquierda.

— 8 —

Investigar en educación especial: ardua tarea

La investigación en educación presenta dificultades inherentes a su propia naturaleza, que abordaremos más adelante, y otras que comparte con las que podríamos llamar ciencias *nuevas*, entre las que se encuentran todas las *psico...*, en contraposición con las llamadas ciencias *naturales*. La naturaleza, condiciones y características del método científico, aunque cada vez más perfectible, son las que delimitan claramente el camino a seguir para continuar construyendo conocimiento, tanto en unas como en otras.

El método general de la ciencia es un procedimiento que se aplica al ciclo entero de la investigación en el marco de cada problema del conocimiento. Bunge (1973) en un libro ya clásico, editado inicialmente en 1963, escribía que este método contiene la siguiente secuencia: formular el problema con precisión; proponer conjeturas definidas y fundadas de algún modo, y no suposiciones que no comprometan en concreto, ni tampoco ocurrencias sin fundamento visible; someter las hipótesis a contrastación dura, no laxa; no declarar verdadera una hipótesis satisfactoriamente confirmada sino considerarla, en el mejor de los casos, como parcialmente verdadera, y preguntarse por qué la respuesta es como es y no de otra manera.

Y, sobre todo, enfatiza la única regla de oro del trabajo científico que consiste en ser audaces a la hora de formular conjeturas e hipótesis, pero mostrar rigurosa prudencia en someter a contrastación estas conjeturas e hipótesis.

Estos aspectos, sin duda, unen unas ciencias con otras porque determinan el núcleo mismo del conocimiento científico, el método científico, que no es otra cosa que la manera más perfeccionada de que disponemos para indagar en la realidad y en nosotros mismos con el fin de comprenderla y comprendernos. Por eso, Schrödinger (1999), Premio Nóbel de Física, explica que los dos principios que constituyen la base del método científico son el principio de la comprensibilidad de la Naturaleza y el principio de la objetivación, aduciendo que la ciencia nunca impone nada, la ciencia *establece*. La ciencia sólo pretende hacer afirmaciones verdaderas y adecuadas a su objeto. El científico sólo impone dos cosas: verdad y sinceridad; y lo hace por encima de sí mismo y de otros científicos.

Investigar en educación presenta dificultades variadas que, tal como señala Muñoz-Repiso (CIDE, 2000) en un libro sobre el Sistema de Investigación Educativa en España, se podrían resumir como sigue.

La primera de ellas tiene que ver con el hecho mismo de la investigación en educación. Es imposible trasladar a los sujetos al laboratorio y someterlos a determinadas condiciones experimentales; por tanto, muchas veces supone una tarea casi insalvable aislar las variables y controlar todos los factores parásitos. Y este aspecto linda con el hecho de establecer límites éticos para esta investigación, aspecto éste en el que nos detendremos más adelante.

En segundo lugar, la investigación educativa presenta falta de sentido acumulativo y cierta fragmentariedad. Algunas veces se puede uno encontrar con estudios e investigaciones que descubren nuevos *mediterráneos* sin tener en cuenta los mares ya conocidos y las conclusiones ya obtenidas sobre el mismo asunto en trabajos anteriores. Y, otras veces, investigaciones concluyentes y muy documentadas permanecen en los anaqueles de las bibliotecas universitarias sin que ningún profesor extraiga datos para enriquecer su práctica educativa. Este divorcio entre investigadores en *torres de marfil*, alejados de los problemas y dificultades de la práctica educativa, y profesores tan atados al devenir diario de la escuela o del instituto, que cuentan con escasas posibilidades de reflexionar sobre sus acciones o de investigar sobre su propia realidad, constituye un dramático paisaje que paulatinamente debemos contribuir a cambiar.

Un tercer problema de la investigación educativa consiste en su carga ideológica y su escaso status técnico. Educar constituye una tarea tan *natural* que todos los humanos en su calidad de padres, madres, hermanos... y profesores, lo hacen. Y, no sólo eso, sino que algunas veces los primeros se permiten sostener opiniones tajantes sobre éste o aquél proceso evolutivo de un alumno, o ante una dificultad de aprendizaje o de conducta, que a los segundos les llevaría tiempo su análisis y propuesta de mejora. Los profesionales de la educación muchas veces tienen problemas para definir su propia especificidad como técnicos en esa materia. A nadie se le ocurre diagnosticar una nefritis, por ejemplo, o emitir un juicio sobre la carga que debe sostener ese pilar para que no se venga abajo el edificio, pero casi todo el mundo puede opinar sobre qué hay que hacer con ese alumno que genera violencia en las aulas, o con esa alumna que no aprende a leer.

El hecho de que muchas veces los que tienen que tomar las decisiones en materia educativa se encuentren alejados de los investigadores en educación y, sobre todo, la falta de recursos y de estructura organizativa para la investigación, son los últimos obstáculos que se abordan en el Prólogo del libro citado y con los que se enfrenta la investigación en educación en España. Un libro que constituye un documento imprescindible para entender el devenir de la investigación educativa en España durante los últimos treinta años, (1969-1999), publicado por el CIDE que, según palabras de la autora de ese Prólogo es un organismo que pretende servir de mediador entre la generación de conocimientos y la práctica educativa.

Pero si los enumerados hasta ahora constituyen problemas básicos de la investigación educativa, en general, la investigación en Educación Especial alberga, además, algunos otros.

El Centro de Investigación y Documentación Educativa (CIDE) publicó en el año 1997 un libro, redactado por el Equipo de Área de Estudios e Investigación, encabezado por Grañeras (1997), en el que se pasaba revista a catorce años de investigación sobre las desigualdades en España. Se podría decir que el grueso de la investigación referida a este tema, desde el año 1983 a 1997, en España se encuentra recogido en estas 115 investigaciones.

En la Introducción se escribe sobre un aspecto que nos llama poderosamente la atención y queremos enfatizar. El concepto de calidad de la educación pasa por el hecho de que tiene que llegar a *todos* los alumnos y alumnas, por lo que se torna imprescindible generar intervenciones desde el principio de *discriminación positiva* para favorecer a aquellas personas que se incorporan a la educación en una situación de desventaja. Nosotros, que llevamos más de veinte años reflexionando sobre el currículum para alumnado con necesidades educativas especiales en el marco de la escuela pública, conocemos bien esta situación. Tanto es así que enunciamos que la verdadera valía de un profesional de la educación se muestra cuando tiene que encarar a alumnos o alumnas que presentan alguna necesidad educativa especial, sea del orden y el grado que fuere, porque es en este punto en el que el principio de comprensividad de la educación –lo que tiene que ser igual para todos– y el principio de diversidad –lo que tiene que ser distinto para cada uno de ellos–, alcanzan su máximo grado de tensión.

Por otra parte, nos encontramos con el hecho de que, algunas veces, los alumnos y alumnas sin discapacidad, aprenden casi *a pesar de sus maestros* o mejor dicho, lo que se les enseña en la escuela constituye sólo una pequeña parte de lo que ellos y ellas integran a partir de las experiencias en su medio cultural y social.

Los modelos de investigación que, en general, se usan en educación especial, según el equipo de Grañeras, se reducen a cinco: la investigación de tipo filosófico y argumental, el análisis histórico y retrospectivo, el análisis legal, los estudios cualitativos y los que siguen el método científico clásico, entre los que se encuentran la investigación descriptiva y la investigación experimental y cuasi experimental.

Respecto a los problemas específicos que tiene que enfrentar este tipo de investigaciones, el Equipo del CIDE (Grañeras, 1997) expone que la dificultad más importante con la que cuenta la investigación en educación especial es la de formar grupos homogéneos, dada la cantidad y complejidad de las variables que intervienen en los distintos problemas que se abordan y la diversidad de niveles de gravedad con que se produce cada uno de ellos. La investigación puramente experimental se encuentra, además, con obstáculos que derivan de la identificación de las discapacidades y su indefinición conceptual, de la dificultad de transferir instrumentos de medida de una situación a otra, de los obstáculos para obtener muestras representativas y de la generalización de los resultados.

Las conclusiones que se presentan en este estudio, referidas a la investigación en Educación Especial, cobran especial relevancia porque sintonizan con las finalidades de nuestra investigación, sobre todo en el sentido de que parece conveniente profundizar en el diseño de programas de intervención. Grañeras y otros (1997, 208) concluyen que: "Viendo las investigaciones que se han realizado a lo largo de los 14 años, se aprecian cambios en la filosofía que las ha movido; de alguna forma los investigadores se han ido situando en la vanguardia del movimiento de integración que se ha introducido en España. En las teorías que sustentan las investigaciones se observa una tendencia hacia modelos explicativos de tipo ecológico, ya no se atiende en exclusiva a la persona con discapacidad, sino que se analiza su entorno, y se buscan en él los apoyos necesarios. (...) Se observan algunas carencias importantes, como la apuntada anteriormente de la formación del profesorado. También se destaca las pocas investigaciones que tienen como finalidad la elaboración de diferentes programas de intervención".

Pero, antes de seguir adelante, conviene decir algunas palabras respecto al problema de la ética de la investigación educativa porque, de una u otra manera, en uno u otro momento, todo investigador en esta materia y, particularmente en el campo de la Educación Especial, tiene que enfrentarse a este asunto.

Si tuviéramos que explicar a alguien, brevemente, qué se entiende por Ética, utilizaríamos parecidos argumentos a los esgrimidos por Savater (1996, 32): "En resumen: a diferencia de otros seres, vivos o inanimados, los hombres podemos *inventar* y *elegir* en parte nuestra forma de vida. Podemos optar por lo que nos parece bueno, es decir, conveniente para nosotros, frente a lo que nos parece malo e inconveniente. Y como podemos inventar y elegir, podemos *equivocarnos,* que es algo que a los castores, las abejas y las termitas no suele pasarles. De modo que parece prudente fijarnos bien en lo que hacemos y procurar adquirir un cierto saber vivir que nos permita acertar. A ese saber vivir, o *arte de vivir* si prefieres, es a lo que llaman *ética*" (subrayados en el original).

La Ética así entendida entronca con los denominadores comunes que nos hacen humanos, es decir, con la universalidad de la razón y el lenguaje, con la pertenencia a una especie cuya evolución cada vez conocemos mejor y con la capacidad de construir cultura y sociedad.

Si tuviera que informar a alguien sobre las diferencias entre Ética y Moral, le explicaría que la primera se refiere a una teoría o sistema que describe qué es el bien y el mal, mientras que la segunda propone reglas que nos indiquen qué debemos hacer y qué no. Las reglas según las cuales vivimos constituyen la Moral; los sistemas que las generan conforman la Ética. Marinoff (2000) lo explica diciendo que, precisamente, el desafío consiste en tener un sistema ético personal al que poder remitirse en busca de directrices morales. Pues bien, se trata ahora de aplicar estos grandes principios éticos, cargados de razón, y de comportarse según ciertas reglas morales en la puesta en práctica de la investigación educativa.

En la X Conferencia Mundial Trianual, organizada por la UNED con el lema *Pedagogía de la diversidad: creando una cultura de paz*, Buendía (2001) disertó sobre *La ética en la investigación educativa* y resumió en cuatro los peligros fundamentales que se deben afrontar:

- ocultar a los participantes la naturaleza de la investigación o hacerles participar sin que lo sepan,
- exponer a los participantes a actos que podrían perjudicarles o disminuir su propia estimación,
- invadir la intimidad de los participantes, y
- privar a los participantes de los beneficios.

En su conferencia analizó los problemas éticos que se derivan de los participantes en la investigación, del desarrollo del trabajo y del propio investigador. Describe un propósito que hacemos nuestro tanto en la investigación como en la práctica diaria en la escuela: el de que los investigadores educativos esperan que su conocimiento pueda contribuir a la mejora de las prácticas educativas.

De esta manera, dos requisitos nos parecen esenciales para traspasar el umbral que desde el conocimiento teórico se abre a las aplicaciones prácticas en contextos escolares. El primero de ellos se refiere al *equipo humano*. Una estructura de equipo se torna indispensable para que se indague ya no sólo en las causas profundas de los trastornos sino, sobre todo, en el currículum que se puede plantear para encarar aquellos retos que nos plantean poblaciones con discapacidades muy importantes en su desarrollo. El segundo requisito se refiere a la *capacidad de investigación*, lo que significa indagar no sólo en conceptualizaciones y aplicaciones prácticas eficaces, sino también en el diseño de nuevos espacios o de materiales con funciones específicas.

En las investigaciones que presentamos en este libro, prácticamente se han encarado todas estas dificultades señaladas anteriormente y, a pesar de ellas y con ellas, hemos podido llegar a algunas conclusiones. Justo es decir que nuestras ventajas se derivan del hecho de tener cerca cierta población con determinadas homogeneidades.

Parece pertinente indicar que precisamente los dos estudios del presente libro se dirigen a profundizar en el camino emprendido con la concesión de una beca de investigación al trabajo titulado *Comparación de rendimientos comunicativos y motores en un grupo de sujetos con afectación motriz de grado diverso, antes y después de un abordaje de Terapia Psicomotriz con estimulación háptica y vestibular,* cuyas conclusiones aparecen publicadas en las Actas de las Segundas Jornadas Científicas de Investigación sobre Personas con Discapacidad (Schrager y otros, 1997). Esta investigación y el desarrollo de los programas que la sustentan se llevaron a cabo en el Colegio Público de Educación Especial *Gloria Fuertes* de Andorra (Teruel).

— 9 —

Panorama sobre la investigación en psicomotricidad y estimulación vestibular

Investigar en educación presenta características propias debido a que se lleva a cabo en entornos en los que es difícil aislar las variables de estudio y evitar factores parásitos. No se puede trasladar a los sujetos de la muestra al laboratorio y manipular las condiciones de experimentación. Si se añade a esta combinación de factores la problemática derivada de las discapacidades de los sujetos, sobre todo en cuanto al diagnóstico, evaluación y constitución de grupos homogéneos, la tarea presenta una dificultad mayor.

Las investigaciones llevadas a cabo en nuestro país, en las últimas décadas, con relación a la evaluación de programas de psicomotricidad que incluyan estimulación vestibular, y su aplicación en el entorno educativo, son muy escasas.

De las 115 investigaciones expuestas en el estudio efectuado por el Centro de Investigación y Documentación Educativa (CIDE), 45 corresponden a Educación Especial y de éstas solamente cuatro se centran en programas o técnicas específicas de intervención dirigidas a alumnos con necesidades educativas especiales. Los aspectos que incluyen son los siguientes: mejora del rendimiento académico a través de programas de entrenamiento cognitivo, modificación de conducta, competencia social, estimulación psicomotriz y desarrollo del lenguaje de signos en la escuela.

Las investigaciones fuera de nuestro país sobre programas de estimulación vestibular se han llevado a cabo en Norteamérica, sobre todo, en torno a la influencia de la obra de Ayres (1972, 1983) y de "Sensory Integration International", organización que aglutina la mayor parte de trabajos en este campo. Estos estudios, en su mayoría dirigidos por profesionales de Terapia Ocupacional (que asumen en , se han efectuado en instituciones clínicas con sujetos que presentan diferentes patologías. En la revisión de investigaciones que editó la organización citada (Sensory Integration International, 1994), se pasa revista a tres décadas de investigaciones sobre Integración Sensorial en las que la estimulación vestibular ocupa un importante lugar.

La mayor parte de estos trabajos han aparecido publicados en revistas tales como "American Journal of Occupational Therapy", "Occupational Therapy Journal of Research" y "American Journal on Mental Retardation". Los temas que centran la atención de los investigadores con relación a la integración sensorial, descritos en la publicación antedicha, son los siguientes: dificultades de aprendizaje y déficits de atención, a los que corresponden 21 trabajos; trastornos del desarrollo, agrupados en 27 publicaciones; temas relacionados con la integración sensorial, tales como el lenguaje o el juego, con 14 estudios; y revisiones críticas a la teoría y práctica de la integración sensorial, con 11 investigaciones. Revisaremos, a lo largo de este libro, una parte importante de ellos.

En Alemania también se han llevado a cabo trabajos de investigación sobre la estimulación vestibular en torno a la obra de Fröhlich (1982, 1993, 1998) y su concepción, conocida como *Estimulación Basal*. Un interesante trabajo de aplicación de esta metodología en España se desarrolla en el Centro *Balmes* de Barcelona y se describe en el capítulo de un libro publicado por el Gobierno de Navarra (Duch y Pérez, 1995).

Los datos que se derivan del estudio publicado por el CIDE, citado más arriba, indican que, desde 1982 hasta 1996, sólo un estudio desarrolla un programa de estimulación psicomotriz. Este estudio se llevó a cabo con alumnos y alumnas del Colegio de Educación Especial *Gloria Fuertes* de Andorra (Teruel) y en él diseñamos, adaptamos y aplicamos los programas de intervención objeto de la investigación (Schrager y otros, 1997).

Los objetivos de esta investigación que nos interesa reseñar aquí son los siguientes:

a) Establecer una referencia orientadora respecto de los beneficios que, dentro de un contexto de estimulación psicomotriz terapéutica reglada sobre la base de pautas definidas, puede aportar la estimulación vestibular a la eventual estabilización y mejora de las capacidades tanto motrices como comunicativas de niños con necesidades educativas especiales significativas o muy significativas para acceder al curriculum.

b) Sistematizar un programa de trabajo dirigido a la implementación de métodos, sistemas, recursos y procedimientos vinculados a la estimulación psicomotriz terapéutica en general y a la estimulación de aspectos sensorio-perceptivo-motores, directa o indirectamente relacionados con las aferencias propioceptivas, en particular las vestibulares.

c) Y analizar la posibilidad de utilizar los sistemas, recursos y procedimientos del método de estimulación psicomotriz terapéutica con estimulación vestibular, a fin de favorecer y mejorar no sólo las habilidades motrices estáticas y dinámicas, sino también aprovechar esos logros con el propósito de incrementar las capacidades comunicativas tanto en sus aspectos lingüísticos como en aquellos que deriven y dependan de sistemas alternativos y/o aumentativos.

Entre las conclusiones de esta investigación, que abarca solamente a seis sujetos, divididos en tres grupos de dos sujetos (uno experimental y otro control), nos interesa destacar las siguientes:

- La estimulación psicomotriz general parecería generar en todos los sujetos de la muestra progresos globales relativos a sus rendimientos motores y comunicativos.

- La combinación de estimulación psicomotriz general y estimulación vestíbulo-propioceptiva parecería generar mejores rendimientos globales relativos en los sujetos del subgrupo experimental de la muestra respecto de los sujetos del subgrupo comparativo, que sólo recibieron el programa psicomotriz general.

- La estimulación vestíbulo-propioceptiva asociada a la estimulación psicomotora general parecería aportar elementos que sugieren la posibilidad de un mejor control de las reacciones tónico-posturales antigravitacionales en los sujetos del subgrupo experimental en comparación con los del subgrupo comparativo.

Y entre las sugerencias que se desprendían de este trabajo, con vistas a futuras investigaciones, conviene reflejar las siguientes:

- Sería, a nuestro juicio, de interés replicar las condiciones de esta investigación en grupos más amplios de sujetos y en períodos experimentales más prolongados, incluso con otros instrumentos de medida diferentes a los aquí utilizados, con el fin de obtener datos que pudiesen ser considerados eventualmente como de mayor significación que los surgidos de esta investigación.

- Podría considerarse que la estimulación psicomotriz general puede comportar un medio educativo útil para mejorar determinados aspectos motores y cognitivos en sujetos que presenten necesidades educativas especiales, tanto en su implementación individual como en la grupal en el contexto escolar.

- Podría considerarse que, según los datos obtenidos en esta investigación, la estimulación vestíbulo-propioceptiva, asociada a un programa de estimulación psicomotriz general, podría conformar un medio útil para incrementar las condiciones adaptativas y de rendimientos madurativos generales de algunos sujetos que requieren programas de este tipo, en función de sus necesidades educativas especiales.

En nuestro país, pues, tal como estamos indicando, son escasos los diseños conocidos que abordan programas psicomotores en cuyo seno la estimulación vestibular ocupe un lugar preferente.

Existen diversos programas de educación corporal en un amplio sentido, cuya aplicación se dirige a niños y niñas sin dificultades, aunque contemplen en algunos casos aspectos referidos a la incorporación de alumnos/as con necesidades educativas especiales. De entre ellos podemos diferenciar los de orientación claramente psicomotora como los de Le Boulch (1983, 1987), Vayer (1977a,b), Lagrange (1984), Frostig-Maslow (1984), Lapierre y Aucouturier (1985), Cratty (1984), Boscaini (1988), García y Berruezo (1994), Berruezo (1995), Arnaiz y Lozano (1996), Vaca (2000), Sasano (2000), Arnaiz y otros (2001), y los que provienen de una cierta corriente de la Educación Física que presentan múltiples conexiones con los anteriores y que han surgido, sobre todo, a raíz de la inclusión definitiva de la Educación Física en el currículo. Entre estos últimos podemos reseñar los de Lleixa (1988), Mora Vicente (1989), Fernández y otros (1993), Palmisciano (1994) y Blández (1995).

En cuanto a los programas psicomotores referidos a la intervención en niños/as con necesidades educativas especiales se pueden citar los de Vayer y Destrooper (1979), Soubiran y Mazo (1980), Quirós-Schrager (1979, 1980), Aucouturier y otros (1985), Kohen-Raz (1989), Hernández (1995) y Arnaiz (1994, 2000). Nuestro Programa Psicomotor General (Lázaro, 2002) hunde sus raíces en alguno de los citados y se ha concebido para su aplicación en el marco escolar.

Los programas que contemplan la estimulación vestibular, bien aplicada aisladamente, o bien englobada dentro de otros, en general, se aplican a entornos no escolares, por lo que en nuestros diseños se ha considerado necesario introducir múltiples modificaciones y adaptaciones. Entre los que nos han servido para construir el nuestro conviene citar los siguientes: Ayres, 1972; 1983; Heiniger y Randolph, 1981; Biery y Kauffman, 1.989; Fröhlich, 1982, 1993, 1998; Brocklehurst-Woods, 1989; Arendt y otros, 1991.

El núcleo central de los anteriores trabajos, junto con los de Ayres, de Fröhlich, de Kelly y de Dave aparecen expuestos en el capítulo 11 de nuestra obra Aulas Multisensoriales y de Psicomotricidad (Lázaro, 2002). Allí también se explican los distintos apartados que contiene el que hemos llamado Programa de Estimulación Vestibular (PEV) y que consta de los principios generales, las precauciones de su uso, la progresión de situaciones educativas y la descripción de algunos aparatos. Estos dos últimos apartados los retomaremos en la segunda parte de este libro al explicar el primer estudio de investigación.

Nuestra segunda investigación, que se explica en la parte segunda de este libro, quiere poner de manifiesto la relación que existe entre la estimulación vestibular, sobre todo la producida con aceleraciones angulares, y la activación emocional. Los efectos asociados a esta estimulación tienen que ver con mejor integración de los diferentes estímulos sensoriales, avances en las capacidades posturales y las habilidades equilibratorias, mayor fijación visual a estímulos del medio y mejoras en la atención y en la comunicación con las personas del entorno (Quirós-Schrager, 1979; Kelly, 1989; Yoshikawa y otros, 1989; Reisman y Blakeney, 1991).

La elección de los dos parámetros seleccionados para medir la activación emocional, esto es, la tasa cardiaca y el diámetro pupilar, se debe a razones derivadas del entorno escolar que es en el que se ha llevado a cabo la investigación. La facilidad de medir la primera y el escaso aparataje para registrar la segunda nos parecieron elementos a tener en cuenta en el trabajo de campo. Además, hicimos un primer intento de registrar también los niveles de presión arterial, antes y después del estímulo vestibular, que resultó infructuoso. Utilizábamos un aparato automático, marca Hartmann, Digital HG160, que mide sístole, diástole y pulso, con niveles de presión 180, 210 y 240, cuyo requerimiento esencial consiste en que el sujeto permanezca inmóvil. Dicho requisito no se podía respetar la mayor parte de las veces, sobre todo en los sujetos con graves discapacidades, por lo que las medidas resultaban erróneas.

Distintos estudios han puesto de relieve que las pautas de activación emocional suponen por lo general un aumento de los latidos del corazón y también un aumento en el diámetro de la pupila. La Psicofisiología (Carretié e Iglesias, 1995; Carretié, 2001) ha registrado con abundantes datos estos hechos. También los estudios sobre el estrés han puesto de relieve que la respuesta del organismo al estresor produce activación del sistema simpático, de la misma manera que en los estados de relajación predomina la rama parasimpática del sistema nervioso autónomo. Un interesante estudio reciente sobre el papel del estrés como proceso psicológico complejo, que no es malo en sí mismo, sino que constituye un proceso funcional que permite adaptarnos y responder a las demandas cambiantes del entorno, se puede leer en el capítulo 24 del volumen II de Motivación y Emoción (Fernández-Abascal y otros, 2003).

En niños y niñas con distintos grados de discapacidad, la estimulación vestibular produce un aumento de la alerta y la mejor captación de estímulos del medio (Sandler y McLain, 1987; Schrager y otros, 1997; Edwars y Juen, 1996; Lecanuet y Jacquet, 2002).

El estudio y análisis de estos programas, junto con investigaciones recientes tales como las de Sandler y Voogt, (2001) o la de Lower, (2000), que ya han sido descritas, sitúan nuestros esfuerzos por enfatizar la importancia de la estimulación vestibular en el desarrollo de niños y niñas con distinto grado de discapacidad en el centro de un debate actual, necesario e inacabado, que puede adaptarse a entornos escolares.

Es cierto que una parte de las investigaciones en el campo de la Educación Especial tratan de analizar y comprender las causas de por qué determinados niños y niñas no alcanzan los logros de nuestra cultura, tales como leer, escribir o efectuar cálculos y operaciones matemáticas, en unos años en los que se espera de ellos y ellas esos aprendizajes. Estas dificultades han sido bien estudiadas desde la Pedagogía, la Psicología y, en general, las Ciencias de la Educación (Vayer y Destrooper, 1979; Arnaiz y Lozano, 1996; Sipán, 2001; Arnaiz y Ruiz, 2001).

Otra parte de las investigaciones en este campo se ha ocupado de la validación de programas o intervenciones educativas que pretendían producir mejoras en los aspectos cognitivos (Orjales, 2000; Verdugo, 2001), conductuales (Tamarit, 1994; Douglas, 1998; Rodríguez de la Mota, 1999; Garanto, 2000), sociales y afectivo-emocionales (Noblejas y Sterner, 1999; Teruel, 2000).

En una obra reciente Salvador y Arroyo (2001, 58) enjuician la situación actual diciendo que "las investigaciones empíricas más características en el campo de las discapacidades de aprendizaje son las que pretenden validar la efectividad de la intervención en el aula para optimizar las capacidades del alumno (cognitivas, afectivas, emocionales y sociales), es decir, determinan la incidencia, a corto y largo plazo, de los programas, métodos y estrategias de intervención".

Nuestra investigación también contiene esta pretensión, esto es, la de optimizar las capacidades del alumnado, pero desde una óptica diferente a la apuntada por estos autores. Las capacidades de los alumnos no son únicamente cognitivas, afectivas, emocionales y sociales, sino también motrices y psicomotrices que, tal como buena parte de los trabajos citados proponen, constituyen bases firmes para ulteriores logros, sobre todo, en el alumnado con necesidades educativas especiales asociadas a grandes discapacidades.

Sin embargo, estos autores ponen el dedo en la llaga al preguntarse sobre la efectividad de los programas de intervención cuando se utiliza un diseño de investigación pretest-postest, que es el de los estudios que presentaremos, por dos razones. La primera porque el incremento en la puntuación de un test de rendimiento puede atribuirse a otros factores distintos de la intervención, y la segunda porque este incremento puede aportar poca información sobre la efectividad de la intervención.

Compartimos estas dos preocupaciones que conllevan dificultades que nosotros tampoco hemos podido evitar. Los sujetos del primer estudio de nuestra investigación, cuya discapacidad abarca desde trastornos graves y permanentes del desarrollo hasta deficiencia mental media, asisten al centro de Educación Especial en el que se ha realizado el estudio de campo, desde sus localidades de origen. Su presencia en el entorno escolar para la mayoría de ellos abarca desde primeras horas de la mañana –las siete y media o las ocho– cuando se suben al autobús escolar, hasta bien entrada la tarde –las seis y media o las siete–, cuando regresan a sus localidades de residencia. Intentar comprender y comprobar en todo este tiempo cuáles y qué tipo de estimulaciones ocupan el lugar primordial en el incremento o estancamiento de sus capacidades, seguramente constituye una tarea casi imposible.

No obstante, hemos intentado aislar determinadas variables de estudio, en un determinado marco espacial y con una determinada metodología, pero reconocemos nuestras limitaciones. Criterios de tipo moral y también ético nos impiden, en el marco en el que nos movemos, privar de la estimulación psicomotriz enteramente a los sujetos control de la muestra para comprobar más eficazmente si las puntuaciones registran variaciones. Somos conscientes, por otra parte, que mientras los sujetos experimentales recibían el Programa de Estimulación Vestibular, también los del grupo control estaban siendo estimulados en sus grupos de clase en otras tareas diferentes. Hemos obtenido, como todo investigador que se precie, un baño de humildad y también hemos aprendido a observar la bondad de los programas con algún grado de escepticismo.

Todo esto sin que se haya resentido, en absoluto, nuestra motivación y siendo conscientes de lo que se conoce como el Efecto Pigmalión (Rosenthal y Jacobson, 1968), las posibilidades que existen de que los alumnos y alumnas se comporten como en realidad esperan los adultos que tienen influencia en ellos, que vuelve a ponerse de relieve en el trabajo de Santibáñez (2001).

Una característica importante de todos los sujetos de la muestra de nuestro primer estudio tiene que ver con la familiarización de algunos componentes de los programas que ya vienen siendo aplicados desde hace unos cuantos años, de manera que no se parte de una situación enteramente nueva, con lo que el efecto de habituación también ha podido influir en que las respuestas en las diferentes pruebas hayan sido las que son. Este hecho, unido a la imposibilidad de trasladar espacio, materiales y objetos de estimulación a otros lugares, así como que otros sujetos con necesidades educativas especiales acudan a nuestras instalaciones, priva, quizás a la investigación de validez externa pero justifica nuestra toma de decisiones.

En general, pues, los dos estudios que presentamos en la segunda parte de este libro se sitúan en el universo escolar con sujetos de necesidades educativas especiales y tratan de validar dos programas de intervención psicomotriz, cuyas características y secuencia resumiremos más adelante, llevados a cabo en un centro de Educación Especial y en un Aula de Psicomotricidad con un diseño del espacio y una organización de los materiales que también será oportunamente explicada.

Con todo lo antedicho, los objetivos generales propuestos hunden sus raíces en el cúmulo de estudios citados, referidos a aspectos psicomotores y vestibulares y, especialmente, en nuestra última investigación (Schrager y otros, 1997), y pretenden conseguir los siguientes objetivos:

- Demostrar la eficacia de la estimulación psicomotriz y vestibular en la mejora de determinadas habilidades equilibratorias en niños y niñas con necesidades educativas especiales.

- Conseguir la activación emocional de los sujetos con y sin dificultades, tras la aplicación del estímulo vestibular, así como el tránsito a situaciones de calma y tranquilidad.

- Sistematizar dos programas psicomotores, el Programa Psicomotor General (PSG) y el Programa de Estimulación Vestibular (PEV) cuya aplicación en el marco escolar mejorará aspectos psicomotores y afectivo-emocionales en sujetos con grados de discapacidad distintos.

- Proyectar un Aula de Psicomotricidad apropiada para llevar a cabo las estimulaciones que se encuentran en la base del desarrollo humano: táctil, propioceptiva y vestibular.

- Diseñar objetos y materiales con los que poder efectuar en la actividad escolar diaria las citadas estimulaciones básicas, sin riesgo para el alumnado y con facilidad para el profesorado.

Para llevar a la práctica estos objetivos se han diseñado dos estudios empíricos. El primer estudio titulado *Efectos en las habilidades equilibratorias de un programa psicomotor con estimulación vestibular en sujetos con discapacidad intelectual* y el segundo estudio denominado *Cambios emocionales producidos por estimulación vestibular en sujetos con y sin discapacidad*. A continuación se describen ambos.

SEGUNDA PARTE:
ESTUDIOS EXPERIMENTALES

PRIMER ESTUDIO:

Efectos en las habilidades equilibratorias de un programa psicomotor con estimulación vestibular en sujetos con discapacidad intelectual

El presente estudio consiste en la aplicación de dos programas psicomotores a tres grupos de sujetos, de distintas características, que se encuentran escolarizados en un centro de Educación Especial. A todos los sujetos se les evalúa con los mismos instrumentos antes y después de la aplicación de los programas. Estos instrumentos establecen tres Perfiles de Habilidades Equilibratorias que se corresponden también a tres grados de discapacidad mental: profunda, severa y media.

La aplicación de dichos programas se desarrolla en un espacio especialmente amueblado denominado Aula de Psicomotricidad. Este aula contiene determinados objetos y aparatos que se describirán exhaustivamente y que son poco conocidos en nuestro país, tales como la malla de pronosupinación, el rodillo vestibular o la silla de estimulación, que procuran aceleraciones lineales y angulares.

En cada uno de los tres grupos existen sujetos tipo control, que reciben el Programa Psicomotor General, y sujetos tipo experimental a los que se aplica, además, el Programa de Estimulación Vestibular. Ambos programas con sus respectivas situaciones educativas, se han descrito en profundidad en nuestro libro Aulas Multisensoriales y de Psicomotricidad (Lázaro, 2002) y se adjuntan como anexo, reformados, en este mismo libro.

En este estudio la variable dependiente queda constituida por los Perfiles de Habilidades Equilibratorias y la variable independiente consiste en la aplicación de los dos programas citados, el Programa Psicomotor General y el Programa de Estimulación Vestibular.

Las hipótesis del Estudio 1 son las siguientes:

1. Los sujetos del Grupo 1 de la muestra, diagnosticados con retraso mental profundo, mejorarán sus habilidades equilibratorias después de la

aplicación de ambos programas: el Programa Psicomotor General y el Programa de Estimulación Vestibular.

2. Los sujetos experimentales del Grupo 1 de la muestra, que se benefician del Programa de Estimulación Vestibular, obtendrán rendimientos superiores en las habilidades equilibratorias con relación a los sujetos control de dicho grupo, que no lo reciben.

3. Los sujetos del Grupo 2 de la muestra, diagnosticados con retraso mental severo, mejorarán sus habilidades equilibratorias después de la aplicación de ambos programas, el Programa Psicomotor General y el Programa de Estimulación Vestibular.

4. Los sujetos experimentales del Grupo 2 de la muestra, que se benefician del Programa de Estimulación Vestibular, obtendrán rendimientos superiores en las habilidades equilibratorias con relación a los sujetos control de dicho grupo, que no lo reciben.

5. Los sujetos del Grupo 3 de la muestra, diagnosticados con discapacidad mental media, mejorarán sus habilidades equilibratorias después de la aplicación de ambos programas: el Programa Psicomotor General y el Programa de Estimulación Vestibular.

6. Los sujetos experimentales del Grupo 3 de la muestra, que se benefician del Programa de Estimulación Vestibular, obtendrán rendimientos superiores en las habilidades equilibratorias con relación a los sujetos control de dicho grupo, que no lo reciben.

Los resultados tratan de comprobar si se producen o no diferencias en el seno de cada grupo, entre los dos tipos de sujetos con distinta condición, experimental o control. También si los sujetos, tomados en conjunto, varían sus puntuaciones antes y después de la aplicación de los programas.

— 1—

Método

1.1. Contexto en el que se ha desarrollado el estudio

a) Descripción del Centro de Educación Especial

El centro en el que se ha llevado a cabo este primer estudio se denomina *Gloria Fuertes* y se encuentra situado junto a un colegio de Educación Primaria en la localidad de Andorra, en un espacio geográfico conocido como el Bajo Aragón turolense.

El Colegio *Gloria Fuertes*, desde su nacimiento en el año 1982, ha unido en su seno a un equipo humano con disponibilidad para encarar el reto que supone ofrecer respuesta educativa para alumnos y alumnas con dificultades, algunas de ellas graves y permanentes.

Este centro escolariza a población discapacitada desde el año citado y, desde 1986, se convierte en centro comarcal atendiendo a alumnos y alumnas de las siguientes comarcas de la provincia de Teruel: Andorra, Bajo Martín, Bajo Aragón y Cuencas Mineras Centrales. Los alumnos y alumnas de estas localidades se desplazan diariamente al centro con transporte escolar y efectúan la comida del mediodía en el comedor del colegio.

El tipo de alumnado de este centro de Educación Especial abarca desde niños y niñas con trastornos graves del desarrollo y plurideficiencias hasta aquellos otros que presentan discapacidad mental leve asociada a disfunciones de naturaleza social y familiar.

El *Gloria Fuertes* es un colegio público en el que existe una apuesta decidida por la calidad educativa, con una pluralidad de alumnado, tanto por sus condiciones de discapacidad como por su extracción social y en el que los intercambios socio-emocionales se sitúan en la primera línea del planteamiento educativo. Un colegio con un diseño adecuado de los espacios que, después de la reforma de 1993, permite llevar a cabo estimulaciones específicas para este tipo de alumnado. En dicho año se acomete la ampliación de los locales del Centro y, con la experiencia acumulada y el enriquecimiento conceptual obtenido por la sucesiva y continuada reflexión sobre la acción, se diseña el nuevo espacio para la Psicomotricidad[6].

B) Sujetos

La muestra está conformada por 20 sujetos elegidos al azar de entre los que no presentan efectos secundarios a la estimulación laberíntica, de una población de 45 alumnos y alumnas escolarizados en el centro citado. Dicha muestra pertenece a la población que asiste diariamente a este centro, por lo que su homogeneización tiene que ver con el hecho de que comparten más

---

6   La reforma del año 1993 tuvo lugar impulsada por el Equipo Directivo constituído por: Peña Martínez, directora; José Mª Peguero, jefe de estudios y Alfonso Lázaro, secretario. En el proceso de construcción y diseño de los distintos espacios del Centro, este Equipo Directivo tuvo la posibilidad de trabajar codo con codo con el arquitecto de la Dirección Provincial de Educación de Teruel, director de la obra, D. Fernando Laredo. Fruto de este encuentro y de la dedicación de ambas partes a la tarea, surgió una distribución de espacios acorde con las necesidades planteadas. Concretamente el espacio de Psicomotricidad y, sobre todo, el diseño de la plataforma de estimulación laberíntica, no hubiese sido posible sin esa colaboración y sin el apoyo de la misma Dirección Provincial de Educación de Teruel.

de ocho horas de permanencia en el colegio, desde que salen de sus casas por la mañana hasta que regresan de nuevo, después de la jornada escolar.

Los sujetos de la muestra se han dividido en grupo experimental (diez sujetos) y de control (diez sujetos), considerados equivalentes por provenir de la misma población escolarizada en una misma institución educativa con similares condiciones de estimulación. Ninguno de los sujetos ha presentado respuestas secundarias a la estimulación vestibular, por lo que se ha procedido a distribuirlos aleatoriamente en cada uno de los dos grupos.

La distribución se ha hecho sobre la base de capacidades equilibratorias, estableciéndose tres Perfiles de Habilidades y capacidades Equilibratorias que se han utilizado para agrupar a los sujetos en tres grupos de similares rendimientos.

Dichos Perfiles de Habilidades Equilibratorias (PHE) son los siguientes:

PHE1. Dificultad para mantener la postura de sentado sin ayuda. Incapacidad de mantenerse sobre dos apoyos.

PHE2. Dificultad para mantenerse con los dos pies juntos. Incapacidad de mantenerse sobre un pie.

PHE3. Dificultad para mantenerse sobre un pie. Incapacidad de mantenerse sobre la punta de un pie con ojos cerrados.

Sobre la base de estos parámetros de selección de la muestra, los sujetos se distribuyen en tres grupos de similares rendimientos. El primer grupo lo conforman seis sujetos con un Perfil 1 de Habilidades Equilibratorias, lo cual quiere decir que presentan dificultades para mantener la postura de sentado sin ayuda y que no pueden mantenerse en bipedestación. De los seis, tres son sujetos experimentales y tres sujetos control.

El segundo grupo lo componen seis sujetos con un Perfil 2 de Habilidades Equilibratorias, esto es, que presentan dificultades para mantenerse con los dos pies juntos y que no pueden permanecer sobre un pie. Al igual que en el grupo anterior, de los seis, tres son sujetos experimentales y tres sujetos control.

El tercer grupo engloba a ocho sujetos con un Perfil 3 de Habilidades Equilibratorias, lo que significa que presentan dificultades para mantenerse sobre un pie y no pueden permanecer sobre la punta de un pie con ojos cerrados.

Esta distribución según los Perfiles de Habilidades Equilibratorias y según la pertenencia a grupo control o experimental, es lo que se comprueba gráficamente en la tabla siguiente.

GRUPOS	PHE	EX	CON	TOTAL
GRUPO 1	PHE1	3	3	6
GRUPO 2	PHE2	3	3	6
GRUPO 3	PHE3	4	4	8

Tabla 1: Distribución de la muestra según PHE y la situación de Experimental (EX) o Control (CON)

Dado que la población de la que se ha tomado la muestra corresponde a sujetos con distinto grado de deficiencia mental, se ha procedido a distribuirla siguiendo los criterios especificados en el *DSM-IV Manual diagnóstico y estadístico de los trastornos mentales* (1995), que son los siguientes: a) capacidad intelectual significativamente inferior al promedio; b) déficit o alteraciones de la actividad adaptativa actual; c) inicio anterior a los 18 años.

De esta manera, las características del diagnóstico psicopedagógico de cada uno de los sujetos indica que, el primer grupo se engloba dentro del retraso mental profundo, el segundo grupo presenta retraso mental severo y el tercer grupo retraso mental medio. La tabla siguiente muestra lo que se acaba de decir y la situación de sujetos experimentales y controles.

GRUPOS	RM	EX	CON	TOTAL
GRUPO 1	PROFUNDA	3	3	6
GRUPO 2	SEVERA	3	3	6
GRUPO 3	MEDIA	4	4	8

Tabla 2: Distribución de la muestra según Retraso Mental (RM) y la situación de Experimental (EX) o Control (CON)

Teniendo en cuenta ambos criterios de distribución de la muestra, los Perfiles de Habilidades Equilibratorias (PHE) y el grado de Retraso Mental (RM), el resultado aparece expuesto en la tabla siguiente.

GRUPOS	SUJETOS	PHE	RM
GRUPO 1	6	PH1	PROFUNDO
GRUPO 2	6	PH2	SEVERO
GRUPO 3	8	PH3	MEDIO

Tabla 3: Distribución de la muestra por PHE Y RM

La edad en años y el sexo de los sujetos, atendiendo a los tres grupos citados y a la condición experimental/control, es la siguiente. En el primer grupo, tal como indica la tabla, las edades de los sujetos van desde siete años el menor, hasta 14 años el mayor. Hay cuatro hombres y dos mujeres.

SUJETOS	CONDICIÓN	SEXO	EDAD
1. AM	EX	V	9
2. JF	CONTROL	V	11
3. JM	EX	V	14
4. AL	CONTROL	H	11
5. BM	EX	H	9
6. CA	CONTROL	V	7

Tabla 4: Sujetos del Grupo 1

En el segundo grupo, las edades oscilan entre cinco años la menor y 15 años el mayor y, según el sexo, cuatro hombres y dos mujeres, tal como se pone de relieve en la tabla siguiente.

SUJETOS	CONDICIÓN	SEXO	EDAD
1. IM	EX	V	8
2. EG	CONTROL	H	5
3. IV	EX	V	12
4. JV	CONTROL	H	8
5. AR	EX	V	8
6. GT	CONTROL	V	15

Tabla 5: Sujetos del Grupo 2

En el tercer grupo, las edades de los sujetos van desde 13 años el menor hasta 16 el mayor y, según el sexo, hay 5 hombres y 3 mujeres, como se refleja a continuación.

SUJETOS	CONDICIÓN	SEXO	EDAD
1. JO	EX	V	14
2. MD	CONTROL	H	14
3. JG	EX	V	13
4. RA	CONTROL	V	13
5. NG	EX	H	16
6. MN	CONTROL	H	14
7. VG	EX	V	15
8. JM	CONTROL	V	14

Tabla 6: Sujetos del Grupo 3

En las tablas anteriores se puede comprobar que de los 20 sujetos participantes en la investigación siete son mujeres y 13 hombres. La edad abarca desde cinco años la menor hasta 16 años la mayor.

1.2. Instrumentos

a) Grupo 1

Los sujetos de este grupo han quedado encuadrados en el Perfil 1 de Habilidades Equilibratorias por presentar dificultades para mantener la postura de sentado y por su incapacidad para mantenerse en dos apoyos, así como también diagnosticados con retraso mental profundo.

Estos sujetos presentan un abanico de trastornos motores que conlleva la imposibilidad de evaluar sus habilidades motrices y psicomotrices con pruebas estandarizadas y normalizadas. Tal como describíamos en nuestra anterior investigación (Schrager y otros, 1997) se intentó partir del protocolo de Levitt (1990), seleccionando 31 ítem que abarcan desde el ítem uno *Control vertical de la cabeza* hasta *Pararse sobre una pierna un instante*, ítem 31. Si bien el *Cuadro de la capacidad física* de Levitt proporciona una evaluación muy interesante y pormenorizada de cara a contemplar el desarrollo del sujeto con dificultades motrices, se pudo comprobar que los resultados obtenidos inicialmente contenían una serie de datos dudosos referidos, sobre todo, a la comparación de magnitudes de las distintas evaluaciones y al posterior análisis de datos. Por esta razón, estimamos necesario reemplazar esa plantilla por otra que contenía ítem de análisis basados en las Posturas Inhibidoras de Reflejos.

Los sujetos de este grupo han sido evaluados en el Aula de Psicomotricidad descrita, a través del tiempo de mantenimiento en tres de estas posturas planteadas por Bobath (1992); Bobath y Bobath (1991) y Schrager y otros, (1997), con algunas adaptaciones, y a las que se ha añadido una prueba de fijación visual. El éxito obtenido en nuestro anterior trabajo respecto a la validación de este tipo de prueba para registrar avances, estancamientos o retrocesos en este tipo de alumnado, nos ha impulsado a utilizarla sistemáticamente en las evaluaciones escolares cotidianas y también a decidir incorporarla al presente estudio.

Las Posturas Inhibidoras de Reflejos suponen un control postural difícil para niños y niñas con trastornos importantes del tono muscular. Las relaciones entre el control del tono muscular y la capacidad de mantener en equilibrio cualquier segmento corporal parece fuera de toda duda, tal y como se ha justificado ampliamente en la primera parte del presente libro. Una manera de saber si se producen o no avances, consiste en registrar el tiempo de mantenimiento a través de su grabación en video y después de ver la grabación, anotar este período en segundos.

La fijación visual constituye un requisito esencial para esperar ulteriores logros en la función visual y en la organización cerebral. Tal como se indicaba en un trabajo anterior (Lázaro, 2000c), comprender el funcionamiento de la percepción visual ha llevado a algunos investigadores a obtener sobre esa base un mayor conocimiento del cerebro en su conjunto. Zeki (1996), por ejemplo, afirma que el problema de la visión es el problema del conocimiento, conocimiento del mundo exterior adquirido a través del sentido de la vista. Según este autor, los estudios de la visión del color y de la visión del movimiento han brindado las piedras angulares en las que se apoya la teoría de la especialización funcional de la corteza visual, por lo que han proporcionado también algunas percepciones sobre cómo está organizado el cerebro para adquirir su conocimiento del mundo visual.

Delgado (1996) describe los reflejos visuales, su papel en la evolución y la relación entre el movimiento de los ojos y el movimiento de la cabeza. El reflejo de prensión (fijación ocular) hace que la fóvea se prenda al blanco, con lo que la imagen de éste no se desliza sobre los conos receptores y la información visual se pueda capturar como si el blanco permaneciese inmóvil. Y una vez *cazado* el blanco, esto es, fijado, otro reflejo, el de seguimiento, se pone en juego y hace que se produzcan las compensaciones motoras necesarias para que el objeto de interés no se pierda de vista.

Estudios recientes como el de Crik (2000) o el de Ramachandran y Blakeslle (1999), describen que el análisis de algunos aspectos de la percepción visual puede conducirnos a intentar entender el problema general de la conciencia del ser humano. Partir de principios tales como que el sistema visual nos engaña con demasiada facilidad, que la información visual es ambigua y que ver es un proceso constructivo puede catapultarnos, a través de estudios experimentales, a vislumbrar alguna respuesta a la eterna pregunta de quiénes somos.

El protocolo para llevar a cabo la prueba de fijación visual con estos sujetos del primer grupo consiste en lo siguiente. El sujeto se instala cómodamente en la posición de sentado con posibilidad de que pueda mantener o mover la cabeza a uno y otro lado. El experimentador se sitúa enfrente del sujeto, a una distancia aproximada de 50 centímetros y con el objeto elegido le dice: "Mira aquí" repitiéndolo varias veces. El objeto elegido es una indiaca de colores vivos que el sujeto no ha visto con anterioridad. La prueba se repite dos veces. Se registra en video y sobre la grabación se anota el tiempo en segundos que el sujeto permanece fijando la mirada en el objeto. Se anota el intento de más éxito de los dos efectuados.

Las posturas que se han seleccionado, junto con la prueba de fijación visual descrita, han tenido en cuenta las características de los sujetos y las adaptaciones necesarias, concretándose como sigue:

- Prueba 1: Postura Inhibidora de Reflejos en decúbito ventral con caderas y rodillas en extensión y codos flexionados. Se cuenta tiempo de permanencia en esa postura con la cabeza en prolongación del eje corporal y sin moverse, hasta un máximo de 15 segundos.

- Prueba 2: Postura Inhibidora de Reflejos en decúbito ventral, flexión completa con apoyo de cabeza. Se cuenta tiempo en segundos de permanencia con la cabeza en contacto con la colchoneta o con sus rodillas en esta postura, sin desplegarse, hasta un máximo de 15 segundos.

- Prueba 3: Tiempo en segundos de mantenimiento en las posturas de sentado y arrodillado con o sin apoyo en soporte de goma espuma.

- Prueba 4: Sujeto sentado en equilibrio postural: tiempo en segundos de fijación visual en objeto llamativo.

Uno de los sujetos de este grupo no pudo evaluarse con la prueba de fijación visual por presentar ceguera congénita.

Sobre la grabación, se registra el tiempo de permanencia en cada una de las tres posturas y se anota un punto por cada segundo de permanencia. También se anota un punto por cada segundo de fijación visual en el objeto. El hecho de fijar un límite superior en 15 segundos parece indicar que esta capacidad de atención visual sostenida se halla consolidada, independientemente de otros aspectos perceptivos y conceptuales que se deriven de ella. Nótese, igualmente, que se pueden producir, también, estancamientos y retrocesos en esta característica de la función visual, así como también en las distintas posturas analizadas en este tipo de sujetos.

b) Grupo 2

Los sujetos de este grupo pertenecen al Perfil 2 de Habilidades Equilibratorias, cuyos rasgos ya descritos son los siguientes: presentan dificultades para mantenerse de pie con los dos pies juntos y, además, ninguno de ellos consigue mantenerse sobre un pie. Este nivel 2 de Habilidades Equilibratorias se asocia con Retraso Mental Severo, tal como se describe en las características de su evaluación psicopedagógica expuestas en el Anexo 2.

Todos los sujetos han sido evaluados, tal como estaba previsto, con las pruebas de Coordinación Dinámica General y Control Postural de Vayer (1977a) y con la de permanencia de pie con los ojos cerrados de Romberg (Towen, 1986), en las que se han introducido variaciones importantes para adaptarlas a los sujetos del grupo. En realidad, las pruebas de Vayer y Romberg han sido tomadas como referencia para construir estas adaptaciones.

La primera prueba trata de evaluar la capacidad del salto que, como se sabe, constituye el elemento fundamental de la capacidad de coordinación dinámica general. Vayer en su Examen Psicomotor de la Primera Infancia (1977a), que refleja criterios evolutivos y de desarrollo normalizados, toma las pruebas de Ozeretski, revisadas por Guilmain y construye la siguiente progresión para niños y niñas desde dos años y medio hasta cinco años:

- 2 años y seis meses. Saltar hacia delante simultáneamente con los dos pies juntos.

- 3 años. Con los pies juntos: saltar por encima de una cuerda extendida en el suelo, sin impulso y con piernas flexionadas.

- 4 años. Dar siete u ocho saltitos sucesivos sobre el mismo lugar con las dos piernas ligeramente flexionadas por las rodillas y despegándose del suelo simultáneamente.

- 5 años. Con los dos pies juntos: saltar sin impulso por encima del elástico colocado a 20 centímetros del suelo con rodillas flexionadas.

Las adaptaciones de esta prueba han consistido en introducir un cambio en la superficie del salto y la posibilidad de contar con un apoyo. De esta manera, cada sujeto se ha dispuesto en una cama elástica y ésta se ha situado al lado de una espaldera. Nos ha interesado que se cumpla la característica fundamental de la capacidad de saltar, a saber, que exista despegue de las dos piernas de la superficie de apoyo. Deliberadamente no se han tenido en cuenta y, por tanto, no se han valorado las disarmonías en el gesto, las paratonías de brazos y manos, las sincinesias axiales, las variaciones en la base de sustentación y algunos otros detalles que quedan para posteriores análisis e investigaciones.

La prueba se ha registrado en vídeo y su registro se ha llevado a cabo sobre la grabación en la que, de manera inequívoca, se puede observar si se cumple o no la característica que nos ha interesado medir. En el desarrollo de la prueba se animaba verbalmente al sujeto para que consiguiera el máximo número de saltos pero sin mediar contacto corporal. Para puntuar esta prueba se ha asignado un valor convencional, según el número de saltos efectuado. La tabla utilizada para su puntuación es la siguiente:

ESCALA	PUNTOS
Más de 1 salto con o sin ayuda	1
De 1 a 5 saltos con o sin ayuda	2
De 5 a 10 saltos sin ayuda	3
De 10 a 15 saltos sin ayuda y seguidos	4
Más de 15 saltos sin ayuda y seguidos	5

Tabla 7: Puntuación para prueba "Salto en cama elástica"

La segunda prueba referida al control postural también se ha construido sobre el Examen Psicomotor en la Primera Infancia de Vayer (1977a) con las pruebas que el mismo refundió de Ozeretski, Guilmain, Brunet y Lézine, con el objetivo de que sirvieran para el universo educativo.

La progresión establecida para el desarrollo del niño/a sin dificultades contiene las capacidades siguientes, desde dos años y medio hasta cinco años:

- 2 años y 6 meses. Mantenerse sobre una pierna, la otra flexionada, durante un instante.

- 3 años. Brazos a lo largo del cuerpo, pies juntos, poner una rodilla en tierra sin mover los brazos ni el otro pie. Mantener esta posición, con el tronco vertical (sin sentarse sobre el talón), durante diez segundos.

- 4 años. Con los ojos abiertos, pies juntos, manos a la espalda: flexionar el tronco en ángulo recto y mantener esta posición diez segundos.

- 5 años. Mantenerse sobre la punta de los pies, ojos abiertos, brazos a lo largo del cuerpo, pies y piernas juntos, durante diez segundos.

Las adaptaciones para esta prueba han consistido en introducir una variación en la altura, colocando al sujeto subido a un banco sueco de 20 centímetros de altura en el que tiene que permanecer, con los pies juntos y brazos a lo largo del cuerpo, durante un tiempo de 20 segundos o más. Se han tenido en cuenta las variaciones en la base de sustentación, a través de la separación de los dos pies porque, como se recoge en trabajos anteriores (Lázaro, 1992; 1999; 2000a; 2000b; Lázaro y Mir, 2000), reducir la base de sustentación siempre añade un elemento de dificultad a la tarea de permanecer en equilibrio.

No se han evaluado ni valorado otros aspectos concomitantes con el hecho de mantener el equilibrio en esta situación, como son la separación de los brazos del eje corporal, las rigideces en manos y dedos, el aumento de la propiocepción en la parte interna de los muslos, las paratonías en los músculos de los hombros, el cuello y la cara y las desviaciones de la cabeza.

En el desarrollo de la prueba se animaba verbalmente a los sujetos para que se mantuvieran el tiempo requerido en esa postura de equilibrio, sin que en ningún momento mediara contacto corporal con ellos. La prueba se registraba en video y se puntuaba sobre la grabación.

Para puntuar esta prueba se ha asignado un valor convencional de menos a más a la capacidad de mantenerse en equilibrio en esta situación aludida con la base de sustentación lo más reducida posible. Los valores se expresan en la siguiente tabla.

ESCALA	PUNTOS
De 1 a 5 segundos, con los pies separados más de 15 cm.	1
De 5 a 10 segundos, con los pies separados de 10 a 15 cm.	2
De 10 a 15 segundos, con los pies separados de 5 a 10 cm.	3
De 15 a 20 segundos, con los pies separados de 1 a 5 cm.	4
Más de 20 segundos, con os pies juntos	5

Tabla 8: Puntuación para prueba "Permanencia de pie en banco sueco"

La prueba tercera consiste en la permanencia de pie con los ojos cerrados (prueba de Romberg). Las características, valoración y significado de esta prueba en el desarrollo del niño/a aparecen bien descritas en el examen del niño con disfunción encefálica mínima (Towen, 1986), cuyo resumen es el siguiente.

- Procedimiento. Se indica al niño que mantenga sus ojos cerrados de diez a 15 segundos.

- Registro. Puesto que se trata de una prueba de equilibrio, es decir, la capacidad de mantener el equilibrio sin control visual, se registra la cantidad de movimientos del cuerpo, brazos, piernas y pies necesarios para este propósito.

  0 = No hay equilibrio con los ojos cerrados. El niño debe mover su pie hacia un costado para evitar caer.

  1 = El equilibrio solamente es posible con la ayuda de movimientos de todo el cuerpo, a menudo dando por resultado una ligera inclinación de los pies.

  2 = El equilibrio es posible con la ayuda de unos pocos movimientos de los tobillos y los pies.

  3 = Perfecto equilibrio y ausencia de movimientos.

- Significado. Los niños de menos de seis años necesitan con frecuencia unos pocos movimientos de los tobillos y los dedos de los pies para mantener el equilibrio. A partir de los siete años puede esperarse un rendimiento óptimo.

Con objeto de adaptar esta prueba a los sujetos del grupo segundo, se han llevado a cabo algunas modificaciones. Se ha tenido en cuenta la separación de los pies, tal como se ha indicado en la variable anterior, y se ha procedido a colocar a los sujetos unas gafas de tela que permiten ocluir totalmente los ojos. Los intentos para liberarse de las gafas han entrado a formar parte de la valoración de la prueba: a más intentos de destaparse, mayor dificultad para mantener el equilibrio. Es necesario entender que para algunos de estos sujetos el hecho de permanecer con los ojos cerrados ya supone una tarea difícil, como hemos constatado en numerosas ocasiones en la intervención psicomotriz.

En el desarrollo de la prueba se animaba verbalmente a los sujetos a permanecer el máximo tiempo posible sin quitarse las gafas y sin separar los pies, pero sin contacto corporal con ellos. La prueba se registraba en video y, después de ver la grabación, se procedía a puntuar, asignando valores convencionales a las distintas capacidades según la siguiente tabla:

ESCALA	PUNTOS
De 1 a 5 segundos, con los pies separados más de 15 cm., con intentos de destaparse	1
De 5 a 10 segundos, con los pies separados de 10 a 15 cm., sin quitarse las gafas	2
De 10 a 15 segundos, con los pies separados de 5 a 10 cm., sin quitarse las gafas	3
De 15 a 20 segundos, con los pies separados de 1 a 5 cm., sin quitarse las gafas	4
Más de 20 segundos, con os pies juntos, sin quitarse las gafas	5

Tabla 9: Puntuación para "Prueba de Romberg"

Las condiciones de evaluación han tenido en cuenta la hora del día (siempre por la mañana), la presencia de la tutora (profesora que graba) y la del psicomotricista (que controla al niño/a). Todas las pruebas se han efectuado en el Aula de Psicomotricidad.

c) Grupo 3

Los sujetos del Grupo tercero presentan un Perfil de Habilidades Equilibratorias consignado con el número tres y tienen en común las dificultades para mantenerse sobre un pie y la incapacidad para mantenerse sobre la punta del pie con ojos cerrados un tiempo determinado. Sus características se han asociado con deficiencia mental media.

Los sujetos de este grupo han sido evaluados con las pruebas de Vayer (1977b) y Hernández (1995), con adaptaciones importantes establecidas para este trabajo de investigación.

La propuesta del perfil psicomotor de Vayer (1977b), que él tomó prácticamente íntegro del test de Ozeretski-Guilmain, se refiere a la capacidad de equilibración en sujetos sin trastornos en su desarrollo y, según nuestra práctica educativa, permite atisbar las dificultades presentadas en este ámbito. La progresión evolutiva de esta capacidad de equilibración en niños y niñas de edades comprendidas en la Educación Primaria (seis a once años), denominada por este autor Control Postural, es el siguiente:

- 6 años. Con los ojos abiertos, mantenerse sobre la pierna derecha, la izquierda flexionada por la rodilla en ángulo recto, muslo paralelo al derecho, brazos a lo largo del cuerpo, durante diez segundos.

- 7 años. En cuclillas, brazos extendidos lateralmente, ojos cerrados, talones juntos, pies abiertos, mantenerse durante diez segundos.

- 8 años. Con los ojos abiertos, manos a la espalda, elevarse sobre las puntas de los pies y flexionar el tronco en ángulo recto (piernas rectas), mantenerse durante diez segundos.

- 9 años. Mantenerse sobre el pie izquierdo, la plantas del pie derecho apoyada en la cara interna de la rodilla izquierda, manos pegadas a los muslos, ojos abiertos, durante 15 segundos.

- 10 años. Mantenerse sobre las puntas de los pies, ojos cerrados, brazos a lo largo del cuerpo, pies y piernas juntos, durante 15 segundos.

- 11 años. Con los ojos cerrados, mantenerse sobre la pierna derecha, la rodilla izquierda flexionada en ángulo recto, muslo izquierdo paralelo al derecho, brazos a lo largo del cuerpo, durante diez segundos.

Hernández (1995) plantea un protocolo de la batería de test para dimensionar las diferentes organizaciones motrices básicas de equilibrio, que tiene en cuenta los siguientes aspectos:

- Apoyo con un pie (en el centro del banco sueco invertido, seis centímetros de ancho).

- Apoyo con dos pies y piernas estiradas (en el centro del banco sueco invertido, seis centímetros de ancho).

- Equilibrio en translación hacia delante (Barra de Gessell: cuatro centímetros de ancho y dos metros y medio de largo).

- Equilibrio en traslación hacia atrás (Barra de Gessell).

- Equilibrio lateral (estabilómetro).

- Equilibrio en rotación.

- Equilibrio en traslación hacia arriba.

- Equilibrio en traslación hacia abajo.

Nuestras pruebas uno, dos, tres y cuatro se han determinado teniendo en cuenta lo aportado como referencia por estos autores y las características de los sujetos de este grupo tercero. De esta manera, se ha dispuesto a los sujetos subidos al banco sueco invertido, con apoyo longitudinal de un pie mientras con la otra mano sujetaban su otra pierna doblada por la rodilla. Cuando el sujeto tenía que efectuar la prueba con ojos cerrados, se le colocaban gafas de tela con objeto de ocluir totalmente los ojos. Se le decía que tenía que mantenerse en esa posición el máximo tiempo posible hasta 30 segundos y que la prueba se iba a repetir dos veces. Se registraba en vídeo y se computaba una vez vista la grabación.

Las cuatro pruebas quedaban enunciadas de la siguiente manera:

Prueba 1. Equilibrio sobre el pie derecho en banco sueco invertido (seis centímetros de ancho) con ojos abiertos. Apoyo longitudinal del pie derecho, cogiendo con la mano izquierda el pie izquierdo. Se cuenta tiempo de permanencia hasta 30 segundos. Se para de contar cuando el sujeto toque el suelo con el otro pie o se mueva del sitio. Se repite dos veces y se valora la mejor.

Prueba 2. Equilibrio sobre el pie izquierdo en banco sueco invertido (seis centímetros de ancho) con ojos abiertos. Apoyo longitudinal del pie izquierdo, cogiendo con la mano derecha el pie derecho. Se cuenta tiempo de permanencia hasta 30 segundos. Se para de contar cuando el sujeto toque el suelo con el otro pie o se mueva del sitio. Se repite dos veces y se valora la mejor.

Prueba 3. Equilibrio sobre el pie derecho en banco sueco invertido (seis centímetros de ancho) con ojos cerrados. Apoyo longitudinal del pie derecho, cogiendo con la mano izquierda el pie izquierdo. Se cuenta tiempo de permanencia hasta 30 segundos. Se para de contar cuando el sujeto toque el suelo con el otro pie o se mueva del sitio. Se repite dos veces y se valora la mejor.

Prueba 4. Equilibrio sobre el pie izquierdo en banco sueco invertido (seis centímetros de ancho) con ojos cerrados. Apoyo longitudinal del pie izquierdo, cogiendo con la mano derecha el pie derecho. Se cuenta tiempo de permanencia hasta 30 segundos. Se para de contar cuando el sujeto toque el suelo con el otro pie o se mueva del sitio. Se repite dos veces y se valora la mejor.

La valoración y registro se efectuaba sobre el mejor de los dos intentos. Para computar estas cuatro variables se han asignado valores convencionales a fracciones de tiempo medidas en segundos. La tabla de valoración es la siguiente:

ESCALA	PUNTOS
De 1 a 5 segundos	1
De 5 a 10 segundos	2
De 10 a 15 segundos	3
De 15 a 20 segundos	4
Más de 20 segundos	5

Tabla 10: Puntuación para la prueba "Equilibrio sobre un pie en banco sueco invertido, con ojos abiertos y cerrados"

La variable cinco adapta el test de Hernández (1995) referido al equilibrio lateral. Hemos utilizado un instrumental distinto y también una manera diferente de computar la prueba. Se mide el equilibrio en una tabla balancín con guías, importada de Alemania, que se asemeja al estabilómetro sin precisión electrónica, del que se ha hablado anteriormente. En realidad, tal como describíamos allí, esta prueba mide el tiempo de desequilibrio que el sujeto puede tolerar en la situación experimental.

La tabla consiste en un rectángulo con cantos redondeados de 58,5 centímetros de largo por 19,5 centímetros de ancho y por dos centímetros de grosor, tal como ilustra la figura 1, en cuya parte inferior presenta unas guías por las que discurre un rodillo de manera tal que produce

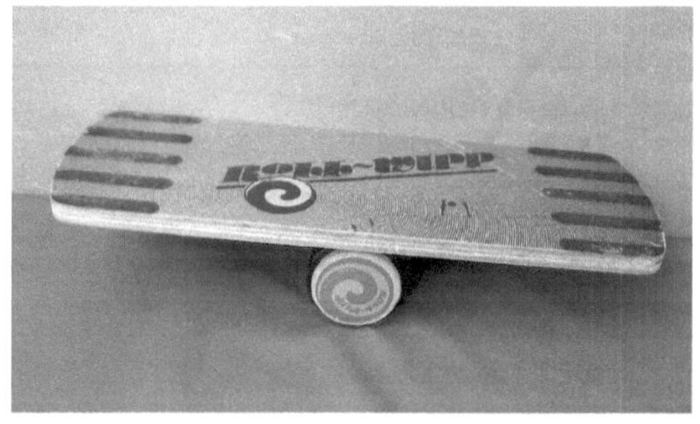

Figura 1: Tabla balancín

determinados movimientos de oscilación lateral. Se trata de comprobar si el sujeto es capaz de mantenerse en ese equilibrio inestable encima de la tabla, sin tocar el suelo con ninguno de sus extremos, en un tiempo determinado. A mayor número de toques en el suelo menor capacidad de equilibración, esto es, menor tiempo en equilibrio. Esta es la razón por la que también se ha contabilizado, además del tiempo en desequilibrio, el número de toques de alguno de los extremos de la tabla en el suelo. También se ha efectuado otra adaptación en esta variable con objeto de hacerla compatible a todos los sujetos de este grupo, a saber, la posibilidad o no de permanecer encima de la tabla agarrado a la espaldera.

La prueba 5 queda enunciada de esta manera.

Prueba 5: Equilibrio lateral en tabla balancín con guías. Mantenerse el máximo tiempo posible sin tocar ninguno de los dos extremos de la tabla al suelo, agarrado o no con una mano a la espaldera. La duración es de 30 segundos y se contabiliza el número de veces que alguno de los extremos de la tabla toca el suelo en ese tiempo. Se repite dos veces y se valora la mejor.

Para computar esta prueba hemos construido dos tablas de asignación de valores. Una de ellas para los sujetos que, una vez en situación de comenzar, no precisan de apoyo en la espaldera para continuar hasta cumplir el tiempo estipulado, y la otra para aquellos que, si no es con apoyo de una mano en la espaldera, no son capaces de mantenerse ni siquiera un instante encima de la tabla. A continuación, se describen ambas.

ESCALA	PUNTOS
De 1 a 5 apoyos	5
De 5 a 10 apoyos	4
De 10 a 15 apoyos	3
De 15 a 20 apoyos	2
Más de 20 apoyos	1

Tabla 11: Puntuación prueba 5 "Equilibrio lateral con balancín sin agarrar"

ESCALA	PUNTOS
De 1 a 5 segundos	1
De 5 a 10 segundos	2
De 10 a 15 segundos	3
De 15 a 20 segundos	4
Más de 20 segundos	5

Tabla 12: Puntuación prueba 5 "Equilibrio lateral con balancín agarrado con una mano a la espaldera"

La prueba 6 adapta el test de Hernández (1995) referido al equilibrio en rotación utilizando distinto instrumento y diferente puntuación. Esta prueba mide la capacidad del sujeto para mantenerse en equilibrio sobre una pierna elegida a voluntad, inmediatamente después de efectuar tres vueltas rápidas en una plataforma con rodamientos cónicos.

La plataforma sobre la que se sitúa al sujeto también ha sido importada de Alemania, a través de la cooperación con los profesores Klaus Miedzinski y Klaus Ficher.[7] Esta plataforma consiste en dos tablas circulares de madera, de 40 cm. de diámetro, que están unidas por unas piezas metálicas en cuyo interior con-

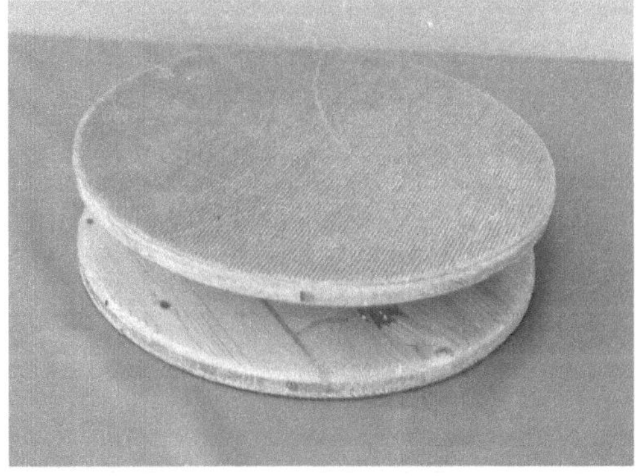

Figura 2: Plataforma de rodamientos cónicos

tienen rodamientos cónicos que hacen posible el giro de una de ellas mientras la otra está apoyada en el suelo. Las superficies de esta plataforma se han recubierto de un material antideslizable, tal como se aprecia en la figura 2.

El sujeto se sitúa encima de esta plataforma y se procede a ayudarle a efectuar tres giros lo más rápidamente posible. Inmediatamente después se le hace permanecer hasta 15 segundos sobre un pie en el suelo. La prueba queda enunciada como sigue.

Prueba 6: Equilibrarse sobre un pie, después de efectuar tres giros continuos en la plataforma de rodamientos cónicos. Una vez finalizados se debe mantener con un solo pie el mayor tiempo posible, sin levantar la punta o el talón del suelo. Tiempo máximo 15 segundos. Se repite dos veces y se anota el mejor de los intentos.

Para puntuar esta prueba se asignan valores convencionales a las distintas fracciones de tiempo en segundos, teniendo en cuenta si el sujeto toca con el otro pie el suelo o si se producen movimientos en el pie de apoyo. Ambas situaciones evidencian equilibrio precario. La tabla de asignación de valores es la siguiente.

---

7   La colaboración con estos profesores se inició en el año 1996 a raíz de nuestra participación en el Primer Congreso Europeo de Psicomotricidad, celebrado en Marburg (Alemania) con el lema *La actividad psicomotriz y el desarrollo humano*. En este congreso pudimos comprobar la multiplicidad y variedad de materiales generados en ese país en cuya base se encuentran las estimulaciones de origen vestibular: objetos que deslizaban, daban vueltas, subían, bajaban, mecían... aparecían por doquier. También fruto de este Congreso fue el encuentro con los dos profesores citados. Klaus Miedzinski nos ilustró sobre los recovecos de la historia reciente de la psicomotricidad alemana y nos deleitó con su invención del *Taller del Movimiento (Bewegunsbaustelle)* y con la creación de *Loquito*. Para conocer propuestas prácticas y materiales novedosos se pueden consultar las siguientes obras: Miedzinski (1996; 2000a; 2000b). Para una introducción teórica sobre la psicomotricidad alemana es de interés consultar el artículo de Fischer en la Revista Interuniversitaria de Formación del Profesorado (Fischer, 2000).

ESCALA	PUNTOS
De 1 a 5 segundos. Toca el suelo con el pie. No aguanta	1
De 5 a 10 segundos, moviéndose del sitio pero sin apoyar el otro pie	2
De 10 a 15 segundos, con movimientos en el pie de apoyo	3
De 15 a 20 segundos, con ligeros movimientos en el pie de apoyo	4
Más de 20 segundos, sin moverse	5

Tabla 13: Puntuación de la variable 6 "Equilibrio después de rotación"

Las condiciones de evaluación han tenido en cuenta la hora del día (siempre por la mañana), la presencia de la tutora (profesora que graba) y la del psicomotricista (que interactúa con el niño/a).

Todas las pruebas se han grabado en video con una cámara Panasonic, modelo VX57, VHS-C, 23 x optical zoom y 300 x digital zoom.

Con objeto de efectuar un seguimiento del Programa de Estimulación Vestibular con los sujetos del grupo experimental, se ha confeccionado una plantilla que contempla algunas respuestas al estímulo vestibular. Con ella se ha registrado en tres momentos el proceso de aplicación de este programa. Los aspectos que incluye son los siguientes: pulso, respiración, sonrisas y risas, fijación de la mirada, dilatación pupilar, signos verbales, hiperexcitación, bostezos, color pálido, labios amoratados, hipotonía, nistagmo inusual y descontrol de esfínteres.

1.3. Procedimiento de recogida de datos

El presente trabajo de investigación se ha desarrollado durante el curso escolar 1999-2000. En un primer momento, se llevó a cabo la selección de la muestra constituida por 20 sujetos, pertenecientes a una población de 45 escolarizados en un centro de educación especial.

Una vez seleccionada la muestra, se procedió a efectuar la evaluación inicial con registro videográfico de las pruebas mencionadas y, después, se llevó a cabo su distribución en tres grupos teniendo en cuenta sus habilidades equilibratorias y su discapacidad. Dicha evaluación tuvo lugar durante el mes de septiembre y la primera quincena del mes de octubre de 1999.

A continuación, teniendo en cuenta lo aportado por la evaluación inicial, se revisaron en profundidad los programas utilizados en nuestro anterior trabajo de investigación (Schrager y otros, 1997), para adaptarlos a los nuevos grupos de sujetos. Estos programas se denominan Programa Psicomotor General (PSG) y Programa de Estimulación Vestibular (PEV).

A lo largo de todo el curso escolar 1999-2000 se aplicaron a cada uno de los grupos y, con objeto de prevenir las respuestas secundarias a la estimulación laberíntica, se llevó a cabo un seguimiento del Programa de Estimulación Vestibular reflejado en una plantilla confeccionada al efecto.

La evaluación final de cada uno de los sujetos de la muestra se realizó durante el mes de junio de 2000 con los mismos instrumentos de recogida de datos, registro videográfico y asignación de puntuaciones a las distintas pruebas que en la evaluación inicial.

La aplicación del Programa Psicomotor General para todos los sujetos de la muestra, tanto experimentales como controles, se llevó a cabo dos veces por semana en períodos de 60 minutos, desde el 25 de octubre de 1999 hasta el 31 de mayo de 2000. En la tabla que sigue se muestra la concreción de este programa.

AÑO	TRIMESTRE	SEMANAS	HORAS/SEM.	TOTAL
1999	Primero	8	2	16
2000	Segundo	14	2	28
2000	Tercero	5	2	10

Tabla 14: Tiempo de aplicación del Programa Psicomotor General (PSG)

De esta manera, el PSG se ha aplicado a todos los sujetos de la muestra, distribuidos en los tres grupos aludidos, con el mismo tiempo destinado a cada uno de los grupos, y con una duración de 16 horas en el primer trimestre, 28 en el segundo y diez en el tercero, lo que suma un total de 54 horas.

El Programa de Estimulación Vestibular se ha aplicado únicamente a los diez sujetos del grupo experimental, distribuidos en los tres grupos estudiados, con el mismo tiempo destinado a cada uno de los grupos y con una duración de ocho horas en el primer trimestre, 14 en el segundo y cinco en el tercero, lo que suma un total de 27 horas a lo largo de la fase experimental, como queda expuesto en la tabla siguiente.

AÑO	TRIMESTRE	SEMANAS	HORAS/SEM.	TOTAL
1999	Primero	8	1	8
2000	Segundo	14	1	14
2000	Tercero	5	1	5

Tabla 15: Tiempo de aplicación del Programa de Estimulación Vestibular (PEV)

La plantilla de seguimiento del PEV se ha formalizado en los siguientes momentos, a lo largo de su aplicación:

- Primera evaluación de seguimiento: octubre de 1999.
- Segunda evaluación de seguimiento: febrero de 2000.
- Tercera evaluación de seguimiento: mayo de 2000.

Aunque en la planificación de la investigación estaba previsto efectuar cuatro evaluaciones de este tipo, el ajuste de fechas ha aconsejado que se reduzcan a tres, juntando en una sola las dos inicialmente previstas en el primer trimestre del curso 1999-2000. La dinámica de esta evaluación así como los resultados obtenidos indican que una evaluación por trimestre se considera suficiente para los fines que se persiguen.

La aplicación de ambos programas se ha desarrollado en el Aula de Psicomotricidad del Colegio Gloria Fuertes de Andorra (Teruel), cuyo espacio, así como los objetos y materiales utilizados en la aplicación de los programas, conviene explicar. Por esta razón, vamos a proceder a describirlos, ampliando de esta manera lo expuesto en nuestras anteriores obras.

1.3.1.   Descripción del Aula de Psicomotricidad del Colegio Gloria Fuertes

Constituye una evidencia el hecho de que el marco espacial mediatiza tanto los procesos de observación como los de intervención. Distintos estudios referidos al marco escolar, (Aucouturier, 1985; Blández, 1995; Miedzinski, 1996; Vaca, 2000), coinciden en afirmar que el diseño espacial constituye un elemento central de cara a la programación de la actividad. Tiene que ver, por tanto, con los objetivos (resultados esperados del aprendizaje), los contenidos (estructuración y secuenciación de la materia)

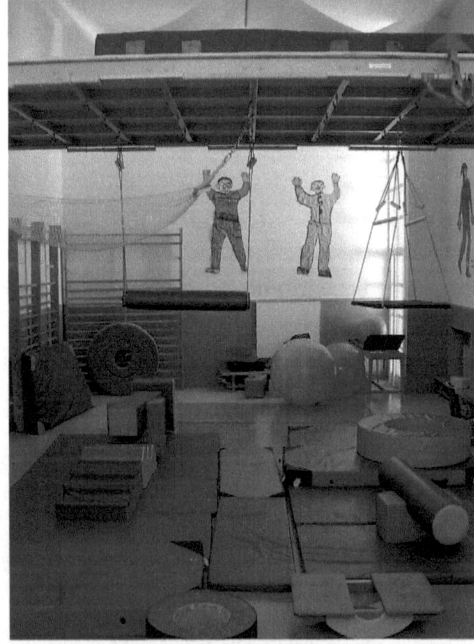

Figura 3: Aula de Psicomotricidad

y la evaluación, es decir, atraviesa de parte a parte el proceso enseñanza/aprendizaje.

Parece importante señalar que un Aula de Psicomotricidad no es igual que un gimnasio ni una pista polideportiva. Tampoco es lo mismo que el espacio de Fisioterapia, aunque determinadas situaciones puedan, eventualmente, llevarse a cabo en esos lugares. No hace falta ser demasiado perspicaz para entender que sin este diseño del espacio y sin esa disposición de los materiales, sobre todo de aquellos que procuran estimulación vestibular pura, la posibilidad de obtener similares resultados sería difícil.

El Aula de Psicomotricidad en la que se ha llevado a cabo la aplicación de los programas ocupa una superficie amplia en la planta superior del edificio, de alrededor de 90 metros cuadrados y seis metros de altura, muy bien iluminada y adecuada acústicamente. Constituye un espacio amplio, moderno, cálido y agradable, en línea con lo que Ayres (1979) denominó *entorno enriquecido*. Las controversias sobre la relación de estos entornos con las mejoras en el desarrollo cerebral y en otros aspectos ya han sido abordadas en Lázaro (2002).

a) Infraestructura del aula de psicomotricidad.

Se concibe el Aula de Psicomotricidad como un lugar en el que se pueda dar respuesta desde lo corporal a niños y niñas que presentan necesidades educativas especiales, desde graves y permanentes hasta moderadas y leves. Esta es la razón principal por la que se diseñó la plataforma que se describe más abajo, cuya utilización diaria posibilita seguir inventando nuevas situaciones educativas. Al desplazar los elementos de estimulación hacia el techo, se puede disponer íntegramente y en cualquier momento de todo el espacio libre para otro tipo de actividades.

Algunas características esenciales que han guiado su concepción y puesta en marcha se podrían resumir en los siguientes aspectos:

• Un lugar en el que se exprese el deseo de actuar de niños y niñas. Allí se sienten libres y protegidos al mismo tiempo. Un lugar con límites claros impuestos tanto por la organización del espacio como por la intervención del psicomotricista. La cuestión de los límites constituye un tema crucial para conformar la personalidad del ser humano que crece adaptada al medio social. Aún sin entrar en un análisis exhaustivo de este hecho, consideramos que fijar límites educativos supone que el niño y la niña pequeños controlen su comportamiento. Orjales (2000) utiliza una metáfora plástica que ayuda a entender la necesidad de establecer correctamente los límites al afirmar que educar a un niño es como sostener en la mano una pastilla de jabón. Si aprietas mucho sale disparada, si la sujetas con indecisión se te escurre entre los dedos, una presión suave pero firme la mantiene sujeta.

- Un lugar donde se puedan desarrollar las estimulaciones básicas del desarrollo (táctil, propioceptiva y vestibular) y, por tanto, emerja el placer sensomotriz que como dice Aucouturier (1985) constituye la expresión evidente de la unidad de la personalidad del niño, puesto que crea la unión entre las sensaciones corporales y los estados tónico-emocionales y permite el establecimiento de la globalidad.

- Un lugar en el cual florezca la imaginación y la fantasía del ser en desarrollo vinculada al juego simbólico y al juego motor, así como a sus aplicaciones educativas, (Piaget, 1986; Vygotski, 1979; Winnicott, 1986; Ortega, 1992; Navarro, 2002).

- Un lugar en el que pueda ser posible la observación pura, sin interferencias por parte del observador y que resulta muy valiosa ante determinadas problemáticas (Arnaiz y Lozano, 1996).

b) Equipamiento estructural básico

- Superficie amplia, alrededor de 90 metros cuadrados.

- Suelo de material sintético, en el que los niños y niñas pueden permanecer descalzos.

- Revestimiento de paredes hasta un metro y medio del mismo material del suelo, con el fin de minimizar los golpes, caídas...

- Calefacción con radiadores empotrados en la pared para disminuir riesgos de accidentes.

- Ventanas altas para que no puedan ser blanco fácil de pelotas y balones.

- Suficiente altura de techo (seis metros) para ejercitar sin dificultad los aspectos perceptivo-motrices.

- Distintos cuerpos de espalderas que pueden combinar posibilidades entre sí o con la plataforma de estimulación laberíntica.

- Espejo de tres metros de ancho por dos de alto, con el fin de que los niños y niñas puedan verse de cuerpo entero mientras interaccionan.

- Rocódromo adaptado con distintas vías de creciente dificultad y con pared en plano inclinado.

- Amueblamiento acústico con red y telas para aminorar la reverberación de las ondas sonoras.

- Cuarto de observación adosado al aula, equipado con espejo unidireccional que permite observación sin interferencias.

- Vestíbulo de entrada con armarios para material.

- Vestuarios anexos para niños y niñas, y cuarto adaptado como aseo para personas sin control de esfínteres.

c) Plataforma de estimulación laberíntica

Se trata de una plataforma rectangular, construida por la empresa Metalcañiz, con unas dimensiones de 6x3 metros que se desplaza en sentido vertical entre cuatro guías empotradas sobre las paredes del Aula. Dicho desplazamiento vertical sitúa la plataforma a cualquier altura intermedia entre un metro y cuatro metros, medidos desde el suelo.

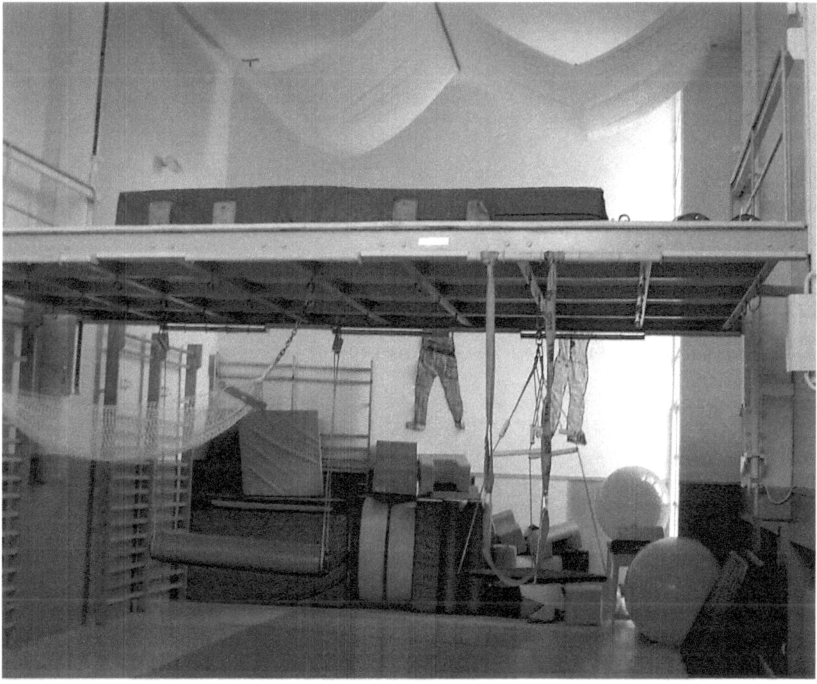

Figura 4: Plataforma de estimulación vestibular

Está formada por una retícula de perfiles estructurales y bajo sus nudos se han colocado unas anillas para suspender aparatos de estimulación. Según consta en sus especificaciones técnicas (Metalcañiz, 1994), esta retícula se une a dos largueros de perfiles de doble T laminados en caliente, en cuyos extremos se colocan rodillos para guiado vertical y los enganches de las cadenas para su elevación y descenso. Cada una de las cuatro guías está formada por dos perfiles en forma de U laminados en frío, empresillados y, entre los mismos, discurren los rodillos de guiado. Adosadas a las guías se encuentran los alojamientos para los contrapesos con que va dotada la plataforma. Sobre cada pareja de guías se apoyan sendos cabeceros en los que van situados los correspondientes apoyos de las trasmisiones y los motorreductores de elevación.

El movimiento de la plataforma se efectúa con dos motorreductores que, mediante transmisiones de cadena, accionan la plataforma desde sus cuatro extremos.

La parte superior de dicha plataforma está cubierta por un tablero de madera fabricado en el taller del Centro, lo que permite su utilización con finalidades educativas, sobre todo para trabajar, con multitud de progresiones, la adaptación a la altura, el dominio del espacio aéreo y las caídas, con toda la emocionalidad y el conocimiento de límites corporales que ello conlleva.

En cuanto a los sistemas de seguridad, está dotada de paracaídas que asegura la plataforma en caso de rotura de alguna de las cadenas de tiro, mediante gatillos mecánicos que se enclavan automáticamente en las presillas de unión de las UPF de las guías. También cuenta con dos barras de seguridad, situadas en dos esquinas de la plataforma (en diagonal), que bloquean manualmente la plataforma en cualquiera de las posiciones de trabajo que se elija, quedando toda la maniobra eléctrica anulada por un interruptor de aspa, para evitar accionamientos involuntarios desde el cuadro de mando.

Por lo que se refiere al cuadro eléctrico y sus elementos auxiliares, dispone de una unidad de contactores generales para las maniobras de sentidos de giro, ya que al contener dos motores la protección térmica se ha realizado por separado. El circuito de protección lleva un enclavamiento eléctrico y mecánico que anula la maniobra, independientemente de cuál sea la avería de los receptores.

Las seguridades con las que se ha dotado la máquina que nos referimos son las mismas que dispone cualquier tipo de ascensor convencional, además de las que por exigencias de su funcionamiento se han incluido. Nos referimos a unos pulsadores de tipo sensitivo que dispone el cuadro para accionar manualmente las maniobras de desplazamiento tanto de subir como de bajar[8].

---

8   Las características mecánicas son las siguientes: Motores con freno 0,5 CV, 1500 B5, 220/380 V trifásicos. Reductor LPC 49/50/160-14, con salida a 27 R.P.M. Cadena doble 5/8" para transmisión a eje. Cadena sencilla 5/8" para tiro en esquinas plataforma.

1.3.2. Aparatos y materiales

Los materiales y aparatos para llevar a cabo cada uno de los programas han sido distintos. Conviene tener en cuenta que el primero se aplicaba en el marco de las sesiones de Psicomotricidad para todo el grupo-clase y el segundo solamente iba destinado, individual o en grupo pequeño, a los sujetos del grupo experimental.

a) Objetos y materiales para aplicar el Programa Psicomotor General

En el marco del Aula de Psicomotricidad descrita se disponen los materiales según sea la planificación de la actividad, el número de niños/as, el grado de dificultad y, sobre todo, la necesidad y el deseo que expresan en el momento inicial. Conviene señalar que con determinados grupos se negocia el tipo de actividad y, por tanto, la elección de unos y otros materiales.

Con relación al tipo de material, se puede utilizar una doble consideración. Se entiende por materiales convencionales aquellos objetos que pertenecen al dominio clásico de la actividad psicomotriz (globos, pelotas, telas, aros...) y por materiales no convencionales a aquellos otros menos usuales que provienen, muchas veces, de mundos distintos al propiamente educativo, como por ejemplo, las cintas de seguridad que usan los electricistas en las instalaciones altas, las cámaras y ruedas de automóvil y camión, los rodillos y trapecios (adaptados) de los espectáculos circenses, las plataformas y redes colgantes, etc.

Para llevar a cabo el PSG, el conjunto de los materiales que se ha utilizado en el marco del Aula de Psicomotricidad, a efectos descriptivos y según su adecuación al espacio, ha sido el siguiente:

- Materiales de suelo

  > Balones y pelotas de diferentes densidades, texturas, colores y pesos. Conviene mencionar especialmente la *pelota Bobath* de grandes dimensiones (hasta 120 centímetros de diámetro) y los *pompones* o pelotas de pelos de goma por sus particulares usos.

  > Aros de diversos colores, pesos, diámetros y anchura.

  > Telas de diferentes texturas, colores y dimensiones

  > Picas (palos de plástico o madera) y conos de diferentes pesos y longitudes.

  > Hemis (cilindros de madera partidos longitudinalmente), también de diferentes texturas, dimensiones y longitudes.

  > Tacos de plástico o madera, con superficies variadas.

  > Cuerdas de distintos grosores y dimensiones.

> Globos muy variados pero, sobre todo, con diferente densidad y peso (se introduce granitos de arroz, arena...) para garantizar la trayectoria adecuada.

> Regletas que puedan insertarse unas con otras.

> Palas y raquetas de variedades muy distintas mediante las que el niño o niña puedan percibir el contraste tónico.

> Barra de equilibrio.

> Colchonetas de diferentes densidades, grosores, texturas y longitudes. Consideramos muy importante que este material sea variado porque las estimulaciones propioceptivas y plantares, al permanecer los niños y niñas descalzos en el aula, les proveen una entrada de información sensorial muy importante para su desarrollo.

> Bloques de goma espuma de diferente densidad, tamaño y forma. Este material conviene que sea de buena calidad y que tenga base antideslizable.

> Plataformas de ruedas de diferentes formas.

> Pédalos con y sin barra de apoyo.

> Plataforma circular con rodamientos cónicos para que pueda girar.

> Tablas de madera firmes, que puedan aguantar peso.

> Cubiertas de ruedas de automóvil.

> Cajas de cartón vacías.

> Diábolos, palos del diablo, discos voladores, indiacas.

- Materiales de suelo y pared

  > Espalderas fijadas a la pared.

  > Espaldera con plano inclinado.

  > Bancos suecos que se puedan colgar en las espalderas. Los planos inclinados (de diferentes texturas) revisten mucha importancia para distintos tipos de actividad

  > Cuerdas gruesas para atar de una espaldera a otra.

  > Espejo grande para que los niños y niñas puedan verse de cuerpo entero.

b) Objetos y materiales para aplicar el Programa de Estimulación Vestibular

La aplicación del Programa de Estimulación Vestibular (PEV) requiere materiales que puedan ser suspendidos en el techo de la plataforma por medios diversos. La relación completa de este tipo de materiales contiene los siguientes:

> Cuerdas gruesas con nudos y lisas para trepar.

> Escaleras colgantes de cuerda y peldaños de madera.

> Anillas.

> Rodillos de estimulación vestibular.

> Plataforma suspendida.

> Malla de pronosupinación.

> Silla de estimulación vestibular.

> Cámaras de camión colgadas.

> Ruedas adaptadas para ser suspendidas.

> Cama elástica de grandes dimensiones suspendida.

De entre todos ellos, a continuación se describen los más utilizados para procurar estimulación vestibular que llamamos *pura* y que comporta la suspensión del cuerpo del niño y de la niña en el espacio.

• Cuna de Estimulación Vestibular ("hammock chair swing")

Construida por robustos tubos de plástico y una malla plástica. Las correas son de tela de polipropileno y se han usado ganchos de nylon y cierres de ojal. Las cuerdas también son de polipropileno y pueden aguantar un peso máximo de 46 kilogramos.

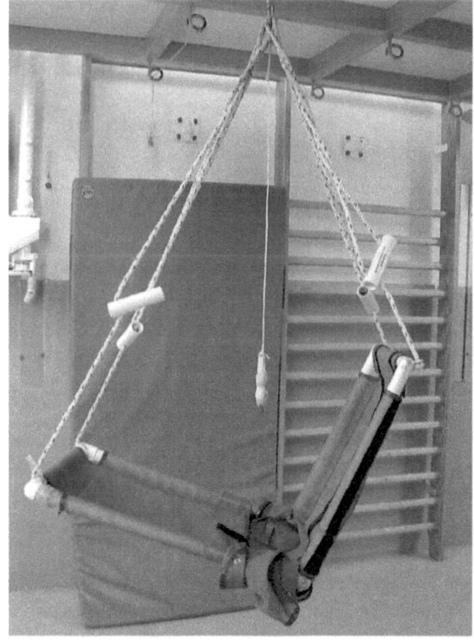

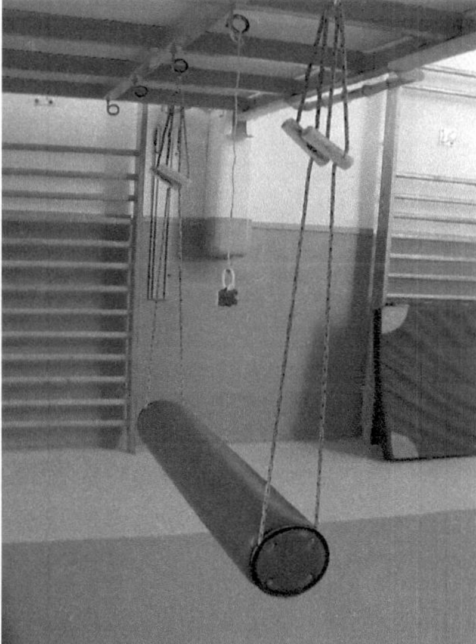

Figura 5: Cuna vestibular   Figura 6: Rodillo vestibular

Este aparato se encuentra permanentemente suspendido para proporcionar estimulación vestibular pura. Permite, sobre todo, las estimulaciones rectilíneas en los planos frontales y sagitales.

- Rodillo de Estimulación Vestibular ("bolster")

Consiste en un cilindro de madera dura de arce recubierto de un suave relleno de espuma que resulta cómodo, pero suficientemente firme, para prevenir el hundimiento. La última capa es de vinilo expandido. Se dispone colgado de los ganchos de la plataforma con unas cuerdas de polipropileno.

Puede aguantar hasta 159 kilogramos y se adquirió en diez pulgadas y en ocho. Se encuentra permanentemente suspendido para proporcionar estimulación vestibular pura. Merced a una pieza de hierro que tiene en su interior unos rodamientos cónicos permite estimulaciones rectilíneas y angulares.

- Plataforma de Estimulación Vestibular ("platform swing")

Se trata de una plataforma de madera de arce acabada con una laca de poliuretano no tóxica. Está cubierta con una suave moqueta hecha de manojos de fibras de polipropileno. Las cuerdas de suspensión son también de polipropileno y pueden aguantar hasta 159 kilogramos.

Se encuentra permanentemente suspendida para proporcionar estimulación vestibular pura. Merced a una pieza de acero que tiene en su interior, unos rodamientos cónicos, permite estimulaciones rectilíneas y angulares.

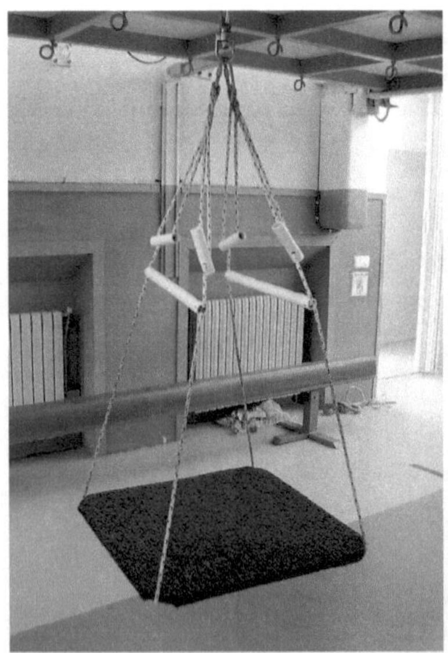

Figura 7: Plataforma vestibular

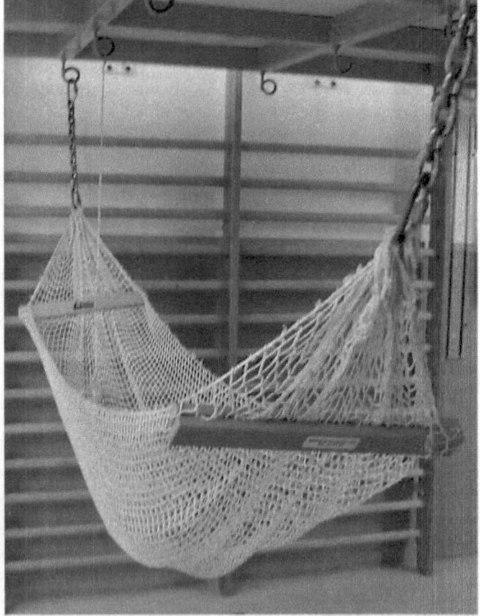

Figura 8: Malla de pronosupinación

- Malla de Pronosupinación

Consiste en una red fabricada de fibras de polipropileno que en los extremos se sujeta a unos rectángulos de madera de arce. Puede soportar hasta 46 kilogramos. Indicada, sobre todo, para niños y niñas que presentan dificultades muy importantes. Se encuentra permanentemente suspendida para proporcionar estimulación vestibular pura. Permite aceleraciones rectilíneas.

- Plataforma elástica grande

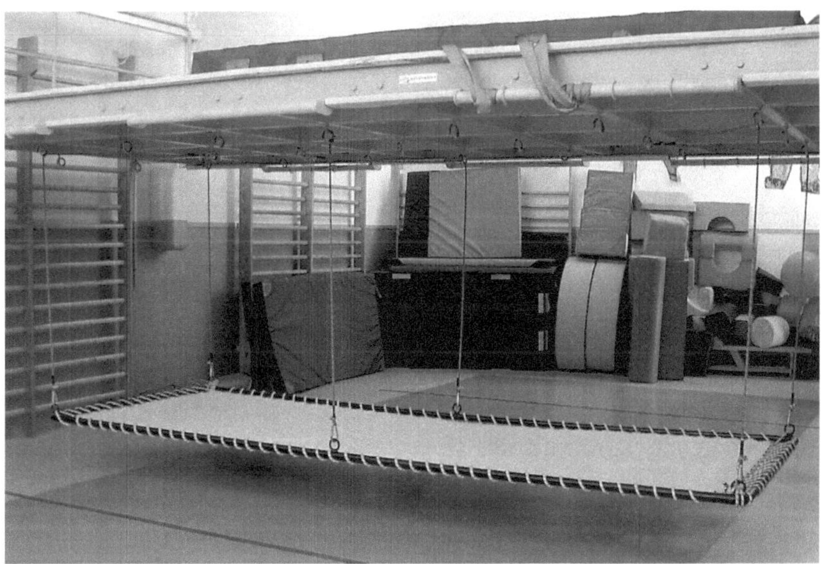

Figura 9: Plataforma elástica grande

Se trata de un aparato diseñado por nosotros. Consiste en un marco rectangular de hierro hueco sobre el que va fuertemente amarrada una especie de lona de tejido elástico. Lleva una anilla de hierro en los ángulos de las cuatro esquinas del rectángulo y desde ellas, con mosquetones, se cuelga en los ganchos de la plataforma para situarla a distintas alturas del suelo.

Es ideal para estimulaciones rectilíneas y verticales de varios niños y niñas a la vez, sin importar el grado de dificultad, quienes pueden permanecer en todas las posturas, hasta incluso de pie.

- Ruedas colgantes

Son cámaras de ruedas de camión, hinchadas convenientemente, que mediante un sistema de cinchas y madera, se sujetan a los ganchos de la plataforma. Este tipo de cámaras se pueden situar, de diversas formas y maneras, verticales y horizontales. Las cuerdas que las sujetan son elásticas, por lo que

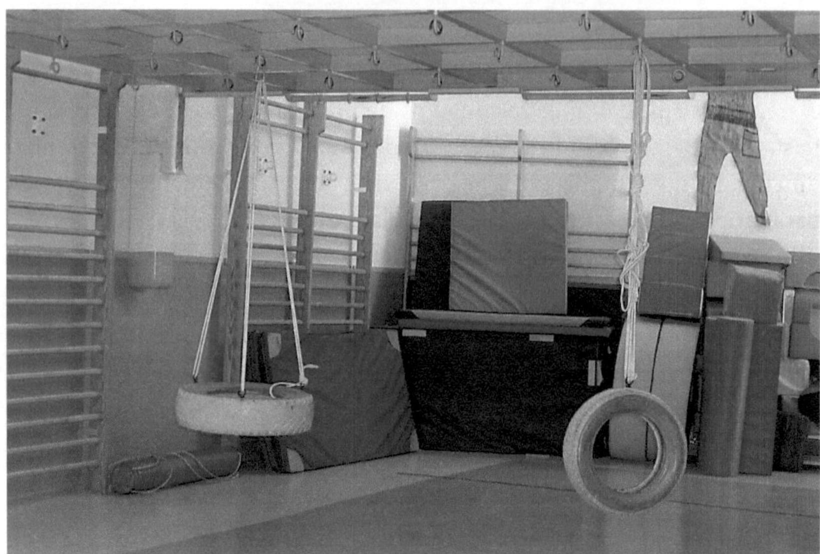

Figura 10: Ruedas colgantes

se muestran ideales para efectuar estimulaciones verticales. Dependiendo del grado de autonomía de los niños y niñas, pueden utilizarlas ellos solos, o ser ayudados, individual o colectivamente.

Cuando las ruedas se sitúan sobre una plataforma de madera adecuada, conforman una especie de nido en el que los niños y niñas se sienten muy seguros y protegidos.

1.4. Diseño y análisis estadístico

Este primer estudio pertenece, en el ámbito de la metodología de la investigación, a la que se conoce como investigación cuasi-experimental. Esta metodología se utiliza, tal como explica Arnau (2002), para estudiar el posible efecto causal de las intervenciones o tratamientos en situaciones abiertas, fuera del contexto del laboratorio, donde el control es escaso y la aleatorización en la asignación de unidades no resulta posible. Estos diseños cuasi-experimentales parten de grupos que ya están formados o bien son grupos naturales, como es el caso de los dos estudios que presentamos.

Este profesor resume los objetivos básicos de la investigación cuasi-experimental que tienen importancia para nuestros estudios. Son éstos (Arnau, 2002, XX):

a) "Estudiar el efecto de las variables de tratamiento o de las intervenciones en aquellas situaciones en las que los sujetos no han sido asignados aleatoriamente a los grupos.

b) Evitar, en la medida de lo posible, el error de especificación, es decir, la omisión de variables correlacionadas con la variable de tratamiento.

c) Identificar las variables relacionadas con la independiente y tenerlas en cuenta en el análisis, a fin de que las estimaciones de los efectos no resulten sesgadas.

d) Corregir, mediante el modelo estadístico, el sesgo que presentan los grupos debido a su origen.

e) Seleccionar el modelo estadístico más adecuado en función de la estructura del diseño, y obtener una inferencia válida.

f) En situaciones longitudinales, estudiar los procesos de cambio y las posibles causas de dicho cambio".

En nuestro primer estudio la variable independiente está constituida por la aplicación de los dos programas descritos en el apartado anterior y la variable dependiente la constituyen los Perfiles de Habilidades Equilibratorias, concretados en las distintas variables explicadas para cada uno de los tres grupos. Pretenderemos comprobar que exista una relación causal entre los cambios producidos en los niveles de las habilidades equilibratorias y la aplicación de los programas, aunque como en general se reconoce en este tipo de investigación la cantidad de hipótesis explicativas rivales que pueden competir con la hipótesis planteada por el investigador es muy alta (Balluerka y Vergara, 2000).

Hemos procurado en nuestros dos estudios manipular adecuadamente la variable independiente, asignar libremente los sujetos a las condiciones de experimental y de control en cada uno de los grupos y utilizar instrumentos adaptados a las características de los distintos grupos y sujetos. Aún así somos conscientes que acechan muchos peligros para inferir causalidad, para poder afirmar que las variaciones en los rendimientos de los sujetos se deben a la manipulación de la variable independiente.

Estos peligros se refieren, sobre todo, a las amenazas potenciales para la validez interna de la investigación que los profesores (León y Montero, 1997, 289) concretan como sigue: "El efecto enmascarado de la *historia*, el efecto enmascarado de la *maduración*, la *adaptación* de los sujetos *a las pruebas*, efectos de la *instrumentación*, efectos debidos a la *regresión a la media*, efectos debidos a la *selección de las muestras* en función de sus características con respecto a la variable independiente, *pérdidas no aleatorias de sujetos* en las muestras y, finalmente, *interacciones* entre algunas de estas siete" (subrayado en el original).

No estamos seguros de haber podido afrontar y solventar todos estos peligros, pero hemos intentado construir un modelo estadístico que minimice la mayoría de ellos. El modelo estadístico elegido ha sido el análisis de varianza a través de la aplicación de ANOVAS Split-plot, siendo el factor intersujetos el tipo (experimental y control) y el intrasujetos las medidas pretest-postest en cada variable.

El análisis de varianza como indican Hopkins y otros (1997) es un método de inferencia estadística que permite analizar datos empíricos para determinar si hay diferencias significativas entre el conjunto de medias, diferencias mayores de las que se pueden explicar por errores de muestreo.

A su vez, nuestro diseño experimental se puede encuadrar en los que se conocen como diseños experimentales de medidas repetidas. Tal como afirman Balluerka y Vergara (2002), presentan ventajas e inconvenientes respecto a los de medida única. Entre las primeras se pueden citar la reducción de la varianza de error y la necesidad de utilizar menos sujetos; y, entre las segundas, los efectos de período y residuales, la dependencia entre las distintas puntuaciones de los sujetos y la introducción en el diseño de una variable de naturaleza aleatoria (variable sujeto). Estas mismas autoras revelan que el diseño intrasujeto consigue mayor precisión que cualquier otro tipo de diseño en la estimación de los efectos experimentales. De acuerdo con esta cualidad, diversos autores afirman que los diseños de medidas repetidas poseen mayor potencia estadística que los diseños completamente aleatorios.

La manera de proceder para efectuar este análisis estadístico es la siguiente. Se toman todas las variables de cada uno de los grupos en un único conjunto y sobre este conjunto se aplican la ANOVA, a través del paquete estadístico SPSS versión 9 (Camacho, 2000), cuyos pasos son los siguientes: analizar / modelo lineal general / medidas repetidas, siendo el factor intrasujetos la variable pretest-postest y el factor intersujetos el tipo, es decir, la condición de sujeto experimental o sujeto control. Una vez completada la ANOVA, se toman los datos de la tabla *Pruebas de contrastes intrasujetos* que nos han servido para establecer las comparaciones.

Para llevar a cabo este análisis se ha considerado a las variables de dos maneras distintas: variables agrupadas, o sea, analizadas en conjunto en cada uno de los tres grupos, y distinguiendo variables, esto es, analizando cada una de las variables por separado.

— 2—

Resultados

Los datos obtenidos en este primer estudio se van a presentar exponiendo en primer lugar, los resultados de la evaluación inicial para cada uno de los tres grupos, indicando los valores obtenidos por cada uno de los sujetos tanto del grupo experimental como el de control.

En segundo lugar, se muestran los resultados de la evaluación final para cada uno de los tres grupos, indicando las puntuaciones obtenidas por cada uno de los sujetos teniendo en cuenta su condición (experimental o control).

En tercer lugar, se expone el análisis estadístico según el modelo explicado más arriba, tomando las variables agrupadas, analizadas en conjunto en cada uno de los grupos.

En cuarto lugar, se expresa el análisis estadístico de las variables tomadas cada una por separado, distinguiendo variables en el seno de cada uno de los grupos.

2.1. Resultados de la evaluación inicial

La evaluación inicial, con las pruebas y características descritas en el apartado anterior, se llevó a cabo durante el mes de septiembre de 1999 y se aplicó a todos los sujetos, tanto experimentales como controles, de la muestra.

Los datos que se obtuvieron, por sujetos, fueron los siguientes. En el grupo uno el sujeto AM obtuvo resultados bajos en el tiempo de mantenimiento de las Posturas Inhibidoras de Reflejos pero puntuó más alto en la prueba de fijación visual. El sujeto LS alcanzó el máximo tiempo en las variables uno y dos, pero sus resultados fueron muy bajos en la tres y cuatro. El sujeto JM, sin embargo obtuvo alta puntuación en la prueba primera y tercera, pero sus resultados fueron bajos en la segunda y la cuarta. El sujeto AL anotó similares puntuaciones al anterior, destacando en la prueba primera y tercera. El sujeto BM alcanzó la máxima en la prueba tercera y cuarta y modesta en la primera y segunda. Finalmente, el sujeto CA obtuvo la máxima en la prueba tres, muy bajo en la segunda y relativamente alta en la primera. La prueba cuatro, correspondiente a fijación visual, no se le pudo pasar por presentar ceguera congénita. Un resumen de estos resultados se presenta en la tabla siguiente.

SUJETOS	CONDICIÓN	VARIABLE 1	VARIABLE 2	VARIABLE 3	VARIABLE 4
AM	EX	2	5	4	5
LS	CON	15	15	3	1
JM	EX	15	5	10	3
AL	CON	15	2	15	2
BM	EX	10	5	20	5
CA	CON	10	2	20	

Tabla 16: Resultados de la evaluación inicial Grupo 1

En el grupo dos los resultados que obtuvieron los distintos sujetos en cada una de las variables fueron los siguientes. En la variable uno, constituida por la prueba de *Salto en cama elástica*, la puntuación de los sujetos se mantuvo entre dos puntos la menor y cinco puntos la mayor. En la variable dos, constituida por la prueba *Permanencia de pie en banco sueco*, la puntuación abarcó desde uno en el sujeto IM hasta tres que se dio en todos los demás sujetos. La variable tres, constituida por la *Prueba de Romberg* arrojó puntuaciones que van desde uno hasta cuatro. El resumen de todas ellas se ofrece en la siguiente tabla.

SUJETOS	CONDICIÓN	VARIABLE 1	VARIABLE 2	VARIABLE 3
IM	EX	2	1	3
EG	CON	3	3	1
IMF	EX	2	3	1
JV	CON	3	3	3
AR	EX	4	3	2
GT	CON	5	3	4

Tabla 17: Resultados de la evaluación inicial Grupo 2

Los resultados de la evaluación inicial del grupo tercero en cada una de las variables fueron los siguientes. En la variable uno que traduce la prueba *Equilibrio sobre el pie derecho en banco sueco invertido con ojos abiertos*, los sujetos obtuvieron una puntuación que va desde uno, la más baja, hasta cuatro, la más alta.

En la variable dos, constituida por la prueba *Equilibrio sobre el pie izquierdo con ojos abiertos*, las puntuaciones se extendieron igualmente desde uno, la menor, hasta cuatro, la mayor. En la variable tres, constituida por la prueba *Equilibrio sobre el pie derecho con ojos cerrados*, las puntuaciones fueron más bajas, desde uno hasta tres. La variable cuatro, conformada por la prueba *Equilibrio sobre el pie izquierdo con ojos cerrados* arrojó resultados muy bajos para todos los sujetos, entre uno y dos puntos.

La variable cinco, constituida por la prueba *Equilibrio lateral con balancín*, registró puntuaciones entre uno y cuatro puntos y en la variable seis, que traduce la prueba *Equilibrio después de rotación*, se anotaron entre uno y tres puntos. Un resumen de estos datos aparece en la siguiente tabla.

SUJETOS	CONDICIÓN	VARIABLE 1	VARIABLE 2	VARIABLE 3	VARIABLE 4	VARIABLE 5	VARIABLE 6
JMO	EX	4	4	1	1	3	3
MD	CON	4	4	2	2	3	3
JT	EX	3	3	1	1	1	3
RD	CON	2	2	1	1	4	2
NG	EX	1	1	1	1	1	1
MN	CON	2	2	1	1	1	2
VG	EX	4	4	3	2	3	3
JM	CON	2	2	1	1	1	1

Tabla 18: Resultados de la evaluación inicial Grupo 3

2.2. Resultados de la evaluación final

La evaluación final de ambos grupos –experimental y control– se efectuó, tal como se ha descrito en el apartado de Procedimiento, en la primera quincena del mes de junio del año 2000. Para ello, todos los sujetos de la muestra volvieron a ser evaluados con los mismos instrumentos que en la evaluación inicial.

Los resultados del grupo uno por sujetos de esta evaluación, comparada con la inicial, son los siguientes. El sujeto AM avanzó tres puntos en la variable uno, cinco puntos en la variable dos, quedó igual en la variable tres y avanzó dos puntos en la variable cuatro. El sujeto LS obtuvo los mismos resultados que en la evaluación inicial en todas las variables. El sujeto JM avanzó cinco puntos en la variable uno, quedó igual en la variable dos, avanzó diez puntos en la variable tres y dos puntos en la cuatro. El sujeto AL no modificó su puntaje en la variable uno, avanzó cuatro puntos en la variable dos, cinco puntos en la tres y un punto en la cuatro. El sujeto BM avanzó dos puntos en la variable uno, diez puntos en la dos, cinco puntos en la tres y un punto en la seis. Y, finalmente, el sujeto CA avanzó tres puntos en la variable uno, dos puntos en la dos y no modificó su registro en la tres. El resumen de los resultados de esta evaluación final del grupo uno se ofrecen en la siguiente tabla.

SUJETOS	CONDICIÓN	VARIABLE 1	VARIABLE 2	VARIABLE 3	VARIABLE 4
AM	EX	5	10	4	7
LS	CON	15	15	3	1
JM	EX	20	5	20	3
AL	CON	15	6	20	3
BM	EX	8	15	25	6
CA	CON	7	4	20	

Tabla 19: Resultados de la evaluación final Grupo 1

Los resultados de la evaluación final del grupo dos, por variables, son los siguientes. La variable uno registró valores que van desde los tres, el menor, hasta los cinco puntos el mayor, así como también la variable dos. En la variable tres los sujetos obtuvieron desde dos puntos, la más baja, hasta cinco puntos la más alta. Un resumen de estos datos aparece en la siguiente tabla.

SUJETOS	CONDICIÓN	VARIABLE 1	VARIABLE 2	VARIABLE 3
IM	EX	5	4	5
EG	CON	4	3	3
IMF	EX	3	3	2
JV	CON	3	5	5
AR	EX	5	4	4
GT	CON	5	3	5

Tabla 20: Resultados de la evaluación final Grupo 2

Los resultados de la evaluación final del grupo tres, por variables, arrojaron los datos siguientes. En la variable uno, el rango de puntuaciones se extendió desde uno hasta cinco puntos, consignándose hasta cinco máximas anotaciones. La variable dos registró desde uno hasta cinco puntos, obteniendo hasta cuatro máximas puntuaciones. La variable tres también obtuvo desde uno hasta cinco puntos con una máxima puntuación. La variable cuatro registró puntuaciones entre uno y tres puntos, mientras que en la cinco los valores se extendieron desde uno a cinco puntos alcanzando dos sujetos la máxima puntuación. Finalmente, la variable seis obtuvo puntuaciones desde uno, la menor, hasta cuatro, la mayor. Un resumen de estos datos se ofrece en la tabla siguiente.

SUJETOS	CONDICIÓN	VARIABLE 1	VARIABLE 2	VARIABLE 3	VARIABLE 4	VARIABLE 5	VARIABLE 6
JMO	EX	5	5	1	1	5	4
MD	CON	5	5	4	2	3	4
JT	EX	5	5	2	2	4	4
RD	CON	3	3	2	1	4	4
NG	EX	1	1	1	1	2	1
MN	CON	2	2	1	1	1	2
VG	EX	5	5	5	3	5	4
JM	CON	2	1	1	1	1	1

Tabla 21: Resultados de la evaluación final Grupo 3

2.3. *Resultados de las plantillas de seguimiento del Programa de Estimulación Vestibular*

Estas plantillas de seguimiento tienen como objetivo detectar las respuestas secundarias que pudieran interferir con el desarrollo de este programa y, si fuera posible, prevenirlas. Esta observación se llevó a cabo en tres momentos a lo largo de la aplicación del programa (octubre de 1999, febrero y mayo de 2000) con los diez sujetos del grupo experimental de la muestra.

Los sujetos del primer grupo y del segundo se han evaluado en los mismos aparatos usados para el Programa de Estimulación Vestibular, en el marco de una de las sesiones. Para los del grupo tercero, se ha dispuesto la plataforma de estimulación vestibular de manera tal que cada uno se pudiera impulsar por sí solo ayudándose con las manos, en decúbito prono.

Todas las observaciones se han realizado, antes y después de la correspondiente sesión de estimulación vestibular, con cada uno de los sujetos. En general, se anotaba SÍ ó NO, si la conducta evaluable aparecía claramente; si no era así, se añadía algún matiz (poco, breve). Si aparecía de manera contundente, se reflejaba con mucho o muchísimo.

El contenido de esta plantilla hace referencia a la observación de los siguientes parámetros:

- Pulso. Se consignaba la frecuencia cardiaca tomada directamente en el pecho del sujeto y contada a los seis segundos. Luego se multiplica por diez y esta cifra se anota en la plantilla.

- Respiración. Con el sujeto en decúbito supino y mirando atentamente su pecho y abdomen, se cuentan ciclos respiratorios completos que constan de inspiración, espiración y apnea.

  Sonrisas y risas. Se valora si se producen estos signos en la cara del sujeto.

- Aumento en la fijación de la mirada. Se dispone nuestra cara a 30 ó 40 centímetros de la del sujeto y se le mira fijamente a los ojos diciéndole que nos mire. Se cuenta el tiempo hasta que desplaza a otro sitio los globos oculares.

- Pupilas dilatadas. En las mismas condiciones lumínicas, se observa si se produce o no dilatación pupilar.

- Signos verbales. Se registra cualquier vocalización, grito, canturreo, palabras o frases que el sujeto diga y que sea producido por la estimulación.

- Hiperexcitación. Se observa si se produce excitación general del sujeto con relación a su estado antes del estímulo vestibular.

- Bostezos. El registro de este signo en el curso de la estimulación, debido al estímulo producido.

- Palidez. La observación de la cara del sujeto con relación al cambio de color de la piel: más blanco, más sonrosado, etc.

- Labios amoratados. Se anota si en el curso de la estimulación aparece este signo, aunque sea débilmente.

- Hipotonía. La tendencia al adormecimiento del sujeto y a reducir sus movimientos habituales durante o después del estímulo.

- Nistagmo. Este elemento, con la denominación de nistagmo postrotatorio, se produce cuando, después de dar unas cuantas vueltas, los ojos se mueven de un lado a otro con movimientos de ida y vuelta. En realidad, como explica Delgado (1996), este nistagmo es un movimiento involuntario producido por dos de los reflejos visuales fundamentales: el Reflejo Vestíbulo-Ocular (RVO) y el Reflejo Optocinético (ROC). El nistagmo postrotatorio consta de dos componentes. El lento, fruto de la acción del RVO, es un movimiento compensatorio del ojo en dirección contraria al movimiento de la cabeza, y el rápido, fruto de la acción del ROC, que produce un movimiento en la misma dirección de la cabeza y el campo visual.

La valoración de este signo aporta algunos elementos para conocer la integridad del sistema vestibular. Ayres (1998, 93) explica que "si el nistagmo se detiene demasiado pronto, si no ocurre en absoluto o si es irregular, significa que los núcleos vestibulares del niño no están recibiendo la cantidad apropiada de entrada vestibular o no están procesando esta entrada correctamente. Si el nistagmo dura demasiado, el sistema vestibular está teniendo una respuesta excesiva a la entrada vestibular porque no hay suficientes fuerzas inhibidoras actuando en el sistema vestibular".

Nosotros sólo hemos valorado cualitativamente este signo, pero existe un instrumento de evaluación específico, el Southern California Postrotary Nystagmus Test (SCPNT) y estudios que lo usaron comparativamente con otros instrumentos para estudiar poblaciones con déficits (Kantner y otros, 1976; Ayres, 1978; Bhatara y otros, 1978) y para comparar su activación en la infancia y niñez (Ornitz y otros, 1979). Howard y otros (1998) analizan el nistagmo postrotatorio en tres condiciones: después de aceleración angular pasiva, activa y aparente y obtienen diferencias en el componente lento.

- Descontrol esfínter orina. Se anota si la estimulación produce este descontrol.

- Descontrol esfínter anal. Se registra si la estimulación produce este efecto.

Los aspectos más destacados respecto a la valoración de este signo, así como algunas comparaciones entre sujetos y grupos se exponen a continuación.

Los sujetos del primer grupo se comportan de la manera siguiente. El primer sujeto (AM) obtiene, en general, valores más altos de pulso y respiración después de la estimulación vestibular. Se producen aumentos en las risas y en la fijación de la mirada y también en los signos verbales. Tendencia a la hipotonía y siempre descontrola el esfínter de la orina. La aceleración angular produjo giro de la cabeza en el mismo sentido de las vueltas y su nistagmo contiene un componente lento muy exagerado e, inmediatamente después, movimientos de muy poca amplitud pero muy rápidos.

El segundo sujeto (JM) de este grupo presenta valores más altos en pulso y respiración y aumentos en las risas, en la fijación de la mirada y en los signos verbales. Antes de la estimulación se muestra hiperexcitado y después de la misma se suceden palidez e hipotonía. El nistagmo presenta de 25 a 30 movimientos oculares. El componente lento aparece muy lento y el rápido lentificado y de mucha amplitud. Gira la cabeza en el mismo sentido que se está produciendo el giro.

El tercer sujeto (BM) aumenta sus valores de pulso en todas evaluaciones, pero los de respiración sólo en la tercera. Se ríe más después del estímulo y mira más fijamente con tendencia a la hipotonía. Siempre descontrola esfínter de la orina. Su nistagmo consta de cinco a ocho movimientos oculares con el componente lento muy exagerado y el rápido muy lentificado, característico y de mucha amplitud.

Ninguno de estos sujetos presentó, a lo largo de la estimulación, respuestas secundarias a la estimulación vestibular. Tampoco se produjeron diferencias importantes entre las tres tomas de datos.

Los sujetos del segundo grupo obtuvieron las respuestas siguientes. El sujeto IM aumentó sus valores de pulso pero no los de la respiración, salvo en la tercera evaluación. Aumentaron las risas y la fijación de la mirada. Tendencia a la hipotonía y sin descontrol de esfínteres. Nistagmo con movimientos oculares muy escasos y de ínfima amplitud que se producían sólo después de aceleración angular muy fuerte.

El sujeto IV aumentó sus valores de pulsaciones pero no los de respiración, salvo en la tercera evaluación. Crecieron los signos verbales y la fijación de la mirada en la segunda y tercera toma de datos. Tendencia a la hipotonía, sin descontrol de esfínteres. Nistagmo con muy escasos movimientos oculares de poca amplitud y mucha rapidez.

El sujeto AR obtuvo valores más altos en pulso y respiración, más sonrisas y risas, mayor fijación de la mirada con pupilas dilatadas y más signos verbales, después del estímulo. Tendencia a la hipotonía, sin descontrol de esfínteres. Nistagmo con movimientos oculares de diez a 15 veces, muy rápidos y de muy poca amplitud.

En general, los sujetos de este grupo muestran cambios importantes antes y después del estímulo vestibular y una clara tendencia a la hipotonía, sin respuestas secundarias.

Las respuestas de los sujetos del grupo tercero se describen en las líneas siguientes. El sujeto JO muestra valores más altos en pulso y respiración; aumentos en las risas y fijaciones de la mirada con pupilas dilatadas, y más signos verbales. Tendencia a la hipotonía. Nistagmo con movimientos oculares repetidos de cinco a diez veces, con poca amplitud y poca rapidez.

El sujeto JG alcanzó valores similares al anterior excepto en que antes del estímulo estaba hiperexcitado y después tenía tendencia a la hipotonía. Su nistagmo consistía en repeticiones de diez a quince veces de rápidos movimientos oculares, de poca amplitud y mucha rapidez.

El sujeto NG consiguió valores más altos en pulso y respiración. Mayor cantidad de risas y fijaciones de la mirada sin dilatación pupilar y con aumento de signos verbales. Tendencia a la hipotonía. Nistagmo con repetición de movimientos oculares de cinco a diez veces, de poca amplitud y mucha rapidez.

El sujeto VG obtuvo valores más altos en pulso y respiración. Mayor aumento de risas y de fijación de la mirada con pupilas dilatadas y con más signos verbales. Antes del estímulo vestibular presenta hiperexcitación y después hipotonía. Nistagmo con repetición de movimientos oculares de diez a 15 veces, con poca amplitud y mucha rapidez.

En general, los sujetos de este grupo tuvieron respuestas bastante similares en las tres evaluaciones, sin signos secundarios. Hemos constatado que cada sujeto responde de una manera propia y característica al estímulo vestibular, de manera tal que existe una especie de *estilo de sentir*, con escasas variaciones en las tres evaluaciones, que se manifiesta con respuestas bastante parecidas en los parámetros observados.

2.4. Variables analizadas en conjunto

A) Grupo 1

El análisis de este grupo, con las variables agrupadas, mostró que el efecto de pretest-postest fue significativo [F (1,21) = 10.35, p < 0.05)], pero no el de la interacción pretest-postest x tipo [F (1,21) = .969, p > 0.05)]. El tipo se refiere a la condición control o experimental de los sujetos. Se ha asignado el tipo uno a los sujetos control y el tipo dos a los sujetos experimentales.

Todos los sujetos aumentaron significativamente sus rendimientos después de la aplicación del Programa Psicomotor General pero esta significación no se produjo en aquellos sujetos que, además, recibieron el suplemento de estimulación vestibular, como se aprecia en la tabla siguiente.

PRUEBAS DE CONTRASTES INTRA-SUJETOS

Medida:

Fuente	PREPOST	Suma cuadrado tipo	gl	Media cuadrática	F	Sig
PREPOST	Lineal	71.08	1	71.08	10.35	**.004**
PREPOST*	Lineal	6.654	1	6.654	.969	.336
Error(PREPOST)	Lineal	144.21	21	6.867		

Tabla 22: Análisis variables agrupadas Grupo 1

En el gráfico referido a las medias por tipo de este grupo se puede observar las diferencias entre el pretest y el postest de los sujetos distribuidos por la condición control o experimental.

También se aprecian en el gráfico las claras diferencias entre el pretest y el postest en los dos grupos, ratificado por el análisis de varianza. Sin embargo este análisis no ha mostrado diferencias en la interacción por el tipo de sujetos, aunque este gráfico revela que el avance de los sujetos control en las dos evaluaciones era de dos puntos, de ocho a diez, mientras que el avance de los sujetos del grupo experimental era de cuatro puntos, de siete a once, justo el doble.

Grupo 1. Variables agrupadas

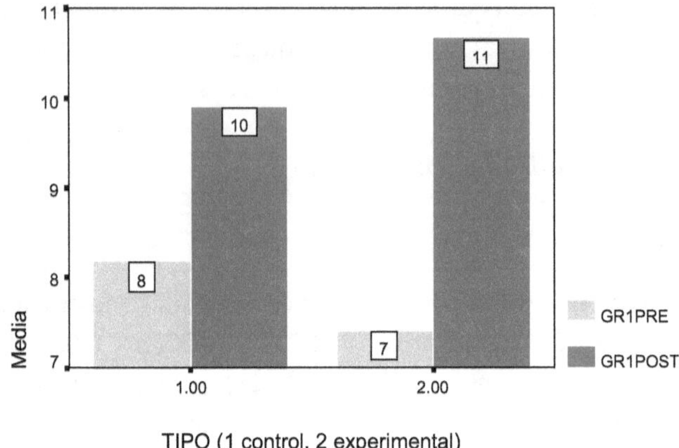

Figura 11: Medias con variables agrupadas del Grupo 1

Para mostrar este avance de los sujetos experimentales respecto a los sujetos de tipo control, aunque no se haya producido significación estadística, se puede ver el gráfico de líneas siguiente.

Grupo 1. Variables agrupadas

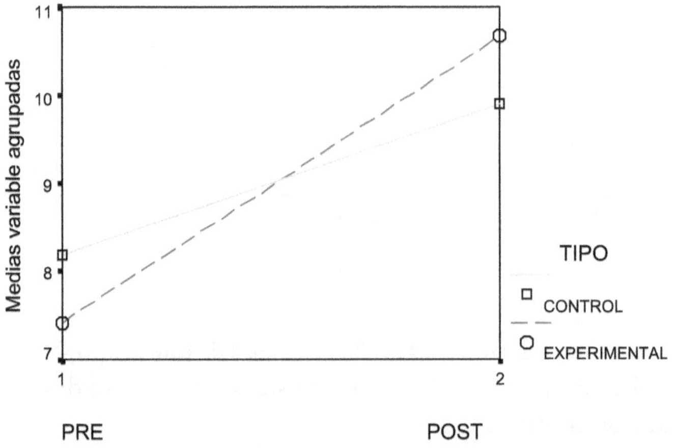

Figura 12: Perfil del Grupo 1 con variables agrupadas

En la figura 12, gráfico de líneas, se aprecia la distinta tónica seguida por los sujetos del grupo control, que sólo han recibido el Programa Psicomotor

General y los sujetos del grupo experimental que, además, han recibido el Programa de Estimulación Vestibular.

b) Grupo 2

El análisis de este grupo con las variables agrupadas puso de relieve, al igual que el anterior, que el efecto pretest-postest fue significativo, pero no el de la interacción pretest-postest x tipo [F (1,16) = 28.471, p < 0.001]; [F (1,16) = 2.118, p > 0.05], respectivamente, tal como se aprecia en la tabla 23.

		PRUEBAS DE CONTRASTES INTRA-SUJETOS				
Medida:						
Fuente	PREPOST	Suma cuadrado tipo	gl	Media cuadrática	F	Sig
PREPOST	Lineal	13.44	1	13.44	28.47	**.000**
PREPOST*	Lineal	1.000	1	1.000	2.118	.165
Error(PREPOST)	Lineal	7.556	16	.472		

Tabla 23: Análisis variables agrupadas Grupo 2

Estos resultados muestran que todos los sujetos de este grupo aumentaron significativamente sus rendimientos después de la aplicación del PSG, pero que el suplemento de estimulación vestibular no produjo esa significatividad en los rendimientos del grupo experimental.

Grupo 2. Variables agrupadas

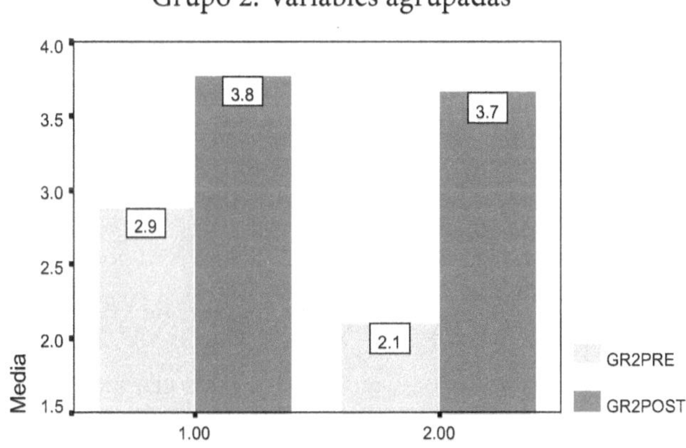

Figura 13: Medias por tipo del Grupo 2 con variables agrupadas

La figura 13 muestra las diferencias de medias por la condición de los sujetos, según pertenezcan al grupo experimental o al grupo control.

En ella se aprecia, también, no sólo que las diferencias son importantes en el pretest y en el postest de todos los sujetos, sino que esas diferencias existen entre los sujetos controles y los experimentales, aunque esto último no lo haya mostrado el análisis de varianza. Los sujetos del grupo control presentan una diferencia de 0,90 puntos, mientras que en los sujetos del grupo experimental esa diferencia se eleva a uno con seis puntos.

Estas diferencias se pueden observar con toda claridad en el siguiente gráfico de líneas.

Grupo 2. Variables agrupadas

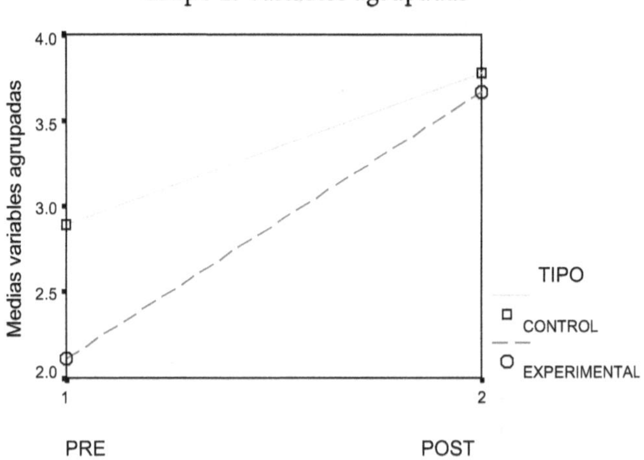

Figura 14: Perfil del Grupo 2 con variables agrupadas

En la figura 14 se puede comprobar que existen diferencias importantes entre los sujetos que sólo han recibido el Programa Psicomotor General, sujetos con la condición control, y los que, además, han recibido el Programa de Estimulación Vestibular, sujetos con la condición experimental.

c) Grupo 3

Fueron significativos los efectos de pretest-postest y los de la interacción pre-post x tipo [$F(1,46) = 37.778$, $p < 0,001$; $F(1,46) = 7.805$, $p < 0,05$], respectivamente. Tal como ha ocurrido con los dos grupos anteriores, todos los sujetos obtienen aumentos significativos en sus rendimientos después de la aplicación del PSG. Pero, a diferencia de los dos grupos anteriores, los sujetos de este grupo tercero, que han recibido el suplemento de estimulación vestibular, también obtienen aumentos significativos en sus rendimientos respecto a los que no han recibido dicho suplemento.

PRUEBAS DE CONTRASTES INTRA-SUJETOS

Medida:

Fuente	PREPOST	Suma cuadrado tipo	gl	Media cuadrática	F	Sig
PREPOST	Lineal	11.34	1	11.34	37.77	**.000**
PREPOST*	Lineal	2.344	1	2.344	7.805	.008
Error(PREPOST)	Lineal	13.81	46	.300		

Tabla 24: Análisis variables agrupadas Grupo 3

Grupo 3. Variables agrupadas

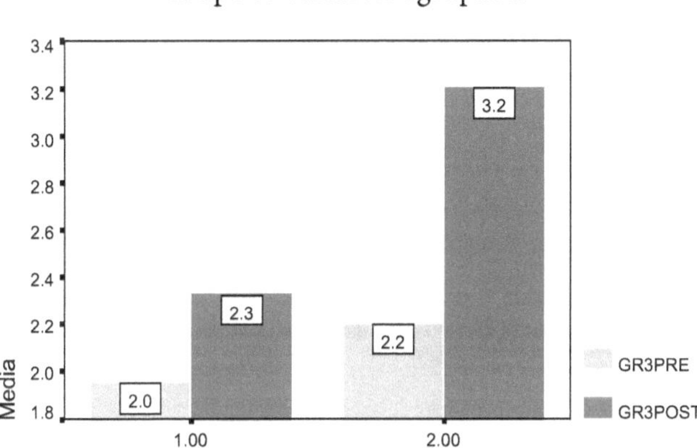

Figura 15: Medias por tipo Grupo 3 con variables agrupadas

La figura 15 muestra las diferencias de medias por tipo entre los sujetos del grupo experimental y los del grupo de control, antes y después de la aplicación de la variable independiente.

En la figura 16 se aprecia claramente las diferencias tanto en el pretest y postest como en la interacción pre-post x tipo de sujeto. En este grupo el análisis de varianza sí ha detectado significatividad en dicha interacción. La relación entre el pretest y postest de los sujetos controles es de 0,3 puntos, mientras que en los sujetos experimentales esta relación se eleva a 1 punto.

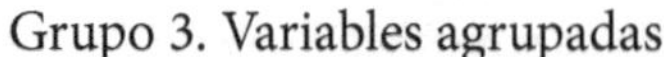

Grupo 3. Variables agrupadas

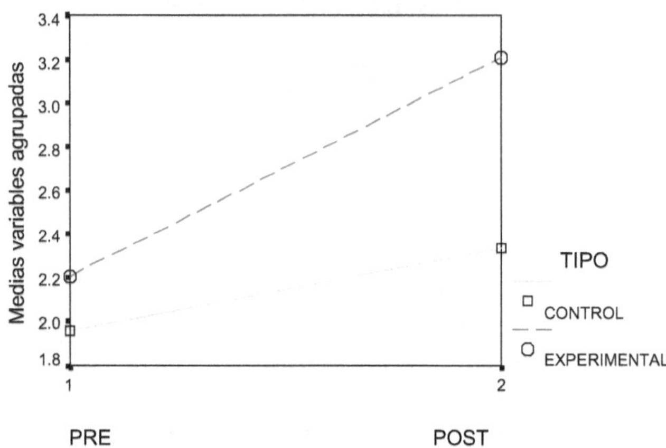

Figura 16: Perfil del grupo 3 con variables agrupadas

Lo que acabamos de decir se observa claramente en el anterior gráfico de líneas. La tónica de la línea de los sujetos control, que sólo han recibido el Programa Psicomotor General, presenta bastantes diferencias con la de los sujetos experimentales que han recibido, además, el suplemento del Programa de Estimulación Vestibular.

El cuadro resumen resultante de la aplicación de las ANOVAS, considerando las variables de cada uno de los tres grupos agrupadas, presenta estas características. Se resalta la significatividad, cuando la razón p es menor de cinco centésimas.

		F	p
GRUPO 1	PRE-POST	$F_{(1,21)} = 10{,}352$	**0,004**
	PRE-POST X TIPO	$F_{(1,21)} = 0{,}969$	0,336
GRUPO 2	PRE-POST	$F_{(1,16)} = 28{,}471$	**0,000**
	PRE-POST X TIPO	$F_{(1,16)} = 2{,}118$	0,165
GRUPO 3	PRE-POST	$F_{(1,46)} = 37{,}778$	**0,000**
	PRE-POST X TIPO	$F_{(1,46)} = 7{,}805$	**0,008**

Tabla 25: Resumen de la aplicación de ANOVAS con variables agrupadas

En esta tabla resumen se aprecia globalmente que existen diferencias significativas en los tres grupos antes y después de la aplicación de ambos programas, el Programa Psicomotor General y el Programa de Estimulación Vestibular. El análisis de varianza utilizado no ha detectado significatividad en la interacción pretest-postest por tipo (aunque existen diferencias como hemos visto tanto en los gráficos de barras como en los de líneas) en el primer grupo y en el segundo, apareciendo dicha significatividad en el tercero.

2.5. *Variables analizadas por separado*

En este apartado vamos a analizar las variables de cada uno de los tres grupos por separado, aplicando la ANOVA a cada una de ellas. En dicha aplicación el factor intrasujetos lo constituyen los resultados en el pretest-postest y el factor intersujetos se determina por la condición experimental o control de cada sujeto.

Los datos se van a presentar globalmente resumidos en una tabla que indique el grupo y los resultados de cada una de las variables en el pretest-postest y en la interacción pretest-postest por tipo de sujetos. Por su importancia, de cara a las conclusiones de este estudio, vamos a resaltar algunas variables exponiendo distintos gráficos que se derivan de su análisis.

A) GRUPO 1

Ninguno de los contrastes resultó significativo, aunque en las variables 2 y 3 hubo una clara tendencia a la significación (p< 0,1) respecto al pre-post, tal como se aprecia en la tabla referida al Grupo 1.

			F	p
GRUPO 1	V1	PRE-POST	$F_{(1,4)} = 0,188$	0,687
		PRE-POST X TIPO	$F_{(1,4)} = 1,688$	0,264
	V2	PRE-POST	$F_{(1,4)} = 5,069$	0,088
		PRE-POST X TIPO	$F_{(1,4)} = 0,931$	0,389
	V3	PRE-POST	$F_{(1,4)} = 6,000$	0,070
		PRE-POST X TIPO	$F_{(1,4)} = 0,001$	1,000
	V4	PRE-POST	$F_{(1,4)} = 3,240$	0,170
		PRE-POST X TIPO	$F_{(1,4)} = 0,360$	0,591

Tabla 26: Análisis estadístico distinguiendo variables Grupo 1

En la figura 17 se muestran las medias de cada una de las variables en el pretest y en el postest, según el tipo de sujetos, o sea, según sean tipo uno (sujetos control) o tipo dos (sujetos experimentales).

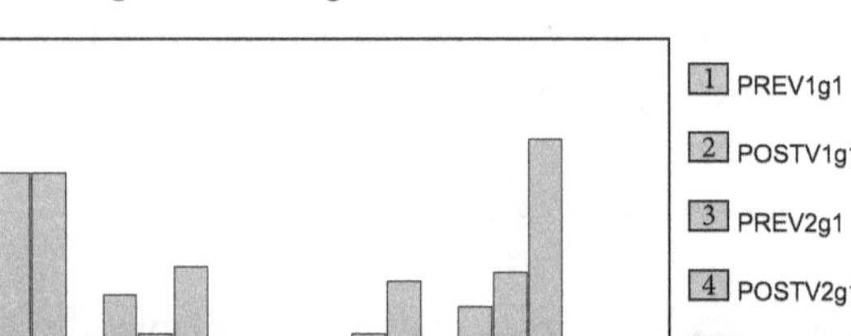

Grupo 1. Distinguiendo variables

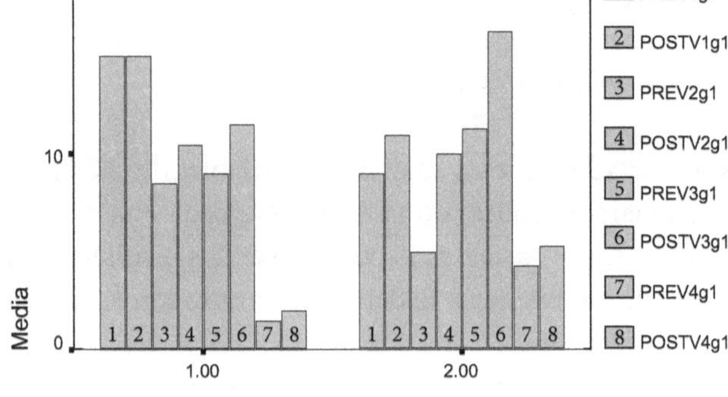

Figura 17: Medias por tipo Grupo 1 distinguiendo variables

Una mirada atenta a este gráfico descubre que existen diferencias en todas las variables entre los sujetos controles, antes y después de la aplicación del PSG, salvo en la variable 1 en la que los sujetos del grupo control no exhiben ningún cambio en el postest. Si comparamos visualmente las diferencias que existen entre los sujetos control y experimental, apreciaremos que en todas las variables se producen más o menos acusadas. Estas diferencias son más que notables en las variables PREV2g1 / POSTV2g1 y PREV3g1 / POSTV3g1. Ambas variables se refieren a la mayor posibilidad de mantener una postura determinada después del suplemento que supone el Programa de Estimulación Vestibular. De manera que podemos afirmar que, aunque el análisis de varianza no se concluya con significatividad en la interacción pretest-postest según la condición de los sujetos, existen diferencias, algunas de ellas importantes, después de la aplicación del estímulo vestibular. Teniendo en cuenta las características de estos sujetos, ya expuestas en el Anexo 1, nos parece que estas diferencias se tornan valiosísimas como para proseguir con la aplicación del suplemento vestibular, tal como argumentaremos en las conclusiones.

B) GRUPO 2

Resultaron significativos los contrastes intrasujetos en el pretest-postest referidos a las variables 1 y 3, pero ninguno de ellos tuvo significación en la interacción pretest-postest según la condición experimental o control de los sujetos.

			F	p
GRUPO 2	V1	PRE-POST	F(1,4) = 7,200	**0,055**
		PRE-POST X TIPO	F(1,4) = 3,200	0,148
	V2	PRE-POST	F(1,4) = 3,273	0,145
		PRE-POST X TIPO	F(1,4) = 0,364	0,579
	V3	PRE-POST	F(1,4) = 50,000	**0,002**
		PRE-POST X TIPO	F(1,4) = 0,000	1,000

Tabla 27: Análisis distinguiendo variables Grupo 2

En la figura 18 se muestran los valores de todas las variables, tomadas por separado, en el pretest y en el postest, así como también las diferencias por el tipo de sujetos (tipo 1 sujetos control y tipo 2 sujetos experimentales).

Grupo 2. Distinguiendo variables

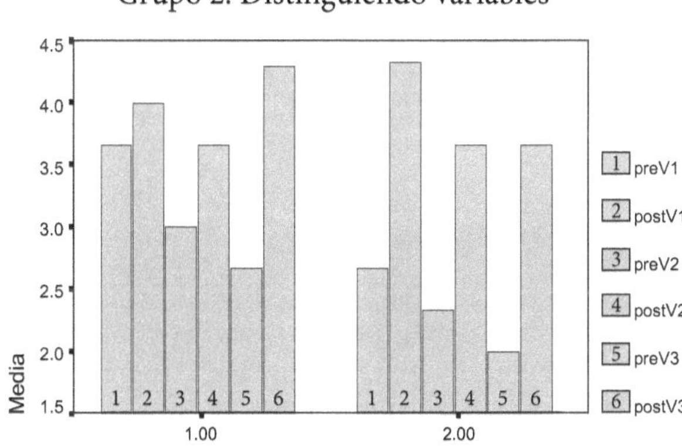

Figura 18: Medias por tipo Grupo 2 distinguiendo variables

Esta figura muestra que todos los sujetos del grupo control han mostrado avances después de la aplicación del PSG, siendo de mayor importancia en la variable 3 (de 2,7 a 4,3 puntos). También se aprecia a simple vista que las diferencias entre los avances de los sujetos control y experimental son muy importantes en todas las variables después de aplicar el suplemento de estimulación vestibular: de 2,7 a 4,3 en la variable 1; de 2,3 a 3,7 en la variable 2, y de 2 a 3,7 puntos en la variable 3.

Cabe recordar que la variable 1 se refiere a la capacidad de coordinación dinámica general a través del salto en cama elástica, y que la variable 3 consiste en efectuar la prueba de Romberg, que consiste en la posibilidad de mantenerse de pie con los pies juntos y los ojos cerrados un tiempo determinado.

A continuación, se muestra el análisis detallado de las variables 1 y 3 tomadas por separado.

PRUEBAS DE CONTRASTES INTRA-SUJETOS

Medida:

Fuente	PREPOST	Suma cuadrado tipo	gl	Media cuadrática	F	Sig
PREPOST	Lineal	3.000	1	3.000	7.200	**.055**
PREPOST*	Lineal	1.333	1	1.333	3.200	.148
Error(PREPOST)	Lineal	1.667	4	.417		

Tabla 28: Análisis de la variable 1 del Grupo 2

Según muestra la tabla anterior el resultado de la variable 1 de este grupo segundo queda de la siguiente manera en el pretest-postest: [$F(1,4)= 7.200$; $p > 0.05$], pudiéndose decir que las diferencias son prácticamente significativas, antes y después de la aplicación del PSG, sin que se aprecie esa significatividad en la interacción pretest-postest x tipo [$F(1,4) = 3.2000$; $p > 0.05$], después del suplemento vestibular.

En la figura 19 se muestra la evolución de la variable 1 en el pretest y en el postest, según los sujetos del grupo control (1) y los del experimental (2).

En este gráfico de líneas se aprecia muy bien la evolución de los sujetos del grupo control y la de los sujetos del grupo experimental, que no deja dudas sobre la evolución distinta de unos y otros después de la aplicación del suplemento de estimulación vestibular.

La variable 3 del Grupo 2 se comportó de la siguiente manera en el pretest-postest: [$F(1,4) = 50.000$; $p < 0.05$], no siendo significativo en la interacción pretest-postest x tipo [$F(1,4) = 0.000$; $p > 0.05$].

Grupo 2. Variable 1

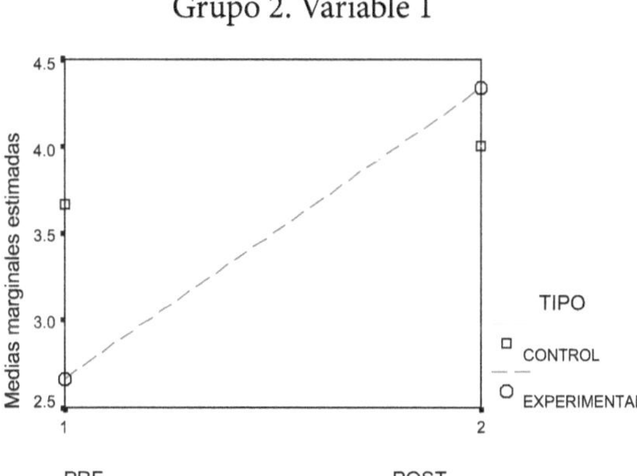

Figura 19: Medias por tipo en la variable 1 del Grupo 2

PRUEBAS DE CONTRASTES INTRA-SUJETOS

Medida:

Fuente	PREPOST	Suma cuadrado tipo	gl	Media cuadrática	F	Sig
PREPOST	Lineal	8.333	1	8.333	50.00	**.002**
PREPOST*	Lineal	.000	1	.000	.000	1.000
Error(PREPOST)	Lineal	.667	4	.167		

Tabla 29: Análisis de la variable 3 del Grupo 2

Esta tabla indica que todos los sujetos avanzaron después de la aplicación del PSG pero que el suplemento vestibular para los sujetos experimentales no muestra diferencias significativas. Según hemos comprobado en el gráfico 5 en el que quedaban reflejadas todas las variables, en ésta que nos ocupa no es que los sujetos experimentales no hayan avanzado después de la aplicación del suplemento vestibular, sino que se pone de relieve que los avances de los sujetos tipo control han sido muy importantes, lo que eclipsa en cierta manera los avances de los sujetos tipo experimental.

Esto que acabamos de indicar es lo que se refleja en la tónica de las dos líneas referidas a los sujetos del grupo control y experimental que se muestra en el gráfico de líneas de la figura 20.

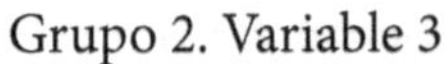

Grupo 2. Variable 3

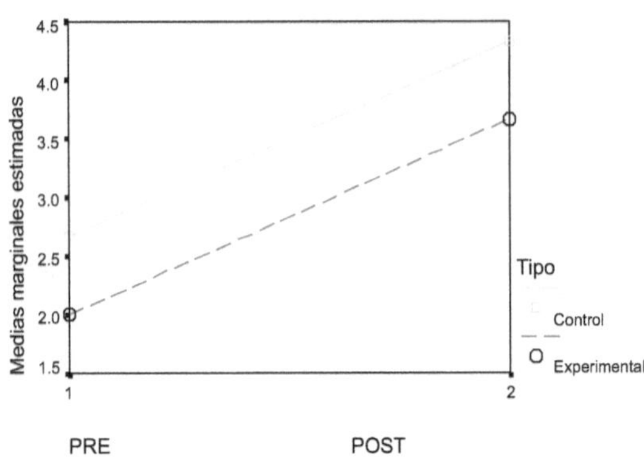

Figura 20: Medias por tipo variable 3 del Grupo 2

c) Grupo tres

Resultaron significativos los contrastes en la variable uno en el pretest-postest y en las variables 2 y 3 hubo una clara tendencia a la significación ($p<0.10$). Igualmente resultó significativo en el pretest-postest la variable 6. La variable 5 arrojó resultados significativos tanto en el pretest-postest como en el pretest-postest según la condición de los sujetos.

La siguiente tabla resumen muestra las variables, los factores y la significación del Grupo 3.

			F	p
GRUPO 3	V1	PRE-POST	F(1,6) = 9,000	**0,024**
		PRE-POST X TIPO	F(1,6) = 1,000	0,356
	V2	PRE-POST	F(1,6) = 3,947	0,094
		PRE-POST X TIPO	F(1,6) = 1,421	0.278
	V3	PRE-POST	F(1,6) = 4,909	0,069
		PRE-POST X TIPO	F(1,6) = 0,001	1,000
	V4	PRE-POST	F(1,6) = 3,000	0,134
		PRE-POST X TIPO	F(1,6) = 3,000	0,134
	V5	PRE-POST	F(1,6) = 24,000	**0,003**
		PRE-POST X TIPO	F(1,6) = 24,000	**0,003**
	V6	PRE-POST	F(1,6) = 7,714	**0,032**
		PRE-POST X TIPO	F(1,6) = 0,001	1,000

Tabla 30: Análisis estadístico distinguiendo variables del Grupo 3

Tal como se aprecia en la tabla, las variables 1, 5 y 6 han obtenido significatividad en el pretest-postest y las variables 2 y 3 se acercan mucho a este resultado (menos de diez centésimas). En la interacción pretest-postest x tipo, la variable 5 ha mostrado significatividad. En la figura 21 se exponen todas las variables analizadas por separado.

Grupo 3. Distinguiendo variables

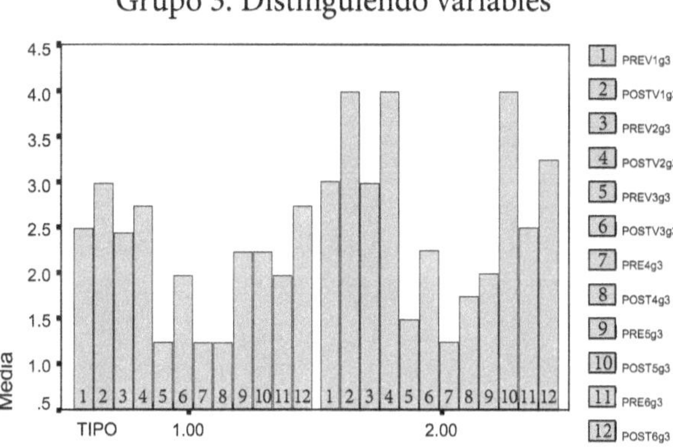

Figura 21: Medias por tipo Grupo 3 distinguiendo variables

Este gráfico indica que todos los sujetos del grupo control avanzaron en el pretest-postest en las variables 1, 2, 3 y 6, sin que se produjera ninguna mejora en las variables 4 y 5. Todos los sujetos del grupo experimental presentaron avances en todas las variables después del suplemento de estimulación vestibular. Este avance fue más reducido en la variable 4. Esta variable consiste en mantener el equilibrio sobre la pierna no dominante con los ojos cerrados y puede relacionarse con la influencia de los procesos de lateralización y control motor en ausencia de visión (Springer y Deutsch, 2001).

El resultado de los contrastes en la variable 1 de este grupo arrojó los siguientes resultados [$F(1,6) = 9.000$; $p < 0.05$], tal como se refleja a continuación.

PRUEBAS DE CONTRASTES INTRA-SUJETOS						
Medida:						
Fuente	PREPOST	Suma cuadrado tipo	gl	Media cuadrática	F	Sig
PREPOST	Lineal	2.250	1	2.250	9.000	**.024**
PREPOST*	Lineal	.250	1	.250	1.000	.356
Error(PREPOST)	Lineal	1.500	6	.250		

Tabla 31: Análisis de la variable 1 del Grupo 3

La tabla muestra que la evolución de todos los sujetos antes y después de la aplicación del PSG resultó significativa, pero que esta significación estadística no se obtuvo después del suplemento del estímulo vestibular, a pesar de lo que se aprecia en el siguiente gráfico.

Grupo 3. Variable 1

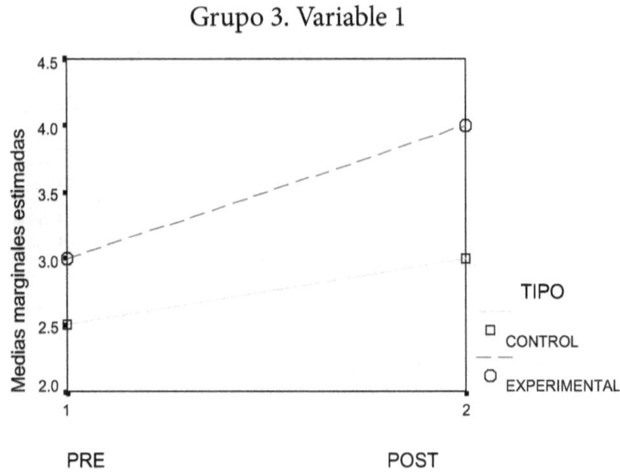

Figura 22: Medias por tipo en la variable 1 del Grupo 3

La variable 1 de este grupo se refiere a la capacidad de mantener el equilibrio sobre la pierna derecha con los ojos abiertos encima de un banco sueco un determinado tiempo, tal como se ha descrito.

El gráfico de la figura 22 indica que existen diferencias en la tónica de las líneas entre los sujetos del grupo control y los sujetos del grupo experimental, después de la aplicación del suplemento de estimulación vestibular.

El resultado de los contrastes en la variable 2 de este grupo queda como sigue:

PRUEBAS DE CONTRASTES INTRA-SUJETOS

Medida:

Fuente	PREPOST	Suma cuadrado tipo III	gl	Media cuadrática	F	Sig
PREPOST	Lineal	1.562	1	1.562	3.947	**.094**
PREPOST*	Lineal	.562	1	.562	1.421	.278
Error(PREPOST)	Lineal	2.375	6	.396		

Tabla 32: Análisis de la variable 2 del Grupo 3

En la tabla anterior se aprecia el resultado de los contrastes intrasujetos que resultaron casi significativos en la variable prepost [F(1,6) = 3.947; p > 0.05], pero no en la interacción prepost x tipo [F(1,6) = 1.421; p > 0.05]. Prácticamente existe significación estadística, por lo que se puede afirmar que todos los sujetos, tipo control y experimental, avanzaron después de la aplicación del PSG, pero que los avances no aportaron dicha significación después del suplemento del PEV.

La figura 23 ilustra los resultados en el prepost y la evolución según el tipo de sujetos.

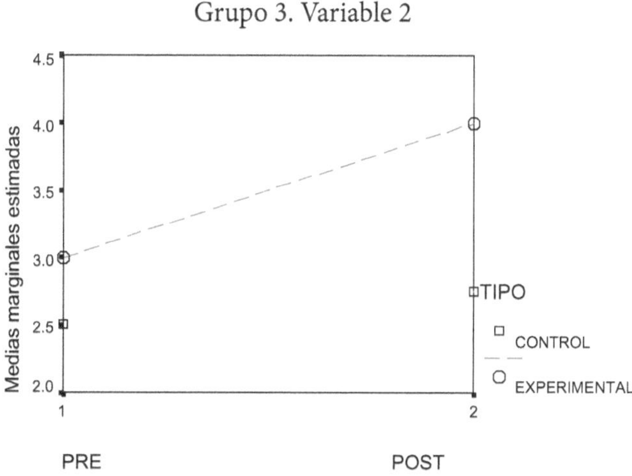

Figura 23: Medias por tipo en la variable 2 del Grupo 3

En ella se muestra la distinta tónica de ambas líneas, según el tipo de sujetos. Se puede apreciar que la evolución de los sujetos experimentales que han recibido el PEV muestra mayores avances que los sujetos tipo control. Esta variable se refiere a la capacidad de mantener el equilibrio sobre el pie izquierdo, con ojos abiertos, encima de un banco sueco un tiempo determinado, tal como se ha descrito.

Los resultados de la variable 5 de este grupo mostraron significatividad tanto en el pretest-postest como en el prepost x tipo [F(1,6) = 24.000; p < 0.05] y [F(1,6)= 24.000; p < 0.05], tal como muestra la tabla siguiente.

En la tabla 33 se pone de relieve que todos los sujetos mostraron mejoras, después de recibir el PSG, como para producir significación estadística y que dicha significación estadística también se encontró para aquellos que recibieron sólo el PEV. Esta variable hace referencia al mantenimiento del equilibrio encima de la tabla balancín cuya fotografía se ha expuesto anteriormente. Prácticamente trata de la capacidad de mantenerse el mayor tiempo posible en un equilibrio precario encima de esa superficie inestable. Estos datos nos parecen muy significativos, dadas las características de esta población –en general deficiencia mental media–, y ofrecen un campo amplio para investigaciones futuras. Nosotros mismos tenemos previsto seguir investigando las posibilidades educativas del equilibrio y su relación con otros aspectos referidos al desarrollo de habilidades cognitivas y afectivo-emocionales, utilizando un estabilómetro convencional con tratamiento de datos a través de programas de ordenador apropiados.

PRUEBAS DE CONTRASTES INTRA-SUJETOS

Medida:

Fuente	PREPOST	Suma cuadrado tipo III	gl	Media cuadrática	F	Sig
PREPOST	Lineal	4.000	1	4.000	24.00	**.003**
PREPOST*	Lineal	4.000	1	4.000	24.00	**.003**
Error(PREPOST)	Lineal	1.000	6	.167		

Tabla 33: Análisis de la variable 5 del Grupo 3

En la figura 24 se aprecia el comportamiento según el tipo de sujetos (control y experimental).

Grupo 3. Variable 5

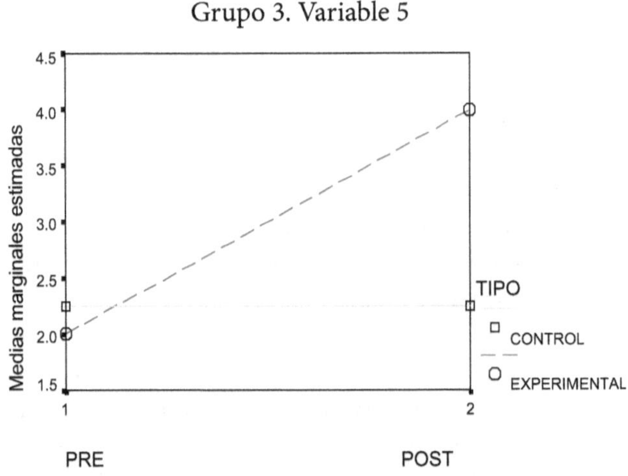

Figura 24: Perfil de la variable 5 del Grupo 3

En ella el gráfico de líneas muestra inequívocamente la diferencia entre las dos líneas correspondientes a los sujetos tipo control, que sólo han recibido el PSG, y los sujetos experimentales, que han recibido, además, el PEV.

Los contrastes en la variable 6 se muestran en la tabla inferior e indican la significatividad en el prepost, pero no en la interacción prepost x tipo [F(1,6) = 7.714; p < 0.05, y F(1,6) = 0.000; p > 0.05, respectivamente].

PRUEBAS DE CONTRASTES INTRA-SUJETOS

Medida:

Fuente	PREPOST	Suma cuadrado tipo	gl	Media cuadrática	F	Sig
PREPOST	Lineal	2.250	1	2.250	7.714	**.032**
PREPOST*	Lineal	.000	1	.000	.000	1.000
Error(PREPOST)	Lineal	1.750	6	.292		

Tabla 34: Análisis de la variable 6 del Grupo 3

El gráfico de la figura 25 muestra que todos los sujetos mejoraron después de la aplicación del PSG, obteniendo significación estadística, mientras que dicha significatividad no fue encontrada para los sujetos tipo experimental que recibieron el suplemento de estimulación vestibular.

Grupo 3. Variable 6

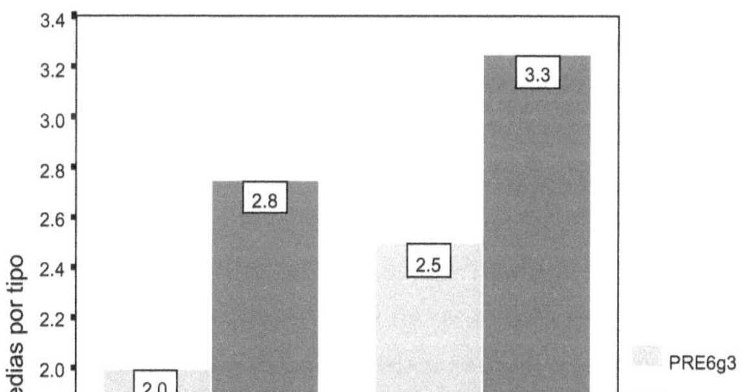

Figura 25: Perfil de la variable 6 del Grupo 3

Este gráfico revela lo que se acaba de enunciar, a saber, que los sujetos tipo experimental no mostraron significatividad estadística respecto a los sujetos del tipo control, debido, en parte, al gran avance experimentado por los sujetos de tipo control: de 2 a 2,5 puntos.

— 3 —
Discusión y conclusiones

Tal como se relata la parte teórica de este libro, el diseño de este primer estudio trata de desarrollar el primer objetivo de nuestra investigación, a saber, demostrar la eficacia de la estimulación psicomotriz y vestibular en la mejora de las capacidades psicomotrices en niños y niñas con necesidades educativas especiales.

La presentación de las conclusiones de este trabajo se va a llevar a cabo evaluando cada una de las hipótesis que nos sirvieron de punto de partida para la investigación. A través de la confrontación de cada una de ellas con los datos obtenidos, se pondrá de relieve su verificación o no, así como se expondrán razones para comprender su significado y se acudirá a la literatura científica más relevante para esta comprensión.

> *HIPÓTESIS 1: Los sujetos del Grupo uno de la muestra, diagnosticados con retraso mental profundo, mejorarán sus habilidades equilibratorias después de la aplicación de ambos programas: el Programa Psicomotor General y el Programa de Estimulación Vestibular.*

Podemos decir que esta hipótesis se ha confirmado teniendo en cuenta los datos aportados por el análisis de las variables agrupadas y por el de las variables consideradas por separado. Los seis sujetos de este grupo, diagnosticados con retraso mental profundo, han quedado incluidos en el Perfil de Habilidades Equilibratorias uno, definido por las dificultades para mantener la postura de sentado sin ayuda y la incapacidad de mantenerse en dos apoyos.

Las mejoras producidas después de la aplicación de los programas en estos seis sujetos con trastornos tan importantes de su desarrollo nos parece de un tremendo interés, dadas las dificultades para adaptar los instrumentos de medida y las adaptaciones que se tienen que llevar a cabo para efectuar las actividades de ambos programas.

La posibilidad de combinar las bondades del Programa Psicomotor General y del Programa de Estimulación Vestibular ha tenido un impacto importante para que sujetos con estas características puedan mejorar algunas habilidades equilibratorias, y a través de ellas, captar con mayor precisión determinados estímulos del medio. En definitiva, estar en situación de estado de alerta inactiva ("awake inactive-alert state") o de alerta activa ("awake active-alert state"), que tal como ha mostrado el trabajo de Sandler y Voogt (2001), son los considerados óptimos para el aprendizaje en este tipo de población.

Los beneficios obtenidos se refieren a la posibilidad de mantener durante más tiempo determinadas posturas y a las mejoras producidas para contrarrestar de una manera más eficaz la fuerza de la gravedad. Estos resultados coinciden con los de otras investigaciones llevadas a cabo con este tipo de sujetos en las que se relatan mejoras combinando distintos programas, como las encontradas por Ray y otros (1988) y Pry y otros (2000), tras la aplicación de técnicas derivadas de la metodología de la integración sensorial, haciendo especial énfasis en aspectos vestibulares y equilibratorios.

El diseño y la aplicación de ambos programas, el Programa Psicomotor General y el Programa de Estimulación Vestibular, para este grupo de sujetos recoge la esencia de otros trabajos, convenientemente adaptados para contextos escolares, como los de Ayres (1972, 1983); Fröhlich y Haupt (1982); Fröhlich (1993, 1998) y Schrager (1988, 1999).

> *HIPÓTESIS 2: Los sujetos experimentales del Grupo uno de la muestra, que se benefician del Programa de Estimulación Vestibular, obtendrán rendimientos superiores en las habilidades equilibratorias con relación a los sujetos control de dicho grupo, que no lo reciben.*

Esta hipótesis, tal como aparece enunciada, se ha confirmado con los resultados obtenidos. Los sujetos experimentales que han recibido el suplemento de estimulación vestibular han obtenido rendimientos superiores a los sujetos del grupo control. Ahora bien, estos rendimientos superiores no se han traducido en significatividad estadística con el método de análisis empleado. Pensamos que ello obedece a que los tres sujetos que conforman el grupo experimental llevan escolarizados en el centro donde se ha realizado el estudio varios años y recibiendo este tipo de estimulación vestibular dentro de sus correspondientes programas curriculares individuales. Por lo tanto, este grupo ya había sido estimulado anteriormente un número de horas similar o superior al que se ha controlado ahora en el estudio. Consideramos, pues, por este motivo, que el programa ya no les causa el impacto que les hubiera podido producir si hubiera sido la primera vez que se les aplicaba. Se sabe que el estímulo vestibular produce efectos mayores en los primeros períodos de aplicación y que, algunas veces éstos desaparecen con el tiempo si no se continúa la exposición. Si se continúa, las mejoras producidas en un sistema vestibular dañado pueden tener el efecto contrario, el de no solicitar esta estimulación o negarse a ella (Lower, 2000).

También conviene reseñar que la aplicación del análisis de varianza se muestra más efectivo con poblaciones más numerosas en cada grupo, por lo que el escaso número de sujetos experimentales ha podido influir en que no se haya obtenido mayor grado de significatividad. No obstante, cabe reseñar que las mejoras que nosotros hemos encontrado, aun sin significación estadística, también las encontraron otros autores en sus investigaciones con poblaciones infantiles y discapacidad mental (Norton, 1975; Freeman y otros, 1977; MacLean y otros, 1982; Pry y otros, 2000).

En cambio, el estudio de Ray y otros (1988) muestra mejoras en cinco niños autistas y la investigación de Sandler y McLain (1987) relata que cuatro de cinco sujetos plurideficientes preferían el estímulo vestibular a otros cuatro reforzadores tales como la alimentación, los elogios, la estimulación visual y la auditiva. Mención especial merece el último trabajo de Sandler y Voogt (2001), en el que mostraron con aparataje y metodología muy adecuados, descritos en la parte teórica de este libro, las mejoras en el seguimiento visual y auditivo en cinco de seis niños plurideficientes, después de tres minutos de estimulación vestibular en una cuna de estimulación vestibular similar a la nuestra.

> *HIPÓTESIS 3: Los sujetos del Grupo dos de la muestra, diagnosticados con retraso mental severo, mejorarán sus habilidades equilibratorias después de la aplicación de ambos programas, el Programa Psicomotor General y el Programa de Estimulación Vestibular.*

Esta hipótesis ha quedado confirmada, dados los resultados obtenidos por el análisis con las variables agrupadas. Cabe recordar que los sujetos de este grupo se incluyeron en el Perfil de Habilidades Equilibratorias dos, cuyas características implican las dificultades para mantenerse con los dos pies juntos y la incapacidad de mantenerse sobre un pie.

La confirmación de esta hipótesis supone que la aplicación conjunta de estos programas, por lo menos en los sujetos de este grupo, produce mejoras en habilidades equilibratorias y avances en la coordinación dinámica general, puesto que exige actividades tales como las de andar, correr, trepar, saltar, etc.

Estos datos ponen de relieve que ambos programas producen mejoras en las habilidades equilibratorias en sujetos cuyas discapacidades abarcan desde trastornos graves del desarrollo y plurideficiencias hasta retraso mental medio y trastornos leves de la coordinación motora. Algunos autores han obtenido resultados similares a los nuestros, tales como Schroeder (1982), quien relata mejoras en 18 niños de la escuela elemental con déficits perceptivos, después de aplicar un programa que combinaba actividades de integración sensorial con otras perceptivo-motrices. Jenkis y otros (1988) compararon dos programas, uno de Integración Sensorial y otro de Macro Motricidad, con sujetos de tres a cinco años, con retraso motor, concluyendo que con los dos se producían mejoras.

También Humphries y otros (1992) obtuvieron mejoras aplicando un programa de Integración Sensorial combinado con otro Perceptivo Motor a 103 niños de 79 meses de media, en una clínica de Toronto. Y Farber (1992) en su Tratamiento Sensoriomotor Integral propone la combinación de programas de integración sensorial con otros específicos de estimulación vestibular

Los resultados obtenidos indican que los sujetos mejoran después de la aplicación de ambos programas, en la capacidad de producir ajustes y reacciones equilibratorias adecuadas, lo que determina una mejora en su control postural en situaciones estáticas con ojos abiertos y cerrados. Asimismo, la posibilidad de producir mejoras en la prueba de Romberg –en bipedestación, con pies juntos y ojos cerrados– constituye un indicador del mayor grado de madurez en estructuras subcorticales, sobre todo cerebelosas (Towen, 1982; Quirós-Schrager, 1980; Cambier y otros, 1996).

La confirmación de esta hipótesis presenta un valor añadido muy interesante de cara a la utilización en el marco escolar de los programas diseñados que ya han sido explicados. Si se observan atentamente las conductas mostradas en el Aula de Psicomotricidad de los sujetos de este grupo, y las interacciones entre ellos y con el psicomotricista, a la hora de la aplicación de ambos programas, se tiene la impresión de que sus mejoras no sólo quedan referidas a sus avances posturales y equilibratorios, tal como ha sido descrito en algunos estudios citados en la parte teórica. Ya un trabajo temprano de revisión de Weeks (1979) exponía que los efectos de la estimulación vestibular indican que ésta puede ser usada junto con programas educativos para producir mejoras en niños con retraso mental, problemas emocionales o dificultades de aprendizaje.

> *HIPÓTESIS 4: Los sujetos experimentales del Grupo dos de la muestra, que se benefician del Programa de Estimulación Vestibular, obtendrán rendimientos superiores a los sujetos control de dicho grupo, que no lo reciben.*

Esta hipótesis, tal como aparece enunciada, sí ha sido confirmada en nuestro estudio. Los sujetos experimentales que han recibido el suplemento de estimulación vestibular han obtenido rendimientos superiores a los sujetos del grupo control, tanto con variables agrupadas como analizadas por separado. Ahora bien, estos rendimientos superiores, como ocurría en el grupo primero, no se han traducido en significatividad estadística con el método de análisis empleado.

También puede haber influido en los resultados el hecho de que este grupo no partía de una situación cero, de ausencia de estimulación vestibular. La historia escolar de estos sujetos muestra que todos ellos llevan algunos años escolarizados en el Centro en el que se ha llevado a cabo el estudio y, por tanto, sometidos, en las actividades psicomotrices a este tipo de estimulación vestibular. Nuestra experiencia, así como otros estudios, nos indica que los efectos del estímulo vestibular son mayores al inicio de la aplicación de esta terapia y luego se consolidan, manteniéndose en el tiempo; por el contrario en algunos sujetos decaen (Arendt y otros ,1991; Schrager y otros, 1997).

Con poblaciones similares, algunos estudios han mostrado que el estímulo vestibular producía mejoras en los procesos posturales y equilibratorios (Kuharski y otros, 1985; Biery y Kauffman, 1989; Kokubum y otros,1997). Otros estudios, como el de MacLean y Baumeister (1982), indicaron que breves períodos de estimulación vestibular producían efectos positivos en niños con retraso en el desarrollo. También Arnold y otros (1985) comprobaron que la estimulación vestibular producía mejoras en niños con déficit de atención e hiperactividad.

> *HIPÓTESIS 5: Los sujetos del Grupo tres de la muestra, diagnosticados con discapacidad mental media, mejorarán sus habilidades equilibratorias después de la aplicación de ambos programas: el Programa Psicomotor General y el Programa de Estimulación Vestibular.*

Esta hipótesis se ha confirmado tanto con variables agrupadas como con la mayor parte de las variables analizadas por separado. Parece fuera de toda duda que los sujetos de este grupo han mejorado después de la aplicación de ambos programas.

Cabe recordar que los sujetos del grupo tercero presentan retraso mental medio y un Perfil de Habilidades Equilibratorias tres, cuyos rasgos tienen que ver con la dificultad para mantenerse sobre un pie y con la incapacidad de mantenerse sobre la punta de un pie con ojos cerrados.

Las bondades de ambos programas se han puesto de manifiesto con los sujetos de este grupo que, a pesar de edades avanzadas en algunos casos y con una larga historia de escolarización, siguen teniendo posibilidades de mejora en aspectos tales como los de control postural y equilibración. Distintos estudios han puesto de manifiesto que poblaciones adultas y envejecidas se benefician también de programas en los que el equilibrio y la estimulación vestibular ocupan un lugar preferente (Roberts y Fitzpatrick, 1983; Hu y Woollacott, 1994; Kammerling y otros, 2001).

Concretamente, el análisis de las variables analizadas por separado indica que los avances han sido significativos en el equilibrio sobre el pie dominante y los ojos abiertos y cerrados. Resulta llamativo que los avances hayan sido muy reducidos en la variable cuatro de este grupo, que consiste en mantenerse sobre el pie no dominante con los ojos cerrados. Quizás se necesita más tiempo de estimulación para que los avances se extiendan al hemicuerpo no dominante.

Los resultados obtenidos por los sujetos de este grupo coinciden con las apreciaciones de Hernández (1995), cuando afirma que se abre una nueva franja de edad para la estimulación del equilibrio, sobre todo a través de estimulaciones vestibulares controladas, más allá de las edades *clásicas* de estimulación de estas habilidades (0-12 años de edad madurativa). Los grandes adelantos en el equilibrio lateral y en el equilibrio después de rotaciones confirman esta tendencia, por lo que es necesario seguir profundizando en este tipo de estudios.

HIPÓTESIS 6: Los sujetos experimentales del Grupo tres de la muestra, que se benefician del Programa de Estimulación Vestibular, obtendrían rendimientos superiores en las habilidades equilibratorias con relación a los sujetos control de dicho grupo, que no lo reciben.

Esta hipótesis aparece confirmada con rotundidad en el análisis de los resultados de este grupo con variables agrupadas. Los sujetos experimentales, que han recibido el suplemento vestibular, han obtenido mejoras significativas en relación con los sujetos del grupo control que sólo han recibido el Programa Psicomotor General.

Tal como anunciábamos anteriormente este hecho que se ha producido únicamente en los sujetos experimentales de este tercer grupo, podría llevarnos a concluir que la estimulación vestibular en sujetos de edades entre 14 y 16 años y con discapacidad mental media, siguen produciendo mejoras en el control postural y en las distintas modalidades equilibratorias. En este sentido cabe destacar los avances en la variable cinco referida al equilibrio lateral, a la capacidad de mantener un equilibrio precario encima de una plataforma móvil. Quiere esto decir que los sujetos obtienen mayor capacidad para mantener el centro de gravedad del cuerpo en una situación adecuada cuando el cuerpo oscila. En este sentido, este resultado parcial coincide con los trabajos efectuados con el estabilómetro en distintos tipos de poblaciones, tales como el de Mirka y Black, (1990) y Kokubum y otros (1997).

Este dato, asimismo, constituye un indicador de la sintonía con distintos trabajos recientes sobre la capacidad equilibratoria y su relación con otras capacidades de la esfera psíquica o del comportamiento (Schrager, 1999; Westwood y otros 2000; Rankin y otros 2000). En futuros estudios e investigaciones esperamos seguir confirmando también nosotros estos avances, con registro posturográfico o a través del estabilómetro y, sobre todo, su relación con otras esferas cognitivas o de índole afectivo-emocional.

SEGUNDO ESTUDIO:

Cambios emocionales producidos por estimulación vestibular en sujetos con y sin discapacidad

Este capítulo pretende poner de relieve la importancia de las estimulaciones vestibulares en la infancia, así como su imbricación con los procesos emocionales para dar como resultado un ser humano adaptado al medio en el que vive. Ya ha quedado explicado que los primeros intercambios emocionales del recién nacido con el entorno humano se producen a través de lo que hemos denominado estimulaciones básicas y que, entre ellas, la vestibular ocupa un destacado lugar. El mecimiento, el acunamiento, los lanzamientos hacia arriba, los trompos, los giros rápidos, las volteretas, en suma, los juegos vestibulares repetidos de los adultos con los niños, contienen siempre reacciones emocionales asociadas con intercambios tónico-emocionales mediante los que el ser humano construye su particular relación con el entorno humano.

Este estudio intenta poner de manifiesto que la estimulación vestibular genera activación emocional en sujetos de distintas características, con y sin discapacidad, a través de las variaciones producidas por esta estimulación en dos respuestas psicofisiológicas, la tasa cardiaca y el diámetro de la pupila, después de la aplicación de un minuto de aceleraciones rectilíneas y angulares.

El registro de estas dos respuestas se lleva a cabo en tres momentos distintos: antes, inmediatamente después y pasados diez minutos de su aplicación. La comparación se lleva a cabo analizando estas respuestas en dos grupos de sujetos con y sin discapacidad. A su vez, dentro de cada uno de los grupos se detalla el análisis por sexo y edad.

Este estudio trata de comprobar, pues, la activación emocional de los sujetos y su vuelta a la calma después de un período de estimulación vestibular, en dos grupos experimentales equivalentes con y sin discapacidad. La variable dependiente queda constituida por los parámetros psicofisiológicos Tasa

Cardiaca y Diámetro Pupilar, mientras que la independiente consiste en la aplicación de un minuto de estimulación vestibular rectilínea y angular.

Las hipótesis del Estudio 2 son las siguientes:

1. La estimulación del sistema laberíntico-vestibular, producida a través de aceleraciones rectilíneas y angulares, generará activación emocional en todos los sujetos de la muestra.

2. Todos los sujetos obtendrán valores más altos en la Tasa Cardiaca inmediatamente después de la estimulación vestibular.

3. Todos los sujetos obtendrán valores más altos en el Diámetro Pupilar inmediatamente después de la estimulación vestibular.

4. Todos los sujetos obtendrán valores más bajos en Tasa Cardiaca y Diámetro Pupilar pasados diez minutos de la estimulación vestibular.

5. La respuesta de los sujetos con discapacidad a la estimulación vestibular revelará diferencias respecto a los que no la presentan.

6. La respuesta a la estimulación del sistema vestibular no presentará diferencias en virtud del sexo de los sujetos.

7. Las respuestas de ambos grupos experimentales, con y sin discapacidad, experimentarán algunas variaciones con respecto a la edad de los sujetos.

Las conclusiones describen la confirmación o refutación de las hipótesis planteadas con relación a si existen o no diferencias en el comportamiento de ambos grupos, en los tres momentos de la toma de datos, y si esas diferencias presentan alguna variación según el sexo o la edad de los sujetos.

— 1 —

Método

1.1. Contexto en el que se ha desarrollado el estudio

Este estudio se ha desarrollado en dos centros escolares de la localidad de Andorra (Teruel), en la comarca del Bajo Aragón turolense. Uno de ellos es el Colegio de Educación Especial *Gloria Fuertes*, cuyas características ya se han descrito en el primer estudio. El otro es un colegio de Educación Infantil y Primaria, denominado *Juan Ramón Alegre*, que escolariza alrededor de 450 alumnos, desde tres hasta 12 años.

Estos dos colegios comparten una misma zona escolar y determinados espacios tales como el patio de recreo, las zonas deportivas o el gimnasio. Asimismo se diseñan determinadas actividades pedagógicas conjuntas a las que acuden niños y niñas de ambos centros.

1.2. Sujetos

La muestra está conformada por 50 sujetos, 26 de ellos sin discapacidad y 24 con distintos grados de discapacidad. Los primeros se encuentran escolarizados en el Colegio *Juan Ramón Alegre* y asisten a segundo curso de Educación Primaria. Los segundos se escolarizan en el Centro de Educación Especial *Gloria Fuertes* en distintos niveles educativos.

La selección de la muestra para los sujetos sin discapacidad se llevó a cabo en colaboración con Dª Concha Mir Lombart[9], profesora de Educación Física de ese centro en el marco de varias sesiones de esta disciplina. La profesora pregunta a todo el grupo clase ¿a quién le gustaría dar vueltas en aquel columpio del rincón del gimnasio?. Rápidamente muchos alumnos y alumnas levantan la mano y la profesora va eligiendo al azar, de los 50 alumnos que componen los dos grupos de segundo curso de Educación Primaria, a los 26 que conforman la muestra. Estos alumnos elegidos se dividen en pequeños grupos y se sientan en un banco dispuesto al efecto para iniciar la medición y los registros.

La selección de la muestra para los sujetos con discapacidad se efectuó en los distintos niveles educativos del Colegio *Gloria Fuertes* en colaboración con el profesorado tutor. En cada uno de los niveles, el profesorado efectuó la misma pregunta a los alumnos: ¿a quién le gustaría columpiarse en el aula de psicomotricidad?. De entre los 45 alumnos del Centro que no presentan respuestas secundarias al "input" vestibular, se seleccionó a los 24 que componen la muestra. Estos se dividieron en pequeños grupos y se dispusieron para los registros y la aplicación del estímulo.

Las muestras se consideran equivalentes por pertenecer ambas a instituciones escolares, ubicadas en la misma localidad, con espacios educativos comunes, algunas actividades conjuntas y con el mismo tiempo de permanencia en la actividad escolar.

A continuación, se va a proceder a conocer la muestra a través de los tres elementos utilizados para su distribución: la discapacidad, la edad y el sexo.

---

9   Tengo que agradecer la inestimable ayuda de esta profesora, sin la cual no hubiese podido llevar a cabo el segundo estudio de esta tesis. Dª Concha Mir Lombart aplica en sus sesiones con este alumnado una metodología psicomotriz basada en el diseño de diferentes espacios –sensorio-motor, perceptivo-motor y simbólico–, con el juego como hilo conductor que actúa como elemento aglutinador y del que se derivan la observación y la intervención. Esta metodología la ha puesto en práctica desde hace varios años y ha cosechado considerables éxitos educativos manifestados en las evaluaciones de final de curso y en los resultados de balances psicomotores, a la vez que se encuentra validada por diferentes estudios (Devis, y Peiró, 1992; Aguado y Fernández, 1992; Castañer y Camerino, 1992; Blández, 1995, 2000).

La distribución de la muestra según la discapacidad se expresa en la tabla y la figura siguientes. Se ha dado el valor uno al sujeto sin discapacidad y el valor dos al sujeto con discapacidad.

		Tipo			
		Frecuencia	Porcentaje	Porcentaje válido	Porcentaje acumulado
Válidos	1.00	26	52.0	52.0	52.0
	2.00	24	48.0	48.0	100.0
	Total	50	100.0	100.0	

Tabla 35: Muestra según la discapacidad

En la tabla anterior se aprecia que el 52 % de la muestra son sujetos sin discapacidad y el 48 % sujetos con discapacidad.

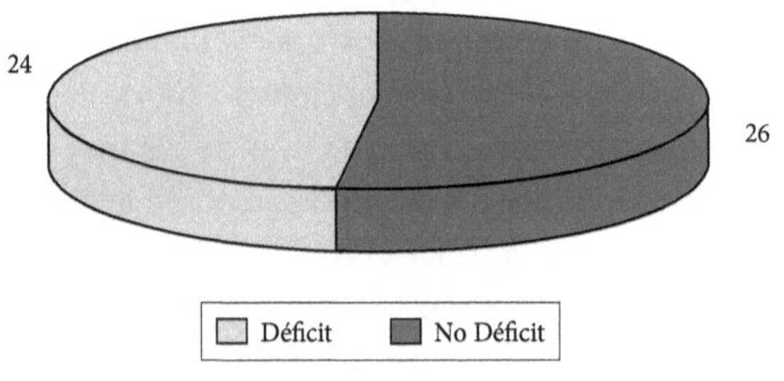

Figura 26: Distribución de la muestra por Tipo

La figura 26 que contiene un gráfico de sectores ilustra la distribución por discapacidad de la muestra. Del total de sujetos, 26 pertenecen al tipo no déficit y 24 pertenecen al tipo déficit.

La distribución de la muestra según el sexo presenta estas características.

		Tipo			
		Frecuencia	Porcentaje	Porcentaje válido	Porcentaje acumulado
Válidos	1.00	28	56.0	56.0	56.0
	2.00	22	44.0	44.0	100.0
	Total	50	100.0	100.0	

Tabla 36: Muestra según la variable "sexo"

Tal como se observa en la tabla anterior el 56 % son mujeres y el 44 % hombres. Las primeras se han definido con el valor uno y los segundos con el valor dos. La figura 27 ilustra esta distribución.

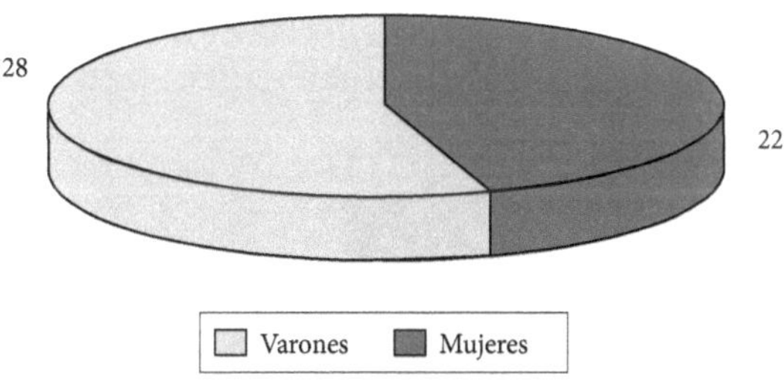

Figura 27: Distribución de la muestra por sexo

En ella el gráfico de sectores indica la distribución por sexo de la muestra. Del total de sujetos, 28 son mujeres y 22 son varones.

Para describir la variable "edad" y, dadas las diferencias entre los sujetos, sobre todo en aquellos con discapacidad, se ha procedido a convertir la edad en meses y después a aplicar los estadísticos de las variables de intervalo. De esta manera, la tabla de estadísticos queda como sigue.

Estadísticos	
Edad	**N**
Válidos	50
Pérdidos	0
Media	126.9200
Desviación típica	50.5447
Asimetría	.728
Error típico de asimetría	.337
Rango	199.00
Mínimo	59.00
Máximo	258.00

Tabla 37: Estadísticos para la variable edad

En ella se aprecia que la media de edad es de 126, 92 meses (10,5 años) y la desviación típica de 50, 54; el coeficiente de asimetría es 0,72, el valor mínimo es de 59 meses (cuatro con nueve años) y el máximo de 258 (21,5 años). Expresado en una gráfica se traduce así.

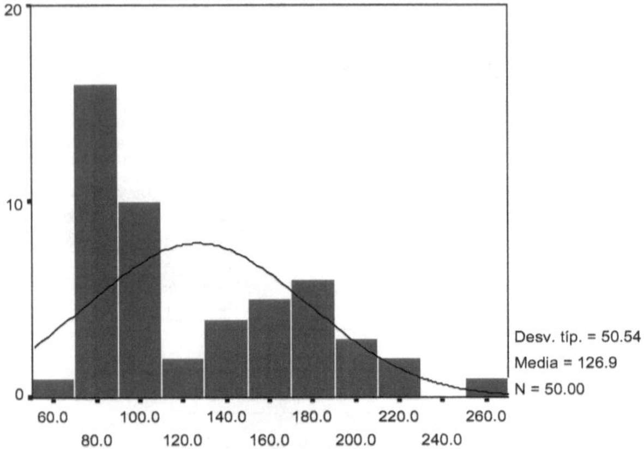

Figura 28: Histograma para la variable edad

La figura 28 muestra la diversidad de edades que, como se ha dicho, corresponden a los dos grupos de sujetos. Los dos rectángulos de mayor dimensión agrupan las edades de los sujetos sin discapacidad.

Parece conveniente, dada la gran variedad de edades de los sujetos de la muestra y para operacionalizar esta variable de cara al posterior análisis de varianza, recodificar la variable edad, expresada en meses, y asignarle cuatro rangos, o sea, cuatro grupos sobre los que establecer el análisis. Estos cuatro grupos, a los que se ha asignado un valor, quedan definidos como sigue:

Del menor a 84 meses = 1
De 84 meses a 101 meses = 2
De 101 meses a 168 meses = 3
De 168 meses al mayor = 4

Variable "edad" en 4 grupos

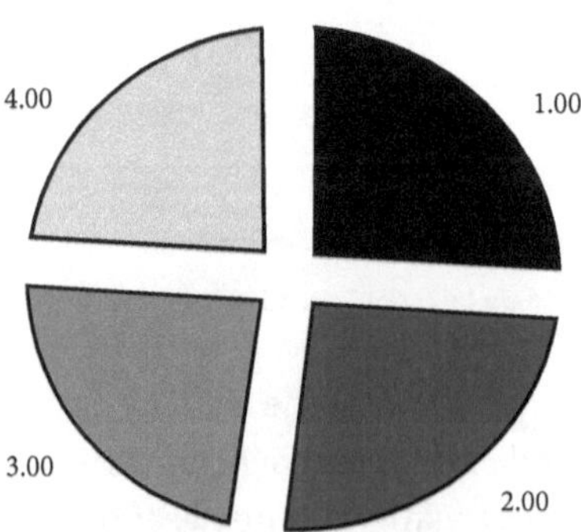

Figura 29: Recodificación de la variable edad

En la figura 29, gráfico de sectores, se aprecia la distribución según los cuatro grupos de edad sobre los que se efectuará el análisis de varianza. Es necesario tener en cuenta que esta agrupación obedece, prácticamente, a las edades de los sujetos, según presenten o no discapacidad. Los sujetos sin discapacidad se sitúan en los dos primeros grupos (1.00 y 2.00) y los que presentan discapacidad en los otros dos grupos (3.00 y 4.00).

1.3. Instrumentos

Todos los sujetos de la muestra, con y sin discapacidad, han sido evaluados en las siguientes pruebas: Tasa Cardiaca y Diámetro Pupilar, en los tres momentos de la toma de datos.

Primera evaluación de Tasa Cardiaca. El examinador tomaba la Tasa Cardiaca en la muñeca de cada sujeto, con un cronómetro marca *Casio*.

Primera evaluación del Diámetro Pupilar. El examinador tomaba una fotografía digital de la cara del sujeto, con una máquina *Olympus*, C-2040ZOOM. La cabeza del sujeto permanecía inmóvil y a un metro de distancia del objetivo.

Segunda evaluación de Tasa Cardiaca. El examinador, inmediatamente después de la aplicación del estímulo vestibular, volvía a tomar las pulsaciones del sujeto de la misma manera que en la primera evaluación.

Segunda evaluación de Diámetro Pupilar. El examinador, inmediatamente después del estímulo vestibular, volvía a tomar una fotografía digital en las mismas condiciones que las de la primera evaluación.

Tercera evaluación de Tasa Cardiaca. El examinador, pasados diez minutos de la aplicación del estímulo vestibular, tomaba las pulsaciones del sujeto en las mismas condiciones que en la primera evaluación.

Tercera evaluación del Diámetro Pupilar. El examinador, pasados diez minutos del estímulo vestibular, tomaba otra fotografía digital en las mismas condiciones que en la primera evaluación.

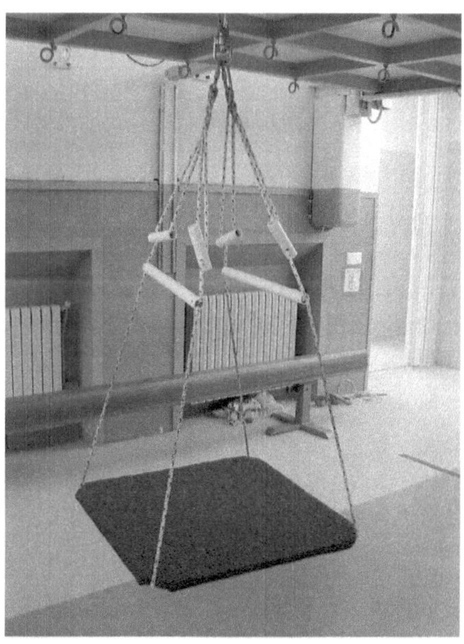

Figura 30: Plataforma Estimulación Vestibular

El instrumento utilizado para procurar el estímulo vestibular ha sido la Plataforma de Estimulación Vestibular ("platform swing"), que aparece en la figura 30. Este instrumento, básicamente, consiste en una plataforma de madera de arce acabada con una laca de poliuretano no tóxica. Está cubierta con una suave moqueta hecha de manojos de fibras de polipropileno. Las cuerdas de suspensión son también de polipropileno y pueden aguantar hasta 159 kilogramos.

Se halla permanentemente suspendida para proporcionar estimulación vestibular pura. Merced a una pieza de acero que tiene en su interior unos rodamientos cónicos, permite estimulaciones rectilíneas y angulares.

La aplicación del estímulo vestibular a los sujetos con discapacidad se ha llevado a cabo en el Aula de Psicomotricidad descrita en el apartado 2.3.1. del primer estudio. El aparato descrito se encontraba colgado, tal como aparece en la fotografía.

Para su utilización con los sujetos sin discapacidad, este instrumento se ha trasladado al gimnasio contiguo del Colegio de Educación Primaria, *Juan Ramón Alegre*, y se ha dispuesto colgada en uno de los ganchos preparados para esta ocasión.

1.4. Procedimiento de recogida de datos

Este segundo estudio se desarrolló en el tercer trimestre del curso escolar 2000-2001. En un primer momento se seleccionó la muestra constituida por 26 sujetos sin discapacidad y 24 sujetos con discapacidad.

Una vez seleccionada la muestra se procedió a efectuar la evaluación inicial de la Tasa Cardiaca y el Diámetro Pupilar. Esta evaluación se iniciaba después de que los sujetos permanecieran sentados en un banco sueco, sin ninguna actividad física, durante cinco minutos.

Seguidamente se aplicó el estímulo vestibular y, a continuación, se llevó a cabo la segunda evaluación de los dos parámetros psicofisiológicos citados. Tras esta segunda toma de datos, los sujetos se dirigían a una pizarra y efectuaban un dibujo, vigilados por una profesora. Esta situación se considera neutra con relación a los fines de nuestro estudio porque en ella no existe actividad física y los sujetos están tranquilos. En el caso de que no pudieran hacer un dibujo, permanecían sin ningún tipo de actividad física. Después de pasados diez minutos, se tomó la tercera evaluación de la Tasa Cardiaca y el Diámetro Pupilar.

La aplicación del estímulo vestibular se desarrollaba de la siguiente manera. El sujeto se subía a la plataforma citada y permanecía sentado y agarrado a las cuerdas. Los primeros 15 segundos se le balanceaba con un arco de aproximadamente uno con cincuenta metros. Después, hasta completar un minuto se le giraba rápidamente diez veces en el sentido de las agujas del reloj. Se paraba brevemente con objeto de evitar las respuestas secundarias. A continuación, se le volvía a girar otras diez veces en el sentido contrario a las agujas del reloj.

Este procedimiento era exactamente el mismo para los dos grupos de la muestra. Para los sujetos sin discapacidad se desarrollaba en el gimnasio del Colegio de Educación Primaria, y para los sujetos con discapacidad se llevaba a cabo en el Aula de Psicomotricidad del Colegio de Educación Especial.

El registro de la Tasa Cardiaca se efectuaba de este modo. Se tomaba las pulsaciones en la muñeca de cada sujeto durante 15 segundos. Luego se multiplicaba por cuatro y se obtenía su Tasa Cardiaca al minuto.

El proceso para obtener los datos del diámetro pupilar de cada sujeto consta de varias fases que se describen seguidamente. En resumen, se trata de poder registrar las variaciones de la pupila, elemento variable, en relación con el iris, elemento que no varía, en la fotografía digital de cada sujeto en los tres momentos de la toma de datos, bajo las mismas condiciones físicas y lumínicas de la sala. La secuencia de operaciones es la siguiente.

a) Las fotografías obtenidas del primer plano de la cara de cada sujeto se digitalizan.

b) Cada fotografía se captura con el Programa *Fhoto Finish*, versión cuatro, y con el zoom se aumenta uno de los ojos del sujeto hasta el 400 %.

c) Con este aumento del ojo, se traza siempre por su centro una línea roja que nos marcará el diámetro de la pupila y otra línea azul, perpendicular a ella, también por el centro, que nos marcará el diámetro del iris.

d) Después, se construye una fracción en la que el numerador queda determinado por el diámetro de la pupila y el denominador por el diámetro del iris. El valor del diámetro de la pupila se establece por la diferencia que existe entre los pixeles del extremo superior e inferior de la línea vertical, tomando la coordenada derecha como referencia. El valor del diámetro del iris consta de la diferencia de píxeles que existe entre el extremo izquierdo y el derecho de la línea horizontal, tomando como referencia la coordenada izquierda del cursor situado en cada extremo.

e) El resultado de dividir el diámetro de la pupila por el diámetro del iris es la cantidad que se expresa como Diámetro Pupilar, medida en píxeles, con cuatro cifras, en cada una de las fotografías de cada uno de los sujetos y de cada uno de los momentos (antes, inmediatamente después y pasados diez minutos de la estimulación).

En las líneas siguientes, se muestra todo el procedimiento en el caso de un sujeto sin discapacidad y en otro con discapacidad.

- Fotografía del primer plano de la cara en los tres momentos de la toma de datos, según figuras 31, 32 y 33.

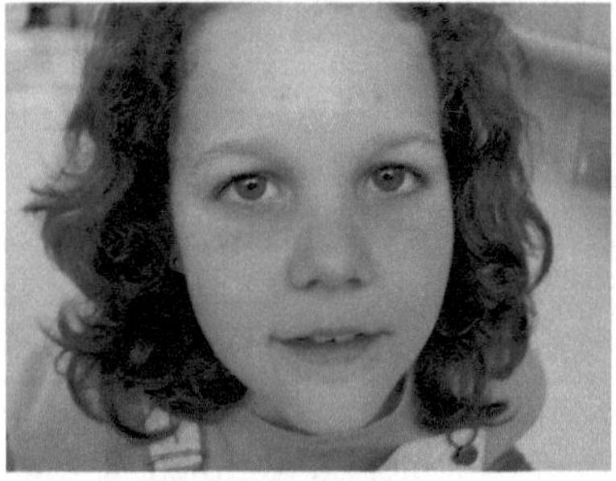

Figura 31: Evaluación primera del sujeto
AG sin discapacidad

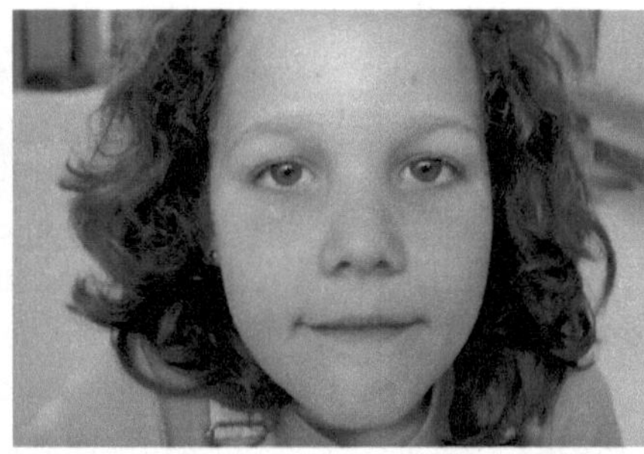

Figura 32: Evaluación segunda del sujeto
AG sin discapacidad

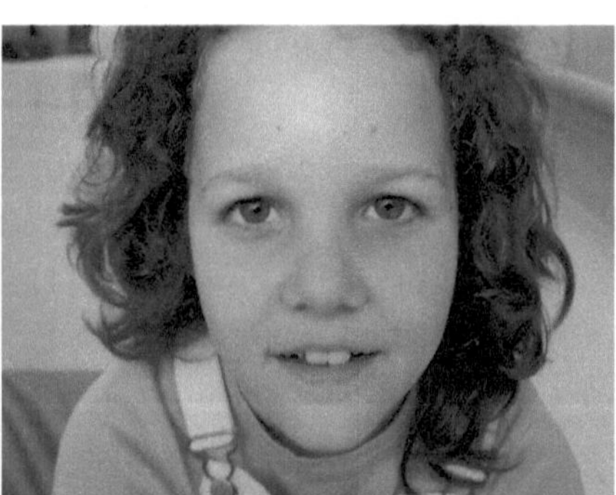

Figura 33: Evaluación tercera del sujeto
AG sin discapacidad

- Fotografía del ojo sobre el que se han llevado a cabo las mediciones, aumentado 400 veces, según figuras 34, 35 y 36.

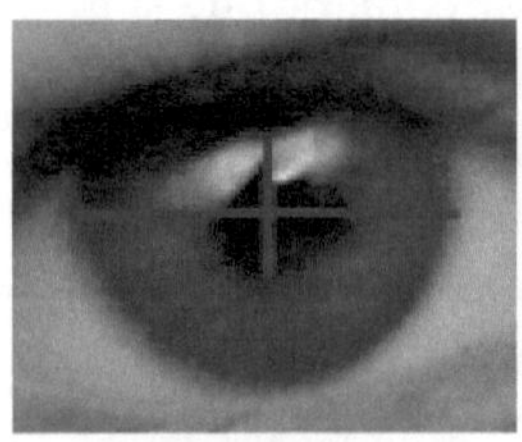

Figura 34: Evaluación
primera del sujeto
AG sin discapacidad

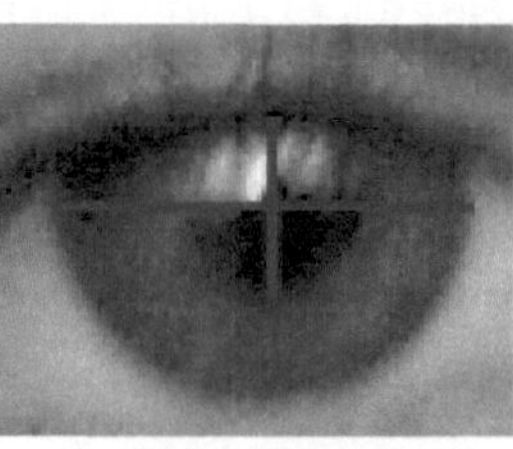

Figura 35: Evaluación
segunda del sujeto
AG sin discapacidad

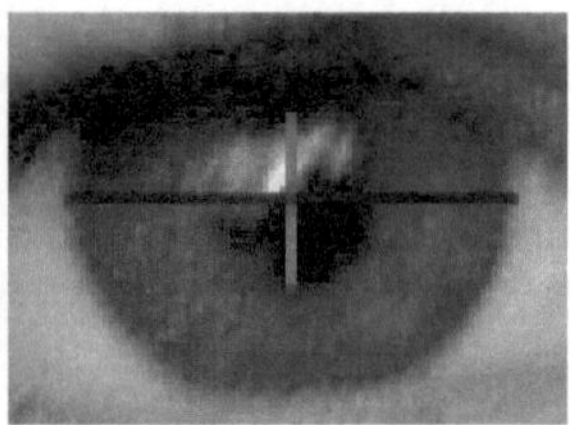

Figura 36: Evaluación
tercera del sujeto AG
sin discapacidad

Mediciones del diámetro de la pupila en relación con el diámetro del iris para este sujeto en los tres momentos (antes, inmediatamente después y pasados diez minutos de la estimulación vestibular), según lo expuesto.

- Fotografía del primer plano de la cara en los tres momentos de la toma de datos que se muestra en las figuras 37, 38 y 39.

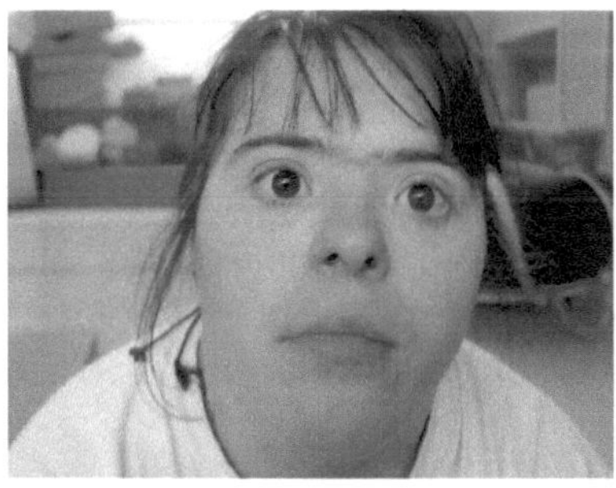

Figura 37: Evaluación primera del sujeto
NG con discapacidad

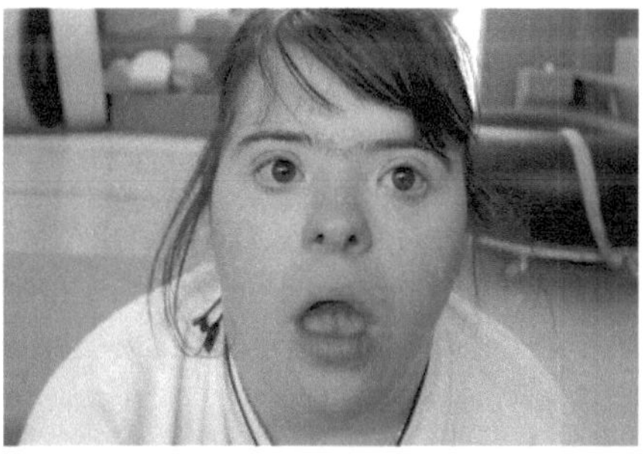

Figura 38: Evaluación segunda del sujeto
NG con discapacidad

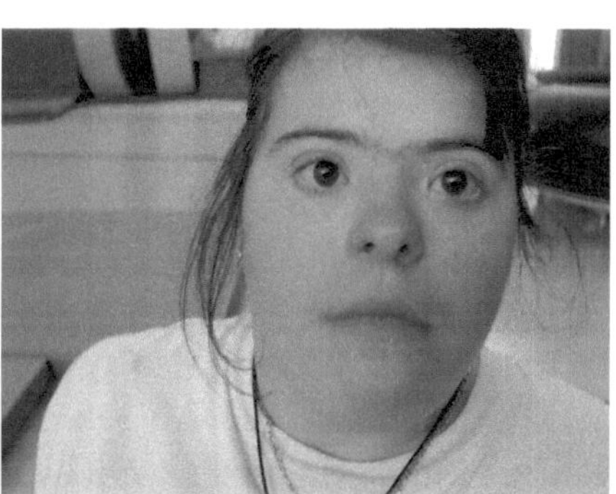

Figura 39: Evaluación tercera del sujeto
NG con discapacidad

- Fotografía del ojo sobre el que se han llevado a cabo las mediciones, aumentado 400 veces, expuesta en las figuras 40, 41 y 42.

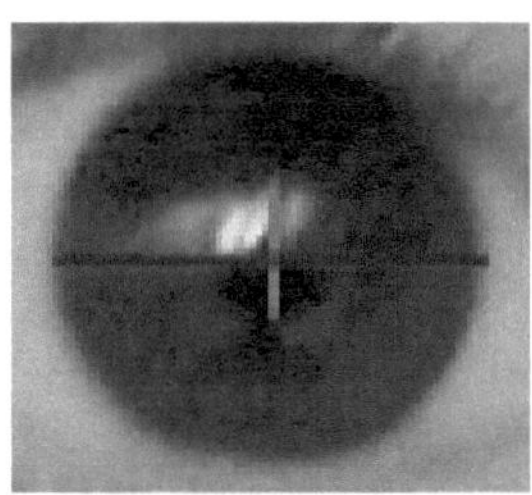

Figura 40: Evaluación
primera del sujeto
NG con discapacidad

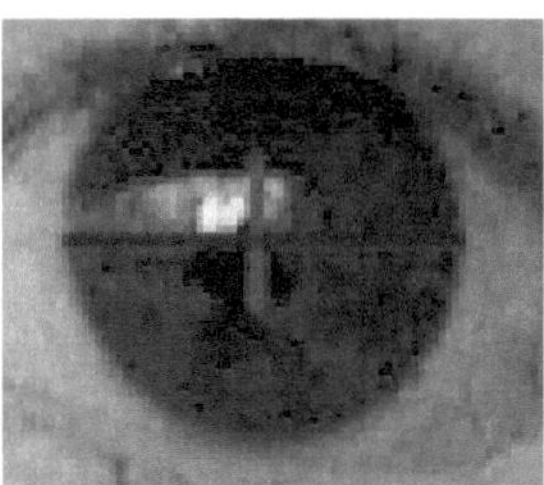

Figura 41: Evaluación
segunda del sujeto
NG con discapacidad

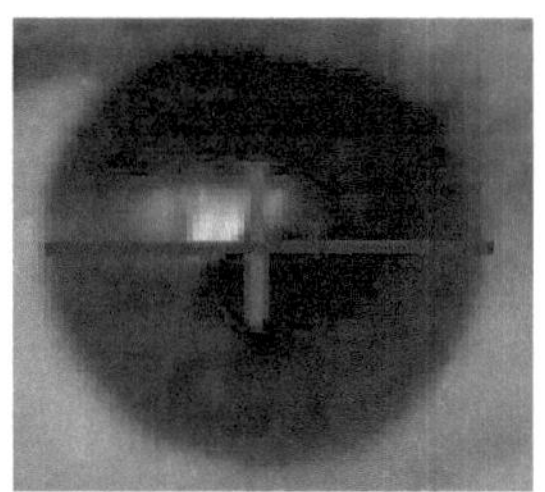

Figura 42: Evaluación
tercera del sujeto
NG con discapacidad

Mediciones del diámetro de la pupila con relación al diámetro del iris para este sujeto en los tres momentos (antes, inmediatamente después y pasados diez minutos de la estimulación vestibular), según lo expuesto.

1.5. Diseño y análisis estadístico

Este segundo estudio pertenece, en el ámbito de la metodología de la investigación, a la que se conoce como investigación cuasi-experimental. Esta metodología se utiliza, tal como explicábamos en el apartado 2.1.4 del primer estudio, para investigar el posible efecto causal de las intervenciones o tratamientos en situaciones abiertas, fuera del contexto del laboratorio, donde el control es escaso y la aleatorización en la asignación de unidades no resulta posible. Es decir, estos diseños cuasi-experimentales parten de grupos que ya están formados o bien son grupos naturales, como es el caso de los de este estudio.

La variable dependiente de esta segunda investigación queda constituida por los niveles de la tasa cardiaca y el diámetro pupilar, en los tres momentos de la toma de datos, mientras que la variable independiente se conforma por la aplicación del estímulo vestibular. A través del análisis de varianza que, como se sabe y ya decíamos más arriba, es un método de inferencia estadística que permite analizar datos empíricos para determinar si hay diferencias significativas entre el conjunto de medias, diferencias mayores de las que se pueden explicar por errores de muestreo, se espera que la manipulación de la variable independiente produzca efectos distintos en las diferentes medidas de la variable dependiente.

El análisis de los datos se efectuó aplicando ANOVAS Split-plot, siendo el factor intersujetos el tipo (sin discapacidad, con discapacidad), la edad (cuatro grupos) y el sexo (mujer, hombre). El factor intrasujetos lo conformaron las medidas pretest-postest de cada variable. El análisis de los datos se efectuó con el programa estadístico SPSS para Windows, versión nueve (Camacho, 2000), cuyos pasos son los siguientes: analizar / modelo lineal general / medidas repetidas. Una vez completado el análisis con todos estos datos se leen las Pruebas de contrastes intrasujetos que son las que aparecen reflejadas en cada uno de los resultados.

1.6. Variables de estudio

Las variables estadísticas se refieren a los datos obtenidos por las tres evaluaciones de los dos parámetros emocionales, Tasa Cardiaca y Diámetro Pupilar, en los tres momentos seleccionados, teniendo en cuenta la distribución de la muestra por discapacidad, sexo y edad.

De esta manera, las variables referidas a la Tasa Cardiaca son las siguientes:

a) Tasa Cardiaca prepost1 por tipo. Se refiere a la comparación de las medidas de la frecuencia cardiaca antes e inmediatamente después de la aplicación del estímulo vestibular, según los sujetos pertenezcan al tipo uno (sin discapacidad) o al tipo dos (con discapacidad).

b) Tasa Cardiaca prepost1 por sexo. Se refiere a la comparación de las medidas de la frecuencia cardiaca antes e inmediatamente después de la aplicación del estímulo vestibular, según los sujetos pertenezcan al grupo uno (mujer) o al grupo dos (varón).

c) Tasa Cardiaca prepost1 por edad. Se refiere a la comparación de las medidas de frecuencia cardiaca antes e inmediatamente después de la aplicación del estímulo vestibular, según pertenezcan a cada uno de los cuatro grupos de edad.

d) Tasa Cardiaca prepost2 por tipo. Se refiere a la comparación de medidas de frecuencia cardiaca antes y pasados diez minutos de la aplicación del estímulo vestibular, según los sujetos pertenezcan al grupo uno (sin discapacidad) o al grupo dos (con discapacidad).

e) Tasa Cardiaca prepost2 por sexo. Se refiere a la comparación de medidas de frecuencia cardiaca antes y pasados diez minutos de la aplicación del estímulo vestibular, según los sujetos pertenezcan al grupo uno (mujer) o al grupo dos (varón).

f) Tasa Cardiaca prepost2 por edad. Se refiere a la comparación de medidas de frecuencia cardiaca antes y pasados diez minutos de la aplicación del estímulo vestibular, según los sujetos pertenezcan a cada uno de los cuatro grupos de edad.

g) Tasa Cardiaca post1post2 por tipo. Se refiere a la comparación de medidas de frecuencia cardiaca inmediatamente después y pasados diez minutos de la aplicación del estímulo vestibular, según los sujetos pertenezcan al grupo uno (sin discapacidad) o al grupo dos (con discapacidad).

h) Tasa Cardiaca post1post2 por sexo. Se refiere a la comparación de medidas de frecuencia cardiaca inmediatamente después y pasados diez minutos de la aplicación del estímulo vestibular, según los sujetos pertenezcan al grupo uno (mujer) o al grupo dos (varón).

i) Tasa Cardiaca post1post2 por edad. Se refiere a la comparación de medidas de frecuencia cardiaca inmediatamente después y pasados diez minutos de la aplicación del estímulo vestibular, según los sujetos pertenezcan a cada uno de los cuatro grupos de edad.

Las variables referidas al Diámetro Pupilar son las siguientes:

a) Diámetro Pupilar prepost1 por tipo. Se refiere a la comparación de las medidas de la pupila en relación con el iris, antes e inmediatamente después de la aplicación del estímulo vestibular, según los sujetos pertenezcan al tipo uno (sin discapacidad) o al tipo dos (con discapacidad).

b) Diámetro Pupilar prepost1 por sexo. Se refiere a la comparación de las medidas de la pupila en relación con el iris, antes e inmediatamente después de la aplicación del estímulo vestibular, según los sujetos pertenezcan al grupo uno (mujer) o al grupo dos (varón).

c) Diámetro Pupilar prepost1 por edad. Se refiere a la comparación de las medidas de la pupila en relación con el iris, antes e inmediatamente después de la aplicación del estímulo vestibular, según los sujetos pertenezcan a cada uno de los cuatro grupos de edad.

d) Diámetro Pupilar prepost2 por tipo. Se refiere a la comparación de las medidas de la pupila en relación con el iris, antes y pasados diez minutos de la aplicación del estímulo vestibular, según los sujetos pertenezcan al tipo uno (sin discapacidad) o al tipo dos (con discapacidad).

e) Diámetro Pupilar prepost2 por sexo. Se refiere a la comparación de las medidas de la pupila en relación con el iris, antes y pasados diez minutos de la aplicación del estímulo vestibular, según los sujetos pertenezcan al grupo uno (mujer) o al grupo dos (varón).

f) Diámetro Pupilar prepost2 por edad. Se refiere a la comparación de las medidas de la pupila en relación con el iris, antes y pasados diez minutos de la aplicación del estímulo vestibular, según los sujetos pertenezcan a cada uno de los cuatro grupos de edad.

g) Diámetro Pupilar post1post2 por tipo. Se refiere a la comparación de las medidas de la pupila en relación con el iris, inmediatamente después y pasados diez minutos de la aplicación del estímulo vestibular, según los sujetos pertenezcan al tipo uno (sin discapacidad) o al tipo dos (con discapacidad).

h) Diámetro Pupilar post1post2 por sexo. Se refiere a la comparación de las medidas de la pupila en relación con el iris, inmediatamente después y pasados diez minutos de la aplicación del estímulo vestibular, según los sujetos pertenezcan al grupo uno (mujer) o al grupo dos (varón).

i) Diámetro Pupilar post1post2 por edad. Se refiere a la comparación de las medidas de la pupila en relación con el iris, inmediatamente después y pasados diez minutos de la aplicación del estímulo vestibular, según los sujetos pertenezcan a cada uno de los cuatro grupos de edad.

— 2 —

Resultados

Los resultados de este segundo estudio se van a presentar como sigue. En primer lugar, se expondrán los resultados de la variable Tasa Cardiaca y, en segundo lugar, los de la variable Diámetro Pupilar.

En tercer lugar, se mostrarán los resultados del análisis estadístico de la variable Tasa Cardiaca en la primera, segunda y tercera evaluación, considerando a los grupos según tipo de sujetos (sin discapacidad y con discapacidad), según el sexo y según la edad.

En cuarto lugar, se explicitarán los resultados del análisis estadístico de la variable Diámetro Pupilar en la primera, segunda y tercera evaluación, considerando a los grupos según tipo de sujetos (sin discapacidad y con discapacidad), según sexo y según edad.

2.1. Resultados de la variable Tasa Cardiaca

Los resultados de la variable Tasa Cardiaca se expresan en la tabla siguiente en la que cada columna contiene:

- Columna sujetos: En esta columna se numeran todos los sujetos.
- Columna tipo: En ella los sujetos se distribuyen así: Tipo 1 = sujeto sin discapacidad, Tipo 2 = sujeto con discapacidad.
- Columna edad: En ella se expresa la edad de cada sujeto en meses.
- Columna sexo: Los sujetos se distribuyen por sexo: Tipo 1 = mujer, Tipo 2 = hombre.
- Columna tcpre: Significa tasa cardiaca antes de la aplicación del estímulo vestibular.
- Columna tcpost1: Significa tasa cardiaca inmediatamente después de la aplicación del estimulo vestibular.
- Columna tcpost2: Significa tasa cardiaca pasados diez minutos de la aplicación del estímulo vestibular.

Sujetos	Tipo	Edad	Sexo	Tcpre	Tcpost1	Tcpost2
1.00	1.00	97.00	1.00	90.00	120.00	90.00
2.00	1.00	87.00	1.00	100.00	130.00	120.00
3.00	1.00	77.00	1.00	100.00	120.00	110.00
4.00	1.00	84.00	1.00	100.00	110.00	100.00
5.00	1.00	80.00	1.00	110.00	130.00	110.00
6.00	1.00	77.00	2.00	90.00	120.00	110.00
7.00	1.00	75.00	2.00	100.00	130.00	110.00
8.00	1.00	86.00	2.00	90.00	120.00	110.00
9.00	1.00	82.00	1.00	90.00	130.00	100.00
10.00	1.00	80.00	1.00	100.00	110.00	90.00
11.00	1.00	78.00	1.00	100.00	110.00	90.00
12.00	1.00	85.00	1.00	110.00	130.00	120.00
13.00	1.00	81.00	1.00	100.00	120.00	100.00
14.00	1.00	77.00	1.00	100.00	120.00	90.00
15.00	1.00	84.00	1.00	100.00	120.00	100.00
16.00	1.00	84.00	1.00	100.00	120.00	110.00
17.00	1.00	108.00	1.00	90.00	110.00	90.00
18.00	1.00	98.00	2.00	90.00	100.00	90.00
19.00	1.00	91.00	1.00	100.00	110.00	90.00
20.00	1.00	101.00	2.00	110.00	120.00	90.00
21.00	1.00	95.00	1.00	70.00	90.00	90.00
22.00	1.00	92.00	1.00	80.00	100.00	90.00
23.00	1.00	91.00	1.00	90.00	110.00	100.00
24.00	1.00	91.00	2.00	90.00	120.00	100.00
25.00	1.00	89.00	1.00	90.00	120.00	100.00
26.00	1.00	98.00	1.00	100.00	130.00	110.00
27.00	2.00	162.00	2.00	70.00	90.00	80.00
28.00	2.00	139.00	1.00	90.00	120.00	100.00
29.00	2.00	59.00	1.00	100.00	120.00	100.00
30.00	2.00	134.00	2.00	70.00	80.00	70.00
31.00	2.00	144.00	1.00	90.00	100.00	70.00
32.00	2.00	189.00	2.00	80.00	100.00	90.00
33.00	2.00	122.00	2.00	90.00	110.00	80.00
34.00	2.00	170.00	1.00	90.00	100.00	80.00
35.00	2.00	174.00	2.00	80.00	90.00	70.00
36.00	2.00	162.00	2.00	70.00	100.00	80.00

Sujetos	Tipo	Edad	Sexo	Tcpre	Tcpost1	Tcpost2
37.00	2.00	167.00	1.00	60.00	70.00	60.00
38.00	2.00	179.00	2.00	90.00	110.00	80.00
39.00	2.00	166.00	2.00	100.00	110.00	100.00
40.00	2.00	194.00	2.00	60.00	90.00	70.00
41.00	2.00	183.00	1.00	60.00	70.00	60.00
42.00	2.00	143.00	2.00	80.00	100.00	70.00
43.00	2.00	189.00	1.00	70.00	70.00	60.00
44.00	2.00	223.00	2.00	90.00	120.00	80.00
45.00	2.00	200.00	2.00	80.00	100.00	90.00
46.00	2.00	229.00	1.00	90.00	100.00	80.00
47.00	2.00	201.00	2.00	80.00	90.00	70.00
48.00	2.00	258.00	2.00	80.00	110.00	80.00
49.00	2.00	124.00	2.00	100.00	130.00	110.00
50.00	2.00	167.00	2.00	100.00	120.00	100.00

Tabla 38: Datos de la Tasa Cardíaca

2.2. Resultados de la variable Diámetro Pupilar

Los resultados de la variable Diámetro Pupilar se expresan en la tabla siguiente en la que cada columna contiene:

- Columna sujetos: En esta columna se numeran todos los sujetos.
- Columna tipo: En ella los sujetos se distribuyen así: Tipo 1 = sujeto sin discapacidad, Tipo 2 = sujeto con discapacidad.
- Columna edad: En ella se expresa la edad de cada sujeto en meses.
- Columna sexo: Los sujetos se distribuyen por sexo: Tipo 1 = mujer, Tipo 2 = hombre.
- Columna pupre: Significa diámetro de la pupila antes de la aplicación del estímulo vestibular.
- Columna pupost1: Significa diámetro de la pupila inmediatamente después de la aplicación del estímulo vestibular.
- Columna pupost2: Significa diámetro de la pupila pasados diez minutos de la aplicación del estímulo vestibular.

Los cuatro decimales de la cifra resultante en pixeles se han reducido a dos teniendo en cuenta la regla más usual: si las dos últimas cifras son mayores de 50 se suma 1 a las centenas y si son menores de 50 las centenas no varían.

Sujetos	Tipo	Edad	Sexo	Pupre	Pupost	Pupost2
1.00	1.00	97.00	1.00	.46	.48	.39
2.00	1.00	87.00	1.00	.37	.43	.39
3.00	1.00	77.00	1.00	.41	.42	.36
4.00	1.00	84.00	1.00	.31	.33	.33
5.00	1.00	80.00	1.00	.30	.41	.38
6.00	1.00	77.00	2.00	.31	.36	.38
7.00	1.00	75.00	2.00	.34	.35	.33
8.00	1.00	86.00	2.00	.33	.33	.28
9.00	1.00	82.00	1.00	.30	.34	.35
10.00	1.00	80.00	1.00	.38	.46	.37
11.00	1.00	78.00	1.00	.30	.32	.28
12.00	1.00	85.00	1.00	.32	.37	.42
13.00	1.00	81.00	1.00	.33	.39	.41
14.00	1.00	77.00	1.00	.33	.32	.29
15.00	1.00	84.00	1.00	.27	.33	.31
16.00	1.00	84.00	1.00	.27	.33	.30
17.00	1.00	108.00	1.00	.28	.41	.33
18.00	1.00	98.00	2.00	.31	.42	.35
19.00	1.00	91.00	1.00	.35	.41	.28
20.00	1.00	101.00	2.00	.36	.39	.27
21.00	1.00	95.00	1.00	.35	.39	.32
22.00	1.00	92.00	1.00	.33	.38	.34
23.00	1.00	91.00	1.00	.34	.40	.39
24.00	1.00	91.00	2.00	.27	.32	.35
25.00	1.00	89.00	1.00	.40	.42	.33
26.00	1.00	98.00	1.00	.35	.44	.37
27.00	2.00	162.00	2.00	.37	.49	.33
28.00	2.00	139.00	1.00	.35	.38	.33
29.00	2.00	59.00	1.00	.33	.38	.27
30.00	2.00	134.00	2.00	.25	.32	.31
31.00	2.00	144.00	1.00	.32	.39	.34
32.00	2.00	189.00	2.00	.36	.42	.39
33.00	2.00	122.00	2.00	.35	.47	.38
34.00	2.00	170.00	1.00	.30	.39	.38
35.00	2.00	174.00	2.00	.26	.35	.35
36.00	2.00	162.00	2.00	.39	.41	.36

Sujetos	Tipo	Edad	Sexo	Pupre	Pupost	Pupost2
37.00	2.00	167.00	1.00	.36	.41	.34
38.00	2.00	179.00	2.00	.36	.45	.33
39.00	2.00	166.00	2.00	.39	.41	.42
40.00	2.00	194.00	2.00	.40	.39	.39
41.00	2.00	183.00	1.00	.37	.32	.31
42.00	2.00	143.00	2.00	.38	.38	.39
43.00	2.00	189.00	1.00	.38	.38	.34
44.00	2.00	223.00	2.00	.32	.38	.37
45.00	2.00	200.00	2.00	.38	.41	.40
46.00	2.00	229.00	1.00	.32	.38	.34
47.00	2.00	201.00	2.00	.33	.41	.34
48.00	2.00	258.00	2.00	.37	.45	.43
49.00	2.00	124.00	2.00	.37	.42	.34
50.00	2.00	167.00	2.00	.35	.38	.36

Tabla 39: Datos del diámetro de la pupila

2.3. Resultados del análisis de la variable Tasa Cardiaca

En este apartado vamos a presentar los resultados de la variable Tasa Cardiaca atendiendo a sus diferentes niveles de análisis. En primer lugar, se van a comparar los resultados de Tasa Cardiaca antes de la aplicación del estímulo vestibular con los obtenidos inmediatamente después de la estimulación. En segundo lugar, se procede a comparar los datos obtenidos de esta variable antes de la estimulación y pasados diez minutos de su aplicación. En tercer lugar, se procede a comparar los datos obtenidos inmediatamente después de la aplicación del estímulo vestibular y pasados diez minutos del mismo. Tanto en unos análisis como en otros, se comparan dichos resultados por tipo de sujetos, según presenten o no discapacidad, por sexo, según sean mujeres u hombres, y por grupos de edad, según pertenezcan a uno u otro de los cuatro grupos de edad.

A) Resultados del análisis de la variable Tasa Cardiaca

- Se examina la variable prepost1 con relación al tipo de sujetos, o sea, los resultados antes e inmediatamente después de la estimulación comparando los dos grupos de sujetos, sin discapacidad y con discapacidad. El resultado se muestra en la tabla 40.

PRUEBAS DE CONTRASTES INTRA-SUJETOS

Medida: MEASURE 1

Fuente	PREPOST	Suma cuadrado tipo II	gl	Media cuadrática	F	Sig
PREPOST	Lineal	9713.853	1	9713.853	263.852	**.000**
PREPOST* TIPO	Lineal	81.853	1	81.853	2.223	.142
Error(PREPOST)	Lineal	1767.147	48	36.816		

Tabla 40: Resultado de tasa cardiaca prepost1 por tipo

Los contrastes han sido significativos en la variable prepost1 [F(1,48) = 263.852; p < 0.001], pero no en la interacción prepost1 x tipo [F(1,48) =2.223; p >0.05]. Existen diferencias significativas antes y después de la estimulación en la tasa cardiaca de todos los sujetos, con discapacidad y sin discapacidad, pero no se dan esas diferencias en la interacción prepost entre estos dos grupos experimentales.

En la figura 43 se expresa la diferencia en el prepost1 en cada uno de los grupos.

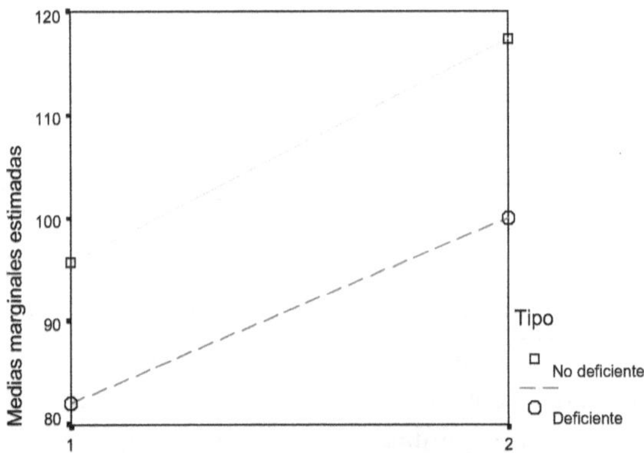

Figura 43 : Tasa cardiaca prepost1 por tipo

En ella se muestra que las líneas correspondientes a cada uno de los grupos aumentan de manera similar y su trazado discurre casi paralelo. No obstante, llama la atención que la situación de activación cardiovascular en un grupo y otro es bastante distinta. Mientras que los sujetos con discapacidad parten de una media de alrededor de 80 pulsaciones, los sujetos sin discapacidad lo hacen de 95. Los primeros alcanzan alrededor de 95 y los segundos más de 115 pulsaciones.

- En las líneas siguientes, se analiza la variable prepost1 con relación al sexo de los sujetos de la muestra. El valor uno corresponde a Mujer y el valor dos a Varón. El resultado se muestra en la tabla siguiente.

PRUEBAS DE CONTRASTES INTRA-SUJETOS

Medida: MEASURE 1

Fuente	PREPOST	Suma cuadrado tipo II	gl	Media cuadrática	F	Sig
PREPOST	Lineal	9824.026	1	9824.026	261.832	**.000**
PREPOST* SEXO	Lineal	48.026	1	48.026	1.280	.264
Error(PREPOST)	Lineal	1800.974	48	37.520		

Tabla 41: Resultados de tasa cardiaca prepost1 por sexo

Los contrastes resultaron significativos en el prepost1 [$F(1,48) = 261.832$; $p < 0.001$], pero no en la interacción prepost1 x sexo [$F(1,48) = 1.280$; $p > 0.05$]. Existen, pues, diferencias significativas en todos los sujetos, mujeres y hombres, antes e inmediatamente después de la estimulación, sin que se den diferencias significativas en la interacción prepost entre estos dos grupos experimentales. En la figura 44 se aprecia la evolución de ambos grupos, según el sexo.

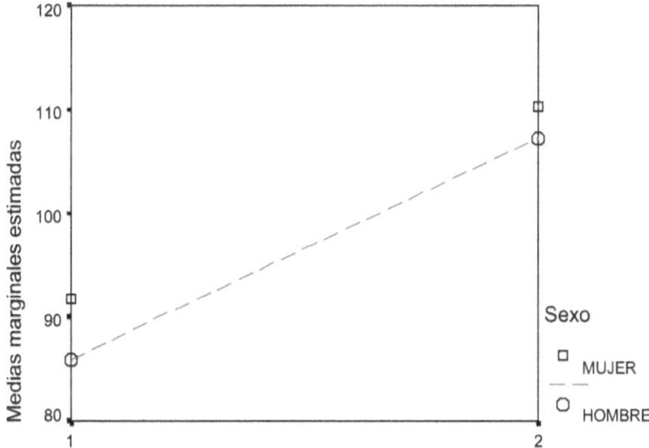

Figura 44: Tasa cardiaca prepost1 por sexo

Las líneas correspondientes a mujeres y a hombres siguen una tendencia similar; ambos están mucho más activados cardiovascularmente después de la aplicación del estímulo vestibular, pero, tal como se aprecia en el gráfico de líneas, la situación de partida es ligeramente diferente. Las mujeres parten de una situación de mayor activación que los hombres pero estos últimos se activan un poco más en el proceso de estimulación.

- En tercer lugar, se procede a verificar si existen o no diferencias significativas antes e inmediatamente después de la aplicación del estímulo vestibular, en relación con la edad de los sujetos de la muestra que, como se ha descrito, han quedado conformados en cuatro grupos.

PRUEBAS DE CONTRASTES INTRA-SUJETOS

Medida: MEASURE 1

Fuente	PREPOST	Suma cuadrado tipo III	gl	Media cuadrática	F	Sig
PREPOST	Lineal	9713.853	1	9713.853	256.699	**.000**
PREPOST* NEDAD1	Lineal	108.295	3	36.098	.954	.423
Error(PREPOST)	Lineal	1740.705	46	37.841		

Tabla 42: Resultados de tasa cardiaca prepost1 por edad

En la tabla anterior se observa que los contrastes en el prepost1 de los dos grupos han resultado significativos [F(1,46) = 256.699; p < 0.001], pero la interacción prepost1 x grupos de edad no ha tenido significación estadística [F (1,46) = 0.954; p > 0.05]. Por lo tanto, se infiere que no existe diferencia significativa entre los grupos de edades en su comportamiento en el pretestpostest.

En la figura 45 se puede seguir el comportamiento de los cuatro grupos.

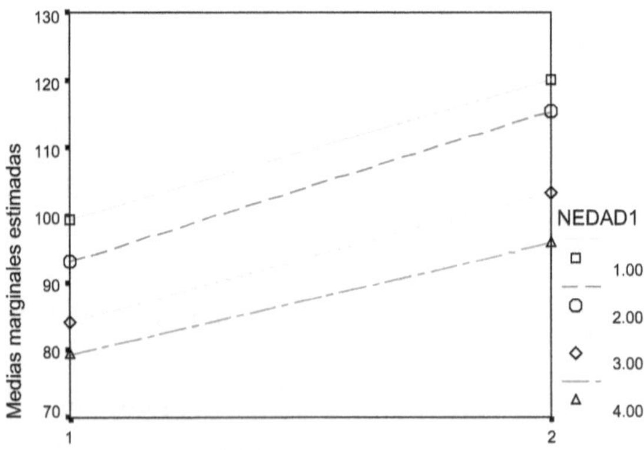

Figura 45: Tasa cardiaca por grupos de edad

Se aprecia que la tendencia de las líneas correspondientes a los cuatro grupos de edad es similar pero también se constatan algunas diferencias. Los grupos uno y dos que pertenecen a población sin discapacidad de edades más jóvenes parten de mayor activación cardiovascular y también llegan a tasas cardiacas más elevadas, mientras que los grupos tres y cuatro de población con discapacidad y con mayor edad parten de menor activación y también consiguen menores tasas cardiacas inmediatamente después de la aplicación del estímulo vestibular.

- Se pretende ahora averiguar si existe diferencia significativa entre el resultado de la tasa cardiaca antes de la estimulación y después de que han pasado diez minutos de la misma con relación al tipo de sujetos. El resultado de los contrastes se ofrece en la siguiente tabla.

PRUEBAS DE CONTRASTES INTRA-SUJETOS

Medida: MEASURE 1

Fuente	PREPOST	Suma cuadrado tipo III	gl	Media cuadrática	F	Sig
PREPOST	Lineal	54.256	1	54.256	1.090	.302
PREPOST* TIPO	Lineal	246.256	1	246.256	4.946	**.031**
Error(PREPOST)	Lineal	2389.744	48	49.786		

Tabla 43: Tasa cardiaca prepost2 por tipo

Los contrastes intrasujetos indican que no existe diferencia significativa en la variable prepost2 [$F(1,48) = 1.090$; $p > 0.05$] en los dos grupos, pero que se dan diferencias significativas en la interacción pre-post x tipo [$F(1,48) = 4.946$; $p < 0.05$] entre los sujetos con discapacidad y sin ella. La figura 46 con el gráfico de barras muestra esta situación.

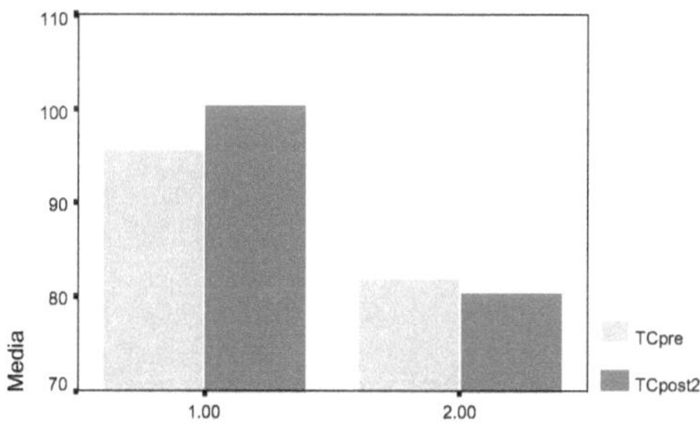

Tipo 1 = No deficiente; Tipo 2 = Deficiente

Figura 46: Tasa cardiaca prepost2 por tipo.

Esta diferencia en el post2, pasados diez minutos de la aplicación del estímulo vestibular, apuntaría a poder afirmar que los sujetos con discapacidad alcanzan antes los valores de tasa cardiaca previos a la estimulación, por lo que el efecto de la misma no sería tan duradero y, por tanto, necesitarían mayores dosis del programa de estimulación.

- En las líneas siguientes, se analizan las variables de tasa cardiaca prepost2 por sexo, antes y pasados diez minutos de la estimulación, que arrojan los siguientes resultados.

PRUEBAS DE CONTRASTES INTRA-SUJETOS

Medida: MEASURE 1

Fuente	PREPOST	Suma cuadrado tipo III	gl	Media cuadrática	F	Sig
PREPOST	Lineal	64.935	1	64.935	1.183	.282
PREPOST* SEXO	Lineal	.935	1	.935	.017	**.897**
Error(PREPOST)	Lineal	2635.065	48	54.897		

Tabla 44: Tasa cardiaca prepost2 por sexo

Los contrastes indican que no hubo diferencias en la variable prepost2 [$F_{(1,48)}$ = 1.183; $p > 0.05$], ni en la interacción prepost x sexo [$F_{(1,48)}$ = 0.017; $p > 0.05$]. No existen, pues, diferencias significativas entre los hombres y las mujeres con relación a la tasa cardiaca antes y pasados diez minutos de la estimulación. En la figura 47 se aprecia la evolución.

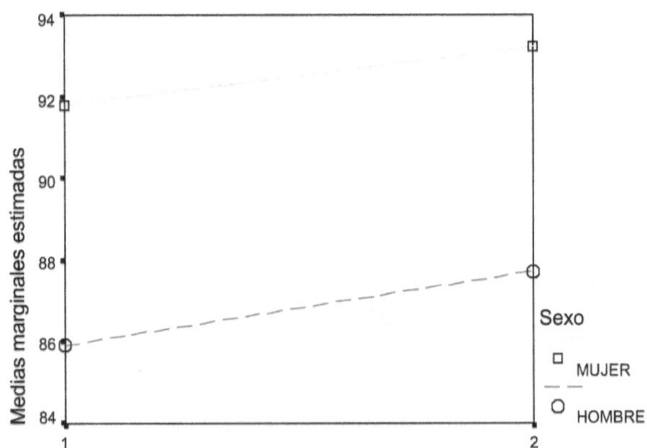

Figura 47: Tasa cardiaca prepost2 por sexo

En ella el gráfico muestra que la tendencia de las líneas que corresponden a la evolución de mujeres y hombres en la tasa cardiaca pasados diez minutos de la aplicación del estímulo vestibular, es similar. Se pone de relieve, también, el diferente punto de partida y las cotas alcanzadas de unas y otros: en las mujeres, después de diez minutos de la estimulación, la tasa cardiaca es mayor, o sea, el efecto del estímulo vestibular es más persistente que en los hombres.

- Se procede, ahora, al análisis de la variable tasa cardiaca prepost2 por grupos de edad que presenta los siguientes resultados.

PRUEBAS DE CONTRASTES INTRA-SUJETOS

Medida: MEASURE 1

Fuente	PREPOST	Suma cuadrado tipo III	gl	Media cuadrática	F	Sig
PREPOST	Lineal	54.256	1	54.256	1.091	.302
PREPOST* NEDAD1	Lineal	348.821	4	116.274	2.339	.086
Error(PREPOST)	Lineal	2287.179	48	49.721		

Tabla 45: Tasa cardiaca prepost2 por edad

Los contrastes no resultaron significativos en el prepost2 [F(1,46) = 1.091; p > 0.05] ni en la interacción prepost2 por grupos de edad [F(1,46) = 2.339; p > 0.05]. Los valores de la tasa cardiaca antes y pasados diez minutos de la estimulación no variaron significativamente en el prepost, aunque estas variaciones sí se reflejaron en los diferentes grupos de edad. En la figura 48 se aprecia mejor esta afirmación.

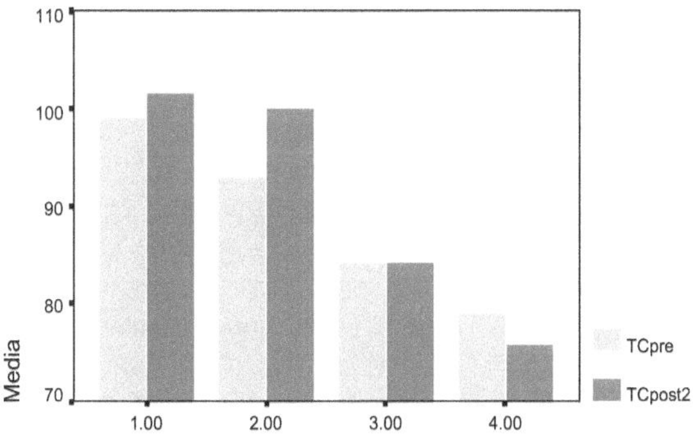

Figura 48: Tasa cardiaca prepost2 por grupos de edad

En el gráfico se puede observar que en los grupos de edad uno y dos, los más jóvenes y sin discapacidad, la influencia del estímulo vestibular parece persistir más en el tiempo (pasados diez minutos), mientras que en los grupos tres y cuatro correspondientes a sujetos con discapacidad y de más edad, la persistencia del estímulo vestibular en cuanto a la activación cardiovascular parece persistir menos en el tiempo. Este dato parecería apuntar a la necesidad de mayores dosis de estimulación vestibular en sujetos con discapacidad, sin importar demasiado la edad de los sujetos.

- En este apartado se procede a analizar los datos de la tasa cardiaca inmediatamente después de la aplicación del estímulo vestibular y pasados diez minutos del mismo, según el tipo de sujetos, según presenten o no discapacidad. El resultado del análisis se muestra en la siguiente tabla.

PRUEBAS DE CONTRASTES INTRA-SUJETOS

Medida: MEASURE 1

Fuente	PREPOST	Suma cuadrado tipo III	gl	Media cuadrática	F	Sig
PREPOST	Lineal	8316.160	1	8316.160	245.671	**.000**
PREPOST* TIPO	Lineal	44.160	1	44.160	1.305	.259
Error(PREPOST)	Lineal	1624.840	48	33.851		

Tabla 46: Tasa cardiaca post1post2 por tipo

En ella se puede comprobar que los contrastes en el prepost han sido significativos [$F(1,48) = 245.671$; $p < 0.001$], pero no en la interacción prepost por tipo [$F(1,48) = 1.305$; $p > 0.05$], lo que quiere decir que se han producido modificaciones significativas en todos los sujetos en los valores del post1 en relación con el post2, y que dichas modificaciones no han sido distintas en función de la discapacidad de los sujetos. La figura 49 muestra esta afirmación.

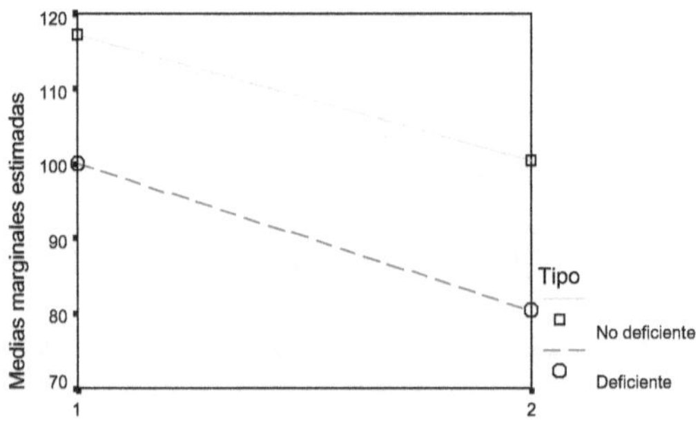

Figura 49: Tasa cardiaca post1post2 por tipo

En ella el gráfico indica que la tónica de ambas líneas, la de los sujetos sin discapacidad y con discapacidad, siguen un descenso similar, y que la media de los primeros, pasados diez minutos de la aplicación del estímulo vestibular, se sitúa más alta que la de los segundos.

- A continuación, se procede a analizar los datos de la tasa cardiaca inmediatamente después de la aplicación del estímulo vestibular y pasados diez minutos del mismo, según el sexo de los sujetos. El resultado del análisis se muestra en la siguiente tabla.

PRUEBAS DE CONTRASTES INTRA-SUJETOS

Medida: MEASURE 1

Fuente	PREPOST	Suma cuadrado tipo III	gl	Media cuadrática	F	Sig
PREPOST	Lineal	8291.558	1	8291.558	243.654	**.000**
PREPOST* SEXO	Lineal	35.558	1	35.558	1.045	.312
Error(PREPOST)	Lineal	1633.442	48	34.030		

Tabla 47: asa cardiaca post1post2 por sexo

En él se puede percibir que los contrastes en el prepost han sido significativos [F(1,48) = 243.654; p < 0.001], pero no en la interacción prepost por tipo [F(1,48) = 1.045; p > 0.05], lo que denota que se han producido modificaciones significativas en todos los sujetos en los valores del post1 en relación con el post2, y que dichas modificaciones no han sido distintas en función del sexo de los sujetos. En la figura 50 se muestra esta afirmación.

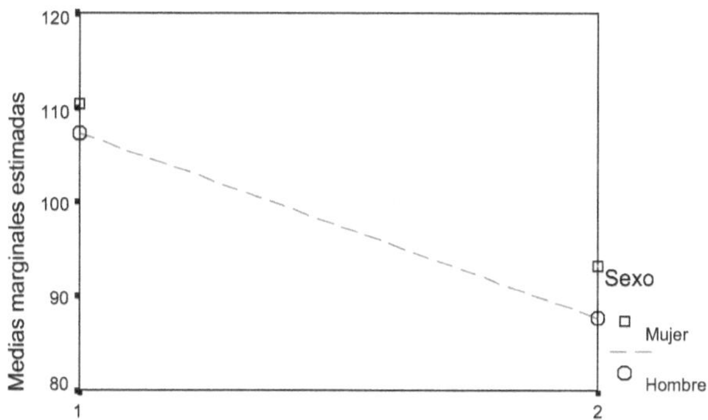

Figura 50: Tasa cardiaca post1post2 por sexo

El gráfico indica que la tónica de ambas líneas, la de las mujeres y la de los hombres, sigue un descenso similar, y que la media de los hombres, pasados diez minutos de la aplicación del estímulo vestibular, decae ligeramente más que la de las mujeres.

- Se procede ahora a analizar los datos de la tasa cardiaca inmediatamente después de la aplicación del estímulo vestibular y pasados diez minutos del mismo, según los cuatro grupos de edad que tenemos definidos. El resultado del análisis se muestra en la siguiente tabla.

PRUEBAS DE CONTRASTES INTRA-SUJETOS

Medida: MEASURE 1

Fuente	PREPOST	Suma cuadrado tipo III	gl	Media cuadrática	F	Sig
PREPOST	Lineal	8316.160	1	8316.160	240.293	**.000**
PREPOST* NEDAD1	Lineal	77.013	3	25.671	.742	.533
Error(PREPOST)	Lineal	1591.987	46	34.308		

Tabla 48: Tasa cardiaca post1post2 por grupos de edad

La tabla 48 refleja que los contrastes en el prepost han sido significativos [$F(1,46) = 240.293$; $p < 0.001$], pero no en la interacción prepost por tipo [$F(1,46) = 0.742$; $p > 0.05$]. Se han producido modificaciones significativas en todos los grupos de edad en los valores del post1 y el post2, pero dichas modificaciones no han sido distintas con relación a cada uno de los grupos. En la figura 51 se muestra esta afirmación.

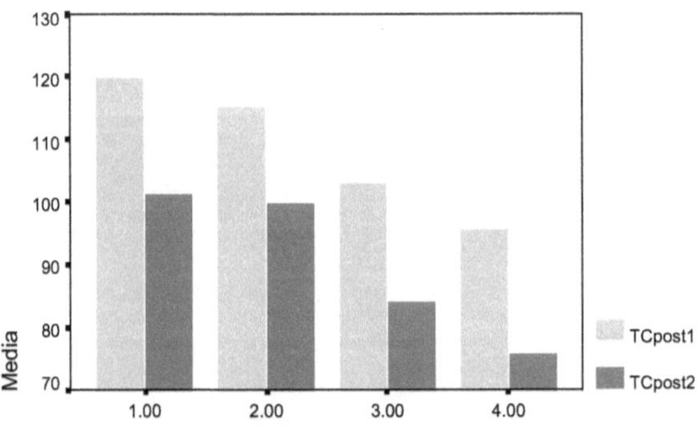

Figura 51: Tasa cardiaca post1post2 por grupos de edad

El gráfico indica que el descenso en el post2 es general en todos los grupos de edad, pero que dicho descenso no es el mismo para todos los grupos. Para los grupos uno y dos, los que representan a los más jóvenes y sin discapacidad, el descenso es igual y menor que para los otros dos grupos. El grupo cuatro que corresponde a los más mayores y con discapacidad es el que mayor porcentaje desciende.

2.4. Resultados del análisis de la variable Diámetro Pupilar

En este apartado vamos a presentar los resultados de la variable diámetro pupilar atendiendo a sus diferentes niveles de análisis. En primer lugar, se van a comparar los resultados del diámetro de la pupila antes de la aplicación del estímulo vestibular con los obtenidos inmediatamente después de la estimulación. En segundo lugar, se procede a comparar los datos obtenidos de esta variable antes de la estimulación y pasados diez minutos de su aplicación. En tercer lugar, se valoran los resultados obtenidos inmediatamente después de la estimulación con relación a los que se obtienen pasados diez minutos de la aplicación del estímulo vestibular.

- En un primer momento, se examina la variable prepost1 referida al tipo de sujetos, es decir, los resultados antes e inmediatamente después de la estimulación comparando los dos grupos de sujetos, sin discapacidad y con discapacidad. El resultado se muestra en la tabla 49.

PRUEBAS DE CONTRASTES INTRA-SUJETOS

Medida: MEASURE 1

Fuente	PREPOST	Suma cuadrado tipo III	gl	Media cuadrática	F	Sig
PREPOST	Lineal	6.363E-02	1	6.363E-02	91.773	**.000**
PREPOST* TIPO	Lineal	9.546E-05	1	9.546E-05	.138	.712
Error(PREPOST)	Lineal	3.328E-02	48	6.933E-04		

Tabla 49: Resultado de diámetro pupilar por tipo

Los contrastes han sido significativos en la variable pre-post [F(1,48) = 91.773; p < 0.001], pero no en la interacción prepost x tipo [F(1,48) = 0.138; p > 0.05]. Existen, pues, diferencias significativas antes y después de la estimulación en el diámetro pupilar en todos los sujetos, con y sin discapacidad, sin que se den diferencias significativas en la evolución prepost entre estos dos grupos experimentales. La figura 52 expresa la diferencia en el prepost en cada uno de los grupos.

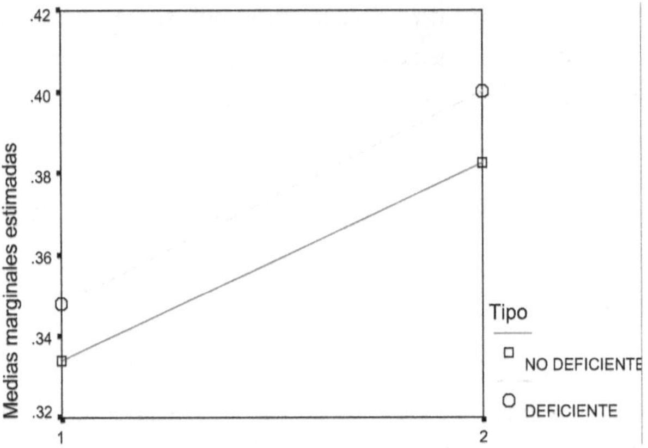

Figura 52: Diámetro pupilar por tipo

En ella se aprecia que la tendencia de las líneas siguen la misma tónica en los dos grupos de sujetos y que los aumentos son similares. En este caso el punto de partida de los sujetos sin discapacidad se sitúa ligeramente por debajo del de los sujetos con discapacidad y, también, la cota alcanzada. Se podría inferir que estos últimos parecen más expectantes ante la situación de la estimulación y persisten en mayor grado después de la misma.

- Seguidamente, se analiza la variable prepost1 con relación al sexo de los sujetos de la muestra. El valor uno corresponde a Mujer y el valor dos a Varón. El resultado se muestra en la tabla siguiente.

PRUEBAS DE CONTRASTES INTRA-SUJETOS

Medida: MEASURE 1

Fuente	PREPOST	Suma cuadrado tipo III	gl	Media cuadrática	F	Sig
PREPOST	Lineal	6.366E-02	1	6.366E-02	92.392	**.000**
PREPOST* SEXO	Lineal	3.004E-04	1	3.004E-04	.436	.512
Error(PREPOST)	Lineal	3.308E-02	48	6.891E-04		

Tabla 50: Resultados del diámetro pupilar prepost1 por sexo

Los contrastes resultaron significativos en la variable prepost1 [$F(1,48)$ = 92.392; $p < 0.001$], pero no en la interacción prepost1 x sexo [$F(1,48)$ = 0.436; $p > 0.05$]. Existen diferencias significativas en todos los sujetos, hombres y mujeres, antes e inmediatamente después de la estimulación en cuanto al diámetro pupilar se refiere, pero esa diferencia no es significativa en la evolución prepost entre estos dos grupos experimentales.

En la figura 53 se aprecia la evolución de ambos grupos, según el sexo.

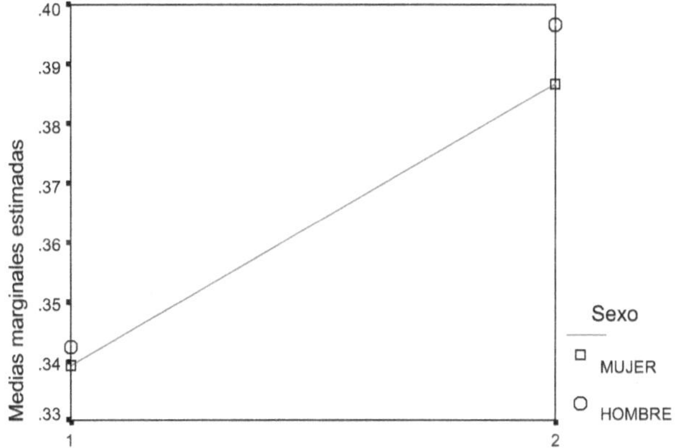

Figura 53: Diámetro pupilar prepost1 por sexo

Se observa que en los dos grupos de sujetos, hombres y mujeres, se producen aumentos muy importantes antes e inmediatamente después del estímulo vestibular, y que los dos grupos parten de una cota similar, aunque la situación de llegada es distinta. Se percibe que en los hombres, la media de la dilatación pupilar es un punto mayor que la de las mujeres después de la estimulación.

- En tercer lugar, se procede a verificar si existen o no diferencias significativas con relación a la edad de los sujetos de la muestra. Tal como se ha indicado más arriba se ha procedido a recodificar esta variable en cuatro grupos de edad que ya han sido descritos. Con esta nueva variable se ha procedido a realizar un análisis de varianza. El resultado de los contrastes se expone en la tabla siguiente.

PRUEBAS DE CONTRASTES INTRA-SUJETOS

Medida: MEASURE 1

Fuente	PREPOST	Suma cuadrado tipo III	gl	Media cuadrática	F	Sig
PREPOST	Lineal	6.393E-02	1	6.393E-02	90.803	**.000**
PREPOST* NEDAD1	Lineal	9.873E-04	3	3.291E-04	.467	.706
Error(PREPOST)	Lineal	3.239E-02	46	7.041E-04		

Tabla 51: Resultados de diámetro pupilar prepost1 por edad

En la tabla 51 se observa que los contrastes en el prepost de todos los sujetos han resultado significativos [F(1,46) = 90.803; p < 0.001], pero en la interacción prepost x edad la significación ha resultado mayor que 0.05 [F (1,46) = 0.467; p > 0.05]. Por lo tanto, se infiere que no existe diferencia significativa, referida al diámetro pupilar, entre los grupos de edades en su comportamiento en el prepost. En la figura 54 se puede seguir el comportamiento de los cuatro grupos.

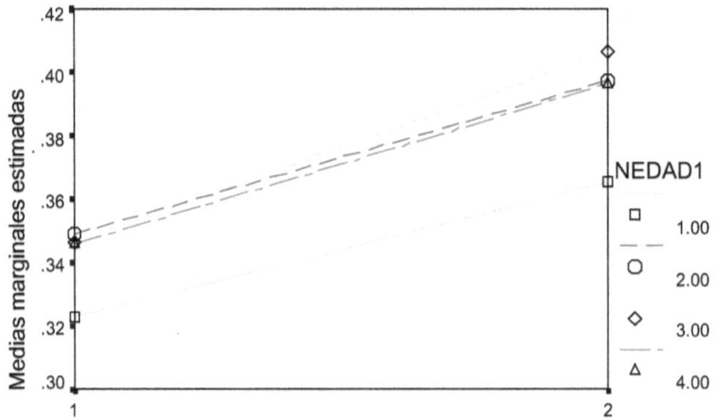

Figura 54: Diámetro pupilar por grupos de edad

En ella se pone de relieve que en los cuatro grupos de edad el aumento de la dilatación pupilar ha sido significativo antes y después de la estimulación. Igualmente, conviene reparar en que el punto de partida de los grupos dos, tres y cuatro es el mismo, y que llegan a cotas similares, al tiempo que el grupo número uno, que agrupa a sujetos sin discapacidad con menor edad, parte de una situación más baja y alcanza una cota más baja después de la estimulación.

- En cuarto lugar, se va a analizar el diámetro pupilar antes de la estimulación y pasados diez minutos de la misma, con objeto de comprobar si existen diferencias entre el tipo de los sujetos. La tabla resultante de esta comparación es la siguiente.

PRUEBAS DE CONTRASTES INTRA-SUJETOS

Medida: MEASURE 1

Fuente	PREPOST	Suma cuadrado tipo III	gl	Media cuadrática	F	Sig
PREPOST	Lineal	1.550E-03	1	1.550E-03	1.273	.265
PREPOST* TIPO	Lineal	5.731E-06	1	5.731E-06	.005	.946
Error(PREPOST)	Lineal	5.844E-02	48	1.217E-03		

Tabla 52: Resultados de diámetro pupilar prepost2 por tipo

Los contrastes no resultaron significativos ni en la variable prepost2 [F(1,48) = 1.273; p > 0.05], ni en la interacción prepost2 por tipo [F(1,48) = 0.005; p > 0.05]. No existen diferencias significativas entre los sujetos con y sin discapacidad, en cuanto al diámetro pupilar, antes y pasados diez minutos de la estimulación, ni tomados en conjunto, ni tomados por separado en los dos grupos experimentales. En la figura 55 se muestra así.

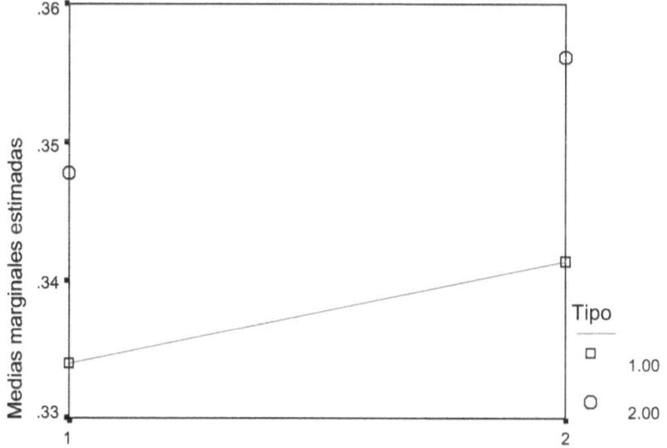

Figura 55: Diámetro pupilar prepost2 por tipo

Se pone de relieve que la tónica de las líneas correspondientes a los dos grupos sigue un trazado similar y que ambos grupos presentan una dilatación pupilar ligeramente mayor, sin alcanzar la significatividad, después de pasados diez minutos de la aplicación del estímulo vestibular, que la que tenían antes de este periodo de estimulación.

- A continuación, se compara el diámetro pupilar por grupos de sujetos distribuidos por sexo antes y pasados diez minutos de la estimulación. Los resultados se exponen en la tabla 53.

PRUEBAS DE CONTRASTES INTRA-SUJETOS

Medida: MEASURE 1

Fuente	PREPOST	Suma cuadrado tipo III	gl	Media cuadrática	F	Sig
PREPOST	Lineal	1.803E-03	1	1.803E-03	1.502	.226
PREPOST* SEXO	Lineal	8.250E-04	1	8.250E-04	.687	.411
Error(PREPOST)	Lineal	5.762E-02	48	1.200E-03		

Tabla 53: Pupila prepost2 por sexo

Los contrastes indican que no existen variaciones significativas ni en la variable prepost2 [$F(1,48) = 1.502$; $p > 0.05$] ni en la interacción prepost2 por sexo [$F(1,48) = 0.687$; $p > 0.05$]. Según este análisis todos los sujetos presentan valores similares antes y pasados diez minutos de la estimulación, y que tampoco alcanza la significación las diferencias entre hombres y mujeres. Sin embargo, en la figura 56 se pueden apreciar algunas diferencias.

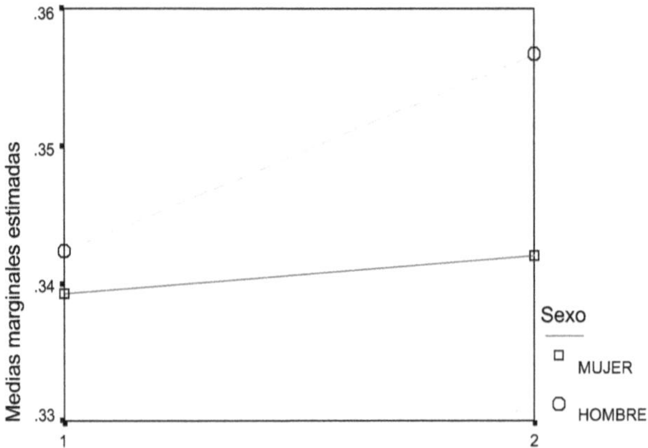

Figura 56: Pupila prepost2 por sexo

Como se puede comprobar, los hombres y las mujeres han tenido evoluciones ligeramente distintas en el diámetro pupilar después de pasados diez minutos de la estimulación. La situación de partida es similar pero la evolución diferente. Las mujeres, pasados diez minutos de la estimulación, alcanzan cotas parecidas a las que tenían antes de la aplicación del estímulo vestibular, mientras que los hombres, después de ese periodo, todavía presentan una considerable dilatación pupilar.

- El análisis siguiente relata los resultados del diámetro pupilar antes y pasados diez minutos de la estimulación por grupos de edad. Los resultados se expresan en la tabla 54.

PRUEBAS DE CONTRASTES INTRA-SUJETOS

Medida: MEASURE 1

Fuente	PREPOST	Suma cuadrado tipo III	gl	Media cuadrática	F	Sig
PREPOST	Lineal	1.616E-03	1	1.616E-03	1.310	.258
PREPOST* NEDAD1	Lineal	1.714E-03	3	5.714E-04	.463	.709
Error(PREPOST)	Lineal	5.673E-02	46	1.233E-03		

Tabla 54: Pupila prepost2 por edad

El resultado de los contrastes indica que no hubo significación ni en el prepost2 [F(1,46) = 1.310; p > 0.05] ni en el prepost2 por edad [F(1,46) = 0.463; p > 0.05]. La figura 57 muestra el gráfico referente a los cuatro grupos de edad.

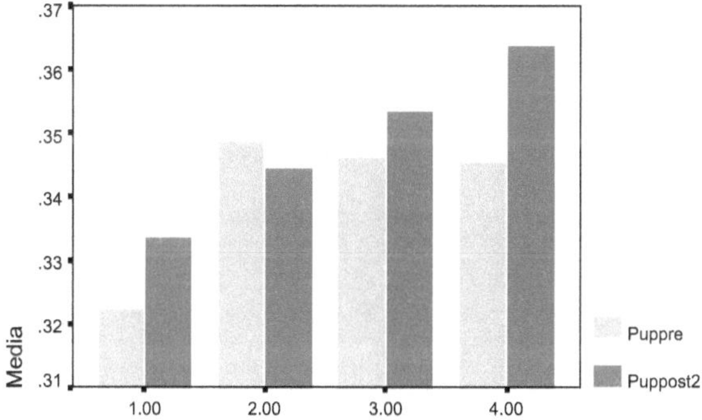

Figura 57: Pupila prepost2 por edad

En ella se comprueba la diferente evolución seguida por cada uno de los cuatro grupos de edad después de pasados diez minutos de la aplicación del estímulo vestibular, respecto a su situación de partida antes de la estimulación. De todos ellos, sólo el grupo dos se sitúa por debajo de los niveles que tenía antes de la aplicación del estímulo, mientras que los demás grupos presentan líneas de tendencias similares, destacando la cota elevada de dilatación pupilar del grupo cuatro cuyos sujetos presentan discapacidad y tienen mayor edad.

- En este epígrafe, vamos a analizar los resultados de la variable diámetro pupilar inmediatamente después del estímulo vestibular y pasados diez minutos del mismo en los dos grupos de sujetos, con y sin discapacidad. Los resultados se expresan en la tabla 55.

PRUEBAS DE CONTRASTES INTRA-SUJETOS

Medida: MEASURE 1

Fuente	PREPOST	Suma cuadrado tipo III	gl	Media cuadrática	F	Sig
PREPOST	Lineal	4.532E-02	1	4.532E-02	44.887	**.000**
PREPOST* TIPO	Lineal	5.441E-05	1	5.441E-05	.054	.817
Error(PREPOST)	Lineal	4.846E-02	48	1.010E-03		

Tabla 55: Diámetro pupilar post1post2 por tipo

En ella se puede comprobar que los contrastes en el prepost han sido significativos [$F(1,48) = 44.867$; $p < 0.001$], pero no en la interacción prepost por tipo [$F(1,48) = 0.054$; $p > 0.05$], lo que indica que se han producido modificaciones significativas en todos los sujetos en los valores del post1 con relación al post2, y que dichas modificaciones no han sido distintas en función de la deficiencia o no de los sujetos. En la figura 58 se muestra esta afirmación.

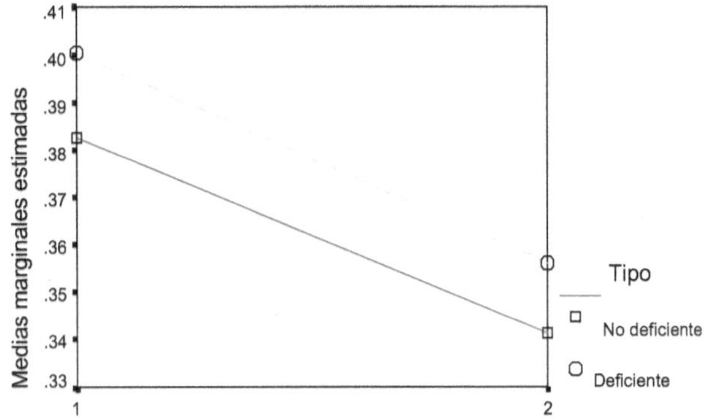

Figura 58: Diámetro pupilar post1post2 por tipo

Se puede observar que la tónica de ambas líneas, la de los sujetos con y sin discapacidad, sigue un descenso similar después de pasados diez minutos de la aplicación del estímulo vestibular.

- Seguidamente, nos proponemos analizar los resultados de la variable diámetro pupilar inmediatamente después del estímulo vestibular y pasados diez minutos del mismo en relación con el sexo de los sujetos. Los resultados se expresan en la tabla 56.

PRUEBAS DE CONTRASTES INTRA-SUJETOS

Medida: MEASURE 1

Fuente	PREPOST	Suma cuadrado tipo III	gl	Media cuadrática	F	Sig
PREPOST	Lineal	4.404E-02	1	4.404E-02	43.686	**.000**
PREPOST* SEXO	Lineal	1.298E-04	1	1.298E-04	.129	.721
Error(PREPOST)	Lineal	4.839E-02	48	1.008E-03		

Tabla 56: Diámetro pupilar post1post2 por sexo

En ella se puede observar que los contrastes en el prepost han sido significativos [F(1,48) = 43.686; p < 0.001], pero no en la interacción prepost por tipo [F(1,48) = 0.129; p > 0.05]. Se han producido, por tanto, modificaciones significativas en todos los sujetos en los valores del post1 con relación al post2, y dichas modificaciones no han sido distintas en función del sexo de los sujetos. En la figura 59 que contiene un gráfico de líneas se muestra lo antedicho.

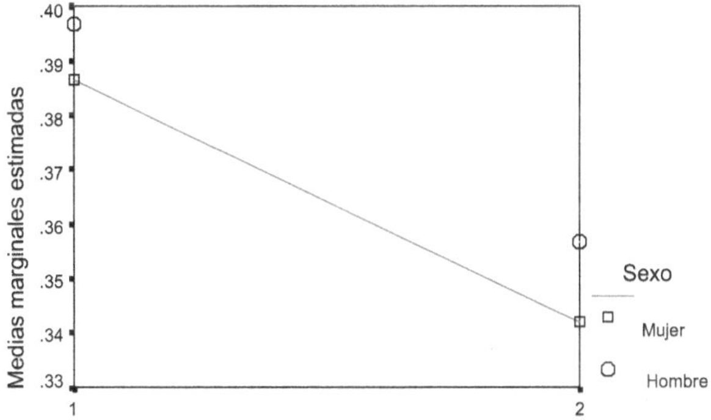

Figura 59: Diámetro pupilar post1post2 por sexo

En dicho gráfico se pone de relieve que ambas líneas marcan similares descensos, o sea, que mujeres y hombres se comportan de igual manera, con relación al diámetro pupilar, después de pasados diez minutos de la aplicación del estímulo vestibular.

- En los siguiente párrafos, vamos a analizar la diferencia entre los datos del post1 y del post2, inmediatamente después y pasados diez minutos de la aplicación del estímulo vestibular, atendiendo a los diferentes grupos de edad. Los resultados de este análisis se exponen en la siguiente tabla.

PRUEBAS DE CONTRASTES INTRA-SUJETOS

Medida: MEASURE 1

Fuente	PREPOST	Suma cuadrado tipo III	gl	Media cuadrática	F	Sig
PREPOST	Lineal	4.522E-02	1	4.522E-02	45.466	**.000**
PREPOST* NEDAD1	Lineal	2.765E-03	3	9.218E-04	.927	.435
Error(PREPOST)	Lineal	4.575E-02	46	9.946E-03		

Tabla 57: Variable pupost1post2 por edad

En la tabla se puede percibir que los contrastes en el prepost han sido significativos [F(1,46) = 45.466; p < 0.001], pero no en la interacción prepost por tipo [F(1,46) = 0.927; p > 0.05], lo que quiere decir que se han producido modificaciones significativas en todos los sujetos en los valores del post1 en relación con el post2, y que dichas modificaciones no han sido distintas en función de los diferentes grupos de edad. El gráfico de barras de la figura 60 muestra tal hecho.

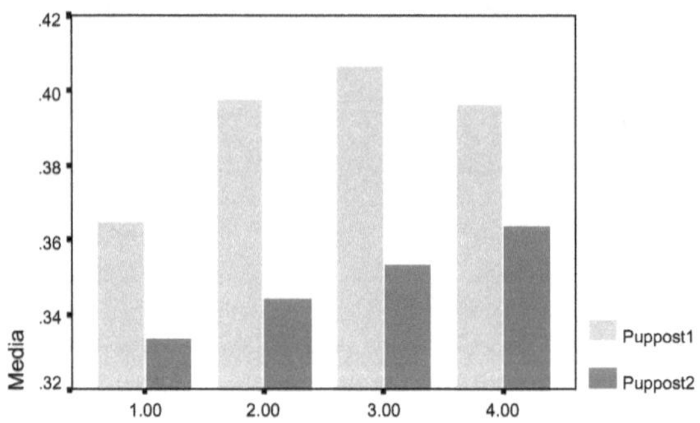

Figura 60: Variable pupost1post2 por edad

En ella se pone de relieve que el descenso en el post2 es generalizado y que los grupos que todavía mantienen mayor diámetro pupilar son el tres y el cuatro que corresponden a sujetos de mayor edad y discapacidad.

Respecto al sexo de los sujetos, esta comparación prepost1 indica que no existen significativas diferencias entre mujeres y hombres y que ambos grupos obtienen aumentos importantes después de la aplicación del estímulo vestibular. Los resultados de la comparación del post1 y post2 muestran que se produce una disminución generalizada en el diámetro pupilar de todos los sujetos pasados diez minutos de la recepción del estímulo.

— 3 —

Discusión y conclusiones

HIPÓTESIS 1: La estimulación del sistema laberíntico-vestibular, producida a través de aceleraciones rectilíneas y angulares, generará la activación emocional de todos los sujetos de la muestra.

Esta hipótesis se ha confirmado en nuestro estudio para las dos variables dependientes estudiadas, a saber, la Tasa Cardiaca y el Diámetro Pupilar. Ambas variables han registrado diferencias significativas en todos los sujetos de la muestra antes de la aplicación del estímulo vestibular e inmediatamente después del mismo.

Estas conclusiones coinciden con nuestras observaciones en la práctica diaria con niños y niñas con y sin discapacidad, desde el año 1994 hasta la actualidad, en el sentido de que las aceleraciones angulares producen una activación emocional, en un primer momento, en todos los sujetos. Este hecho, que se pone de relieve por los aumentos de la Tasa Cardiaca y el Diámetro Pupilar, conlleva también la modificación de otros parámetros psicofisiológicos tales como los ciclos respiratorios, la presión arterial, el tono muscular, el aumento de la conductancia de la piel, etc., que nosotros no hemos medido por necesitar aparataje más sofisticado y por exceder del ámbito escolar en el que se ha desarrollado el estudio.

Dicha activación emocional, en un segundo momento, se manifiesta también por otras vías de expresión tales como el aumento de sonidos, vocalizaciones y lenguaje oral, las sonrisas y risas, la mayor cantidad de tiempo de fijación de la mirada, la presencia mayor de contactos corporales placenteros y toda una serie de conductas que se tipifican como conductas prosociales (Ayres, 1972; Fröhlich y Haupt, 1982).

Estos resultados coinciden con la investigación llevada a cabo en 1988 por Ray y otros, quienes estudiaron el caso de un niño de nueve años diagnosticado de autismo que, tras un periodo de estimulación vestibular con una plataforma similar a la empleada por nosotros, y con la posibilidad de iniciar él mismo la estimulación, obtuvo aumentos significativos de vocalizaciones. También Yoshikawa y otros (1989) encontraron mejores respuestas de orientación y exploración en una población de 19 niños y jóvenes deficientes mentales profundos, después de la aplicación del estímulo vestibular. Y en un estudio reciente, Sandler y Voogt (2001) relatan los efectos en la capacidad de alerta visual y auditiva en niños plurideficientes, después de un breve periodo de balanceo, tal como se describe minuciosamente en la parte teórica de este libro.

En la investigación llevada a cabo por Schrager y otros (1997) se describieron los cambios producidos en niños y niñas con diferentes grados de discapacidad en relación con logros motores, mejoras en sus respuestas adaptativas a través de los reflejos tónico-cervicales simétricos y asimétricos y aumentos en las capacidades de comunicación y lenguaje.

También otras investigaciones con poblaciones de sujetos con discapacidad intelectual han puesto de relieve la importancia de la estimulación vestibular y su relación con los avances en el uso del lenguaje oral espontáneo y en el propio desarrollo del lenguaje (Magrun y otros, 1981; Kantner y otros, 1982).

HIPÓTESIS 2: Todos los sujetos obtendrán valores más altos en la Tasa Cardiaca inmediatamente después de la estimulación vestibular.

Esta hipótesis ha sido confirmada por los datos derivados de este segundo estudio. En él se muestra que esta variable dependiente se modifica significativamente antes e inmediatamente después de la aplicación de la variable independiente constituida por el estímulo vestibular.

Los diferentes niveles de la variable dependiente se comportan como sigue. Los sujetos con y sin discapacidad presentan aumentos similares en su tasa cardiaca antes e inmediatamente después de la aplicación de la estimulación vestibular. Conviene, no obstante, reseñar que la media de la tasa cardiaca de los sujetos sin discapacidad es más alta tanto antes como inmediatamente después de la estimulación vestibular. El efecto de este estímulo produce menor porcentaje de aumento y, por tanto, existe una respuesta de menor intensidad a este estímulo. Estas respuestas de menor intensidad a diferentes estímulos del medio en poblaciones con discapacidad son bastante conocidas (Quirós-Schrager, 1980; Arnaiz y Martínez, 2002).

El sexo de los sujetos tampoco constituye un factor diferenciador con relación a la respuesta al estímulo vestibular. Mujeres y hombres se comportan de manera similar antes e inmediatamente después de la aplicación del estímulo vestibular. Y tampoco se aprecian diferencias en los diferentes grupos de edad de los sujetos de la muestra, en cuanto a su respuesta a la aplicación de la variable independiente.

Los resultados de nuestro estudio coinciden con investigaciones recientes que ponen de relieve el incremento de la tasa cardiaca en distintos grupos de edad y también en niños a punto de nacer. De esta manera, Edwars y Juen (1997) describen incrementos y descensos de la tasa cardiaca antes y después de la estimulación en niños con síndrome de Down que, además, presentan defectos cardiacos congénitos. En un estudio reciente Lecanuet y Jacquet (2002) informan de aumentos en la tasa cardiaca de fetos, después de que sus madres hayan sido sometidas a periodos de estimulación vestibular pasiva.

Estos resultados, así como nuestra experiencia acumulada de la observación de este parámetro, ponen de manifiesto la importancia que se debe conceder al registro de la tasa cardiaca y, también, a los cambios en el comportamiento, como indicadores de la cantidad de estimulación que un sujeto puede recibir, tal como se describe en las precauciones para llevar a cabo esta estimulación, expuestas en Lázaro (2002).

HIPÓTESIS 3: Todos los sujetos obtendrán valores más altos en el Diámetro Pupilar inmediatamente después de la estimulación vestibular.

Esta hipótesis se ha visto confirmada por los resultados obtenidos. Se puede afirmar que la entrada de información vestibular se comporta como un estímulo agradable y placentero que provoca respuestas emocionales positivas en todos los grupos de la muestra. Los sujetos con y sin discapacidad, sean hombres o mujeres con edades comprendidas entre cinco y 22 años presentan dilatación pupilar después de un minuto de estimulación vestibular, rectilínea y angular.

La comparación entre este parámetro antes de la estimulación vestibular e inmediatamente después de su aplicación muestra con claridad que se ha producido midriasis o, lo que es lo mismo, que el diámetro de la pupila de todos los sujetos ha experimentado un crecimiento significativo. La mayor parte de los estudios consultados pone de relieve que estímulos agradables y atractivos suponen dilatación pupilar y estímulos desagradables o repulsivos llevan consigo miosis, contracción de las pupilas (Davis, 1982; Pease, 1988; Knapp, 1988; Carretié, 1995). Si esto es así, podemos afirmar que el estímulo vestibular, tal como se ha llevado a cabo en este estudio, constituye para los sujetos una tarea agradable y placentera, que genera cierto nivel de alerta y expectativa y que entronca con las características básicas de los fenómenos afectivo-emocionales.

La confirmación de esta hipótesis contiene valiosas consecuencias educativas. Una de ellas se refiere a que la aplicación de programas psicomotores en el contexto escolar, dirigidos a poblaciones con discapacidad, debería contemplar objetivos tales como el de aumentar el nivel de alerta, generar emociones positivas o contribuir a lograr la calma. Hemos comprobado, en el marco de sesiones de psicomotricidad, que algunos sujetos con hiperactividad y agitación interna, después de balancearse en la cuna o de dar vueltas en el rodillo o de tirarse de la plataforma parecen bastante más calmados y pueden efectuar otro tipo de actividades con mayor aprovechamiento. En este sentido, corroboramos los trabajos de Ayres (1972, 1983), Quirós-Schrager (1980) y Frölich (1998).

Sin embargo, la literatura científica consultada no refiere casos de estudio que relacionen el influjo vestibular con el aumento del diámetro pupilar. En cambio, existen algunas referencias que contemplan esta influencia en relación con el aumento del contacto ocular en poblaciones con deficiencia mental (Resman, 1981) y en relación con el uso de los estímulos optocinéticos para ayudar al tratamiento de pacientes con daño vestibular (Grunfeld y otros, 2000).

HIPÓTESIS 4: Todos los sujetos obtendrán valores más bajos en Tasa Cardiaca y Diámetro Pupilar, pasados diez minutos de la estimulación vestibular.

Esta hipótesis se ha visto confirmada por las diferencias encontradas en las dos variables dependientes, inmediatamente después de la aplicación del estímulo vestibular y pasados diez minutos del mismo.

El análisis estadístico efectuado muestra de una manera clara que todos los sujetos, con y sin discapacidad, sean hombres o mujeres, de mayor o menor edad, presentan unos valores más bajos de tasa cardiaca pasados diez minutos de la aplicación del estímulo vestibular. Igualmente se produce este mismo hecho con relación al diámetro pupilar que, en todos los sujetos y condiciones del análisis, muestra valores más reducidos.

Estos datos conducen a poder afirmar que la activación emocional de los sujetos desciende después de diez minutos de aplicación del estímulo vestibular consistente en un minuto de aceleraciones lineales y angulares en una plataforma suspendida con rodamientos cónicos, tal como la descrita en el apartado de Instrumentos.

La duración de los efectos de la estimulación vestibular ha sido un tema controvertido en la literatura científica consultada porque se encuentra sometido a influencias muy diferentes. Pueden intervenir, por lo menos, los siguientes elementos: el tiempo de aplicación del estímulo, la frecuencia de su aplicación, la duración total del programa, los intervalos con los que se aplique y la intensidad y el tipo de estímulos.

La investigación de Bhatara y otros (1978) indica que bastan seis sesiones distribuidas en cuatro semanas para producir cambios importantes en los síntomas hiperactivos de un niño de cinco años. Bonadona (1981) aplicó un programa de estimulación vestibular en 15 sesiones de 20 minutos cada una a tres adultos deficientes severos y consiguió reducir las estereotipias y modular sus niveles de activación. Sinclair y Hawley (1992) informan de que en diez sesiones semanales consecutivas de 45 minutos, aplicando un programa de terapia de integración sensorial, se producen mejoras en conductas adaptativas de un niño con dispraxia. Finalmente, Sandler y Voogt (2001) muestran que se producen mejoras en tareas funcionales adaptadas en niños plurideficientes, después de sesiones de tres minutos de balanceos en un columpio adaptado.

HIPÓTESIS 5: La respuesta de los sujetos con discapacidad a la estimulación vestibular revelará diferencias respecto a los que no la presentan.

Esta hipótesis, en general, no se ha visto confirmada por el análisis efectuado según los sujetos presenten o no discapacidad, en las dos variables dependientes estudiadas, la tasa cardiaca y el diámetro pupilar. Ambos grupos han seguido evoluciones similares en la comparación de valores en los tres momentos de la toma de datos, con una singularidad que comentamos en el siguiente parágrafo.

La comparación de la tasa cardiaca entre los sujetos con y sin discapacidad no ha indicado cambios significativos en el prepost1. Sin embargo, la comparación en la tasa cardiaca de estos dos grupos arroja resultados significativos en el prepost2, antes y pasados diez minutos de la aplicación del estímulo vestibular. Los sujetos con discapacidad presentan valores más bajos después de ese tiempo que los de los sujetos sin discapacidad, por lo que alcanzan antes los valores previos de tasa cardiaca y los efectos se diluyen con más rapidez. Por esta razón, sería conveniente proponer períodos más amplios y más frecuentes de estimulación vestibular. En este sentido, coincidimos con lo que propone Heiniger y Randolph (1981) y Kelly (1989).

La interpretación de este dato podría indicar que se necesita mayor cantidad de estimulación para que la activación cardiovascular persista más en el tiempo, o que la frecuencia de su aplicación debería aumentar. El hecho de establecer periodos cortos pero frecuentes de estimulación vestibular queda claramente confirmado también por la gran mayoría de los estudios consultados y, sobre todo, por aquellas aplicaciones vestibulares que tienen como referencia el universo educativo (Ayres, 1983; Kelly, 1989; Fröhlich, 1993, 1998).

También puede haber influido el factor habituación al estímulo. Los sujetos con discapacidad llevan, en general, varios años recibiendo sistemáticamente algún aporte de este tipo de estimulación en sus programas escolares ordinarios.

La comparación del diámetro pupilar entre los dos grupos, con y sin discapacidad, no ha indicado cambios significativos en el prepost1. Los datos presentados en las dos variables dependientes, tras la aplicación de la variable independiente, indican que la estimulación vestibular, en general, produce efectos similares tanto en unos como en otros sujetos. No obstante, una mirada más en profundidad descubre que los sujetos con discapacidad presentan una dilatación pupilar ligeramente más elevada que los sujetos sin discapacidad, antes de la aplicación del estímulo y, además, inmediatamente después del mismo alcanzan aumentos mayores en el diámetro pupilar. Se puede inferir, por tanto, que los primeros parecen algo más expectantes ante el estímulo que los segundos y también que, quizás, para ellos este tipo de estimulación presenta algún componente de mayor placer.

Nuestras observaciones e intervenciones desde hace tiempo en el marco escolar se ven, de esta manera, corroboradas por los dos grupos de este estudio y nos conducen a seguir reflexionando sobre los medios y maneras de adecuar esta estimulación a aquellos seres humanos con distintos grados de discapacidad. Y este esfuerzo queda justificado también porque aquellos sujetos sin discapacidad en su desarrollo pueden ser capaces de procurarse por sí mismos esta estimulación básica en un sinfín de situaciones y con medios muy diversos, mientras que los que presentan determinadas discapacidades no tienen acceso, o lo tienen en mucha menor medida, a situaciones en las que se puedan proveer de algún tipo de entrada de información vestibular.

> *HIPÓTESIS 6: La respuesta a la estimulación del sistema vestibular no presentará diferencias en virtud del sexo de los sujetos.*

Esta hipótesis se ha visto confirmada por los datos derivados del presente estudio. La aplicación de la variable independiente no ha producido diferencias significativas en las dos variables dependientes según el sexo de los sujetos. Mujeres y hombres se han comportado de manera similar en los tres momentos del análisis.

La comparación de la tasa cardiaca por sexo en el prepost1 no mostró diferencias significativas y tampoco hubo diferencias en el prepost2, ni en el post1post2. A pesar de que no existen diferencias significativas entre hombres y mujeres, parece que las mujeres se mantienen en los diferentes momentos del análisis ligeramente con más activación cardiovascular que los hombres.

La comparación del diámetro pupilar por sexo en el prepost1 no mostró diferencias significativas, ni tampoco se encontraron cambios en el prepost2. El análisis del post1 y el post2 no reveló diferencias significativas. Aunque no se produjeron estas diferencias, se puede anotar que, sobre todo en el prepost2, los hombres conservan un mayor grado de dilatación pupilar que las mujeres.

Los datos obtenidos en la comparación de la muestra antes del estímulo y pasados diez minutos del mismo confirman que no existen diferencias significativas y que, por tanto, ese tiempo parece suficiente para que el diámetro pupilar alcance valores a los de la situación previa. No obstante, existen algunas diferencias en cuanto a sexo y edad.

Después de pasados diez minutos de la aplicación del estímulo vestibular, las mujeres obtienen los valores previos, pero los hombres todavía conservan un importante grado de dilatación pupilar. Aunque no hemos encontrado datos que pongan de relieve diferencias entre los sexos referidas a estímulos vestibulares, parece que existe, si contemplamos globalmente los dos análisis de las variables dependientes, una respuesta al estímulo vestibular ligeramente distinta en hombres y mujeres. Mientras que en estas últimas la activación cardiovascular es ligeramente mayor y más sostenida, en los hombres este mayor grado de activación se encuentra en el diámetro pupilar. Seguramente se necesita profundizar en este hecho, con otros tipos de análisis y con grupos más amplios de sujetos, para poder emitir alguna consideración al respecto.

> *HIPÓTESIS 7: Las respuestas de ambos grupos experimentales, con y sin discapacidad, experimentarán algunas variaciones con respecto a la edad de los sujetos.*

Esta hipótesis no ha sido confirmada por los datos obtenidos. La aplicación del estímulo vestibular no ha producido diferencias significativas en las dos variables dependientes, según los grupos de edad que han quedado establecidos. O, dicho de otra manera, la respuesta de los diferentes grupos de edad a esta estimulación ha sido básicamente la misma. La comparación por grupos de edad muestra que todos los grupos aumentan significativamente sus diámetros pupilares en el post1. El grupo cuyos sujetos son más jóvenes y sin discapacidad se diferencia ligeramente de los otros tres, en el sentido de que parte de una situación de menor diámetro pupilar y sus pupilas se dilatan menos con la estimulación.

El comportamiento de los cuatro grupos de edad en el post2 presenta ligeras variaciones. Conservan más dilatación pupilar los sujetos más jóvenes sin discapacidad y los sujetos más mayores con discapacidad. Estos datos coinciden parcialmente con trabajos que ponen de relieve que el estímulo vestibular produce aumentos en las fijaciones de la mirada y mayor capacidad de alerta y atención en poblaciones con discapacidad (Quirós-Schrager, 1979; Kelly, 1989; Schrager y otros, 1997; Sandler y Voogt, 2001).

En general, se han producido ligeras diferencias entre los grupos uno y dos, que corresponden a sujetos jóvenes y sin discapacidad, y los grupos tres y cuatro, que agrupan a sujetos más mayores y con discapacidad, en el sentido de que los primeros mantienen tasas de activación cardiovascular más altas inmediatamente después de la aplicación del estímulo vestibular y los descensos, pasados diez minutos de ese estímulo, son más acusados.

Globalmente, la evolución del diámetro pupilar en el prepost1 no ha mostrado diferencias significativas entre los diferentes grupos de edad, ni tampoco se han encontrado esas diferencias en el prepost2. De igual manera, la comparación entre los datos del post1post2 no ha revelado diferencias en los cuatro grupos de edad. Se han producido ligeras diferencias, en el sentido de que subsiste un diámetro pupilar más alto, entre los grupos tres y cuatro, compuestos por sujetos más mayores y con discapacidad que entre los grupos uno y dos, conformados por sujetos más jóvenes y sin discapacidad.

Los datos de este estudio, en relación con la edad de los sujetos, se encuentran en perfecta sintonía con buena parte de la literatura científica consultada. Haciendo un repaso de la misma, cabe señalar que el estímulo vestibular produjo aceleración del desarrollo motor en niños desde tres a 13 meses, según el estudio de Clark y otros (1977). Esta estimulación produce efectos beneficiosos en niños con autismo, desde tres años y seis meses hasta 13 años y dos meses, como estudiaron Ayres y Tickle (1978). También relataron esos beneficios en niños con parálisis cerebral de dos a seis años Chee y otros (1978). Beard (1987) encontró mejorías en la atención a la tarea y decrecimiento de las estereotipias en cinco sujetos con trastornos del desarrollo de 14 años y medio de edad, al igual que Bonadonna (1981) en tres jóvenes con severo retraso mental. Brigt y otros (1981) comunicaron mejoras en conductas autolesivas en un adulto con discapacidad mental profunda, y Dave (1992) relató también descensos de las estereotipias en uno de los tres adultos con retraso mental profundo de su estudio. En un reciente estudio en línea con los citados, Lower (2000) describió la reducción de estereotipias en una mujer de 50 años después de la aplicación de estimulación vestibular rotatoria.

El no cumplimiento de esta hipótesis quiere decir que cualquier sujeto de cualquier edad puede beneficiarse del estímulo vestibular, con programas aplicados sistemática y cuidadosamente, por profesionales preparados que tengan en cuenta las progresiones adecuadas y las precauciones debidas, sobre todo en entornos escolares con alumnos que presentan necesidades educativas especiales.

Tal como se relata en la parte teórica de este libro, el ser humano busca permanentemente la estimulación del sistema vestibular cuando quiere recibir entradas sensoriales de fuerte intensidad. Actividades tales como las de volar en parapente, lanzarse en caída libre, escalar paredes verticales de hielo y piedra, esquiar, descender ríos de aguas bravas, correr a velocidades altas en todo tipo de circuitos... esconden en su seno la activación de este sistema, profundamente arraigado en los cimientos de lo humano. Y el individuo siente que su cuerpo, su cerebro y su mente se transforman, actúan al unísono, le hacen vislumbrar ese estado momentáneo de felicidad que proporciona la vivencia de la unidad corporal. Csikszentmihalyi (1997), después de llevar más de un cuarto de siglo investigando aquello que hace que las personas se sientan más felices en sus vidas, afirma que lo que hace disfrutar a las personas no es el sentimiento de tener el control, sino el sentimiento de ejercer ese control en situaciones difíciles.

No obstante, el ser humano también busca, frecuentemente, situaciones en las que acudan a él la calma y la tranquilidad necesarias para encarar las vicisitudes de su vida cotidiana. En estas ocasiones puede utilizar estimulaciones del sistema vestibular, si bien con diferente intensidad. Actividades tales como los balanceos, los mecimientos, determinadas situaciones de inversión, los bailes y las danzas,...contribuyen a procurarle estímulos agradables como antídotos contra las situaciones de estrés excesivo.

Todas estas reflexiones evidencian que el sistema laberíntico vestibular proporciona informaciones sensoriales que conforman uno de los principales sustratos en el que se asienta nuestra adaptación al medio ambiente. La relación del ser vivo con la gravedad, a lo largo de la evolución de las especies, ha presidido algunas de las más importantes adaptaciones que desembocaron, hace varios millones de años, en un homínido que se erigió sobre dos apoyos, que tuvo que adaptarse a condiciones adversas del medio ambiente, aprendiendo a alimentarse de casi todo, cuyo cerebro creció en volumen y en complejidad, que desarrolló determinados sistemas de comunicación y que vivió en grupos pequeños con especiales relaciones entre sus miembros.

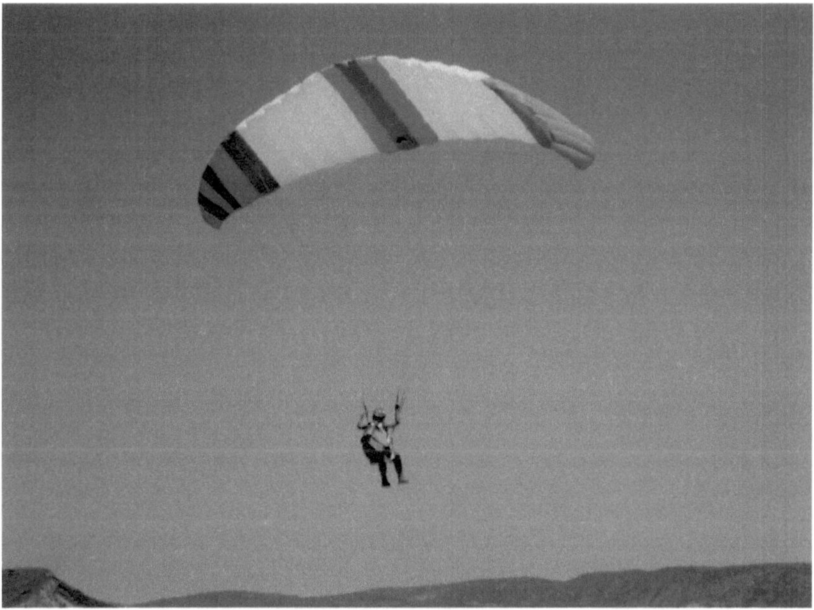

Fig. 61: Emoción y estimulación vestibular volando en parapente

Desde entonces hasta hoy, las características del medio ambiente referidas a la acción de la gravedad no han cambiado, ¿qué nos deparará el futuro? No lo sabemos. Mientras tanto, nos sigue impresionando esta reflexión de Ayres

(1998, 99) escrita en su libro *"Sensory Integration in the Child"*, recientemente traducido al español: "Una de las relaciones humanas más importantes, es nuestra relación con el campo gravitacional de la Tierra. Esta relación es mucho más primordial que la relación madre-hijo. La integración sensorial del sistema vestibular nos proporciona la *seguridad gravitacional*, la confianza de que estamos firmemente conectados con la Tierra y de que siempre tendremos un lugar seguro donde pararnos. La seguridad gravitacional es el cimiento sobre el que construimos nuestras relaciones interpersonales".

CONCLUSIONES GENERALES
e implicaciones educativas

Recientemente, Arnaiz (2003), citando un informe de la UNESCO, explicaba que la infancia debe ser ayudada a crecer, a aprender a conocer, a aprender a hacer, a vivir y a ser. Toda nuestra labor educativa en el marco de la escuela pública, desde hace 24 años, se ha dedicado a convertir en realidad ese *desiderátum*. Con el añadido de que hemos encarado, además, ese reto con niños y niñas que presentan dificultades para adquirir algunos logros de nuestra especie y algunos otros de nuestra cultura.

Tal como ha quedado expuesto en el capítulo primero de este libro, dos requisitos nos parecen imprescindibles para concretar y materializar esas finalidades: un equipo humano y la capacidad de investigar sobre la realidad educativa. Un equipo humano que aliente una manera de entender la educación en general, y la escuela en particular, cuyo denominador común lo constituya el hecho de *estar a favor* del ser humano con discapacidades. Un equipo que intente aprehender lo que de auténtico y real existe en cada persona que se encuentra en desventaja. Que enfatice lo que se tiene y que no magnifique las carencias. Que sepa partir de lo que subsiste para alcanzar los demás logros. Que su historia sea la historia del compromiso con lo que de positivo anida en cada una de las personas que viven.

Y la capacidad de investigar sobre el terreno, es decir, la posibilidad de generar investigación aplicada, de profundizar en aplicaciones prácticas que hundan sus raíces en conceptualizaciones que contemplen esa manera de entender la educación y la escuela. Proyectos educativos, planes de centro, programas educativos, estrategias metodológicas, diseño de espacios y materiales, cuyo epicentro lo constituyan los seres humanos que crecen, presenten las carencias que presenten.

Esta manera de entender la educación y la investigación ha constituido la tela de fondo sobre la que han emergido los dos estudios empíricos, el tapiz sobre el que se han desplegado los sujetos de las muestras que, después de ser sometidos al proceso de la metodología científica, devienen de nuevo en niños y niñas que voltean, ríen, lloran, babean, besan, se mueven y se balancean.

Los dos primeros objetivos enunciados en el planteamiento general de la investigación se pueden considerar cumplidos a través de las conclusiones de los estudios empíricos. Ha quedado demostrada la eficacia de la estimulación psicomotriz y vestibular en la mejora de algunas capacidades psicomotrices en niños y niñas con necesidades educativas especiales. La combinación de ambas estimulaciones para incrementar logros equilibratorios parece fuera de toda duda. El suplemento de estimulación vestibular ha producido, en general, aumentos en los rendimientos de los grupos experimentales con relación a los grupos de control, pero dichos crecimientos sólo han sido significativos en el grupo tercero, en aquellos niños y niñas con un Perfil de Habilidades Equilibratorias tres, asociado a discapacidad mental media.

Por otra parte, ha quedado descrito, a través del segundo estudio de este libro, que las estimulaciones vestibulares procuran activación emocional en todos los sujetos de la muestra y que dicha activación emocional puede conducir, implementada de manera adecuada, a incrementar los niveles de atención, necesarios para cualquier tarea de aprendizaje. Este segundo estudio ha puesto de relieve, además, que la aplicación de la estimulación vestibular, medida a través de los tres momentos de la toma de datos con las dos variables dependientes –tasa cardiaca y diámetro pupilar– no presenta diferencias significativas en cuanto al sexo, la edad y la discapacidad o no de los distintos grupos de sujetos. Este hecho, corroborado por numerosos estudios citados tanto en la parte teórica como en este segundo estudio, nos sitúa en la dirección correcta del camino elegido, según el cual constituye un deber la búsqueda de medios y maneras de procurar este estímulo vestibular a niños y niñas que, por sí solos, nunca podrían obtener los beneficios que se derivan de esta estimulación básica.

Precisamente el cumplimiento de los objetivos generales tres, cuatro y cinco da cuenta de este esfuerzo que se concreta en la descripción de los dos programas, el Programa Psicomotor General (PSG) y el Programa de Estimulación Vestibular (PEV), en el diseño de un espacio llamado Aula de Psicomotricidad, y en la creación continua de aparatos y materiales que se adecuen al distinto grado de discapacidad que los niños y niñas presentan.

Seguramente sería presuntuoso afirmar que los resultados obtenidos en los dos estudios experimentales validan los dos programas de intervención descritos, sobre todo, por los aspectos ya comentados en el planteamiento general de la investigación. Sí podemos aseverar que los niños y niñas del grupo control han participado durante 54 horas en las distintas situaciones educativas del Programa Psicomotor General y que se han obtenido las mejoras relatadas en los Perfiles de Habilidades Equilibratorias. Y también podemos atestiguar que los niños y niñas del grupo experimental han participado durante 27 horas en las distintas situaciones del Programa de Estimulación Vestibular y que se han obtenido determinados incrementos en sus habilidades equilibratorias.

Con todo lo antedicho, se entiende mejor, si cabe, que el diseño del espacio –el Aula de Psicomotricidad– y la oferta de materiales y medios han cumplido un papel relevante en la aplicación de ambos programas, el PSG y el PEV. De esta manera ambos programas, el espacio y los objetos, y los medios materiales conforman una tríada de elementos sin la que no se podría explicar el conjunto de los resultados obtenidos.

Y a esa tríada de elementos hay que añadir uno más, deliberadamente oculto hasta este momento, pero que a la hora de extraer las conclusiones e implicaciones *educativas* de nuestra investigación cobra especial relevancia. Se trata del factor humano. Hasta ahora nada se había dicho sobre *quién* aplica y secuencia los programas, *quién* diseña el espacio, *quién* dispone los materiales, *quién* interactúa con los niños y niñas, *quién*, en definitiva, se convierte en guía del proceso de aprendizaje de los seres humanos que crecen. Esto sería objeto de otro tipo de estudio.

Sabemos que hablar de este *quién* resulta difícil porque constituye uno de los efectos enmascarados con el que se encuentra casi todo trabajo científico en el universo educativo, pero no podemos resistir la tentación de hacerlo. Aun a costa de que sabemos que ese efecto influye en la validez externa y, sobre todo, interna de la investigación, hemos tratado de minimizarlo al máximo en los dos estudios experimentales, tal como ha sido relatado en el planteamiento general y en las conclusiones de dichos estudios.

Teniendo esto en cuenta, no podemos dejar de afirmar que en el universo educativo es preciso, como hemos afirmado más arriba, estar a favor de los niños y niñas que crecen. Universo que se concreta en tocar con dulzura, hablar con *parentese*, enviar calidez con la mirada, sentir y escuchar el mensaje de los movimientos y acciones de la infancia. De los sujetos del grupo de control y también de los del grupo experimental, de aquéllos que, en estas conclusiones, se han transformado de *sujetos* en *niños*. Pero esta concepción se debe plasmar en realidades concretas y tangibles con comunidades educativas vivas, en documentos de gestión curricular que alberguen proyectos tales como el de psicomotricidad que ha quedado expuesto.

Hemos aprendido, sobre todo a través de los seres humanos criados en entornos no humanos, que determinados logros que nos identifican como especie se aprenden sólo de otros humanos. El caso de Víctor, llamado *el niño salvaje de Ayveron*; o el de Genie que vivió aislado hasta los trece años; o el pequeño Kaspar Hauser que quería ser *caballero como su padre*; o el de Johan, abandonado por las guerras tribales a orillas del lago Tanganika; o el de las dos niñas hindúes criadas por una familia de lobos. Todos ellos atestiguan que, sin entorno humano, no es posible desarrollar adecuadamente los procesos de comunicación y capacidad simbólica humanos.

Recientemente, el caso de John Ssabunnya, un adolescente ugandés que a los cinco años huyó de su casa por violencia y malos tratos de su padre refugiándose en la selva africana, nos ilustra la enorme capacidad de adaptación de nuestra especie. Allí pasó diez años viviendo con una familia de monos cercopitecos, aprendió sus hábitos de vida y sobrevivió en ese hábitat. El largo periodo de tiempo pasado por John Ssabunnya conviviendo con esta familia de monos le hizo aprender su idioma, y esto es algo que le convierte en un objeto precioso para la ciencia. No perdió el lenguaje humano, porque ya lo había aprendido cuando huyó, y, de vuelta a la civilización puede contar su caso –la BBC ha efectuado un documental con su historia– e incluso trabajar al cuidado de su antigua familia.

Como dice un filósofo contemporáneo (Savater, 1997, 30): "lo propio del hombre no es tanto el mero aprender como el aprender de otros hombres, ser enseñado por ellos. Nuestro maestro no es el mundo, las cosas, los sucesos naturales, ni siquiera ese conjunto de técnicas y rituales que llamamos *cultura*, sino la vinculación intersubjetiva con otras conciencias".

Quede claro que este *quién* se ha convertido en investigador a la hora de planificar los proyectos de investigación, de plantear hipótesis razonadas, de tomar datos, de aplicar los procedimientos estadísticos ya descritos y de redactar las conclusiones de los estudios empíricos; pero se ha transformado en maestro a la hora de aplicar los programas, tanto uno como otro, a todos los niños y niñas que han participado en ellos, y también a la hora de interaccionar con la infancia.

Con todo lo dicho hasta aquí y con las cautelas anunciadas pretendemos efectuar las siguientes conclusiones generales:

1) El Programa de Psicomotricidad General mejora significativamente las habilidades equilibratorias de sujetos con distinto grado de discapacidad.

2) El Programa Psicomotor General junto con el Programa de Estimulación Vestibular producen mayores avances en las habilidades equilibratorias de los sujetos del grupo experimental con relación a los del grupo de control.

3) La tasa cardiaca y la actividad pupilar muestran que la estimulación vestibular proporciona una significativa activación emocional.

4) Esta activación emocional se produce en toda la muestra, tanto en sujetos con discapacidad como sin ella, sin que influya el sexo o la edad de los participantes.

5) La Psicomotricidad puede formar parte del Proyecto Educativo y Proyecto Curricular de un centro de educación especial, incluida en ámbitos y áreas con completos desarrollos curriculares.

6) La intervención psicomotriz precisa de un *entorno enriquecido*, el Aula de Psicomotricidad, especialmente diseñado para ofrecer respuestas educativas adecuadas a niños y niñas con diferentes grados de discapacidad.

El Aula de Psicomotricidad requiere de objetos y materiales específicos, así como de la figura de un profesional, profundo conocedor del desarrollo del ser humano, cuya interacción empática deje crecer y fije límites educativos.

Si a lo largo de todas estas páginas hemos conseguido exponer y concretar el proyecto que nos animaba hace más de seis años, esto es, la aplicación de un programa psicomotor con estimulación vestibular a sujetos con discapacidad mental y la propuesta de un modelo para la intervención psicomotriz en el marco de la Educación Especial, damos por conseguido el empeño. Si, además, tal y como nos han confirmado, otras escuelas de otras latitudes pondrán en marcha aplicaciones educativas que se derivan de lo expuesto en este trabajo, nos quedamos satisfechos.

Pensamos que queda abierto un prometedor camino para profundizar en la validez de lo que se ha dado en denominar paradigma psicomotor que se debe refrendar con investigaciones experimentales, cuyos ejes pivoten alrededor de ámbitos tales como el de las habilidades equilibratorias, las estimulaciones básicas, el esquema y la imagen corporales, los procesos tónico-emocionales..., elementos que vinculen el cuerpo con la emoción y con el psiquismo.

Queda para futuras investigaciones la posibilidad de profundizar en las imbricaciones entre las habilidades equilibratorias y las capacidades cognitivas y la relación entre las primeras y determinados trastornos de personalidad. La posibilidad de contar con medios técnicos y programas informáticos cada vez más poderosos nos hace augurar un prometedor futuro. En este sentido, los datos ofrecidos desde la Posturología, a través de las técnicas estabilométricas, pueden aportar más luz al entendimiento de la relación entre determinadas respuestas corporales equilibratorias y otras vinculadas a los procesos mentales o de construcción de la personalidad.

BIBLIOGRAFÍA

Aguado, A. y Fernández, A. (1992). *Unidades didácticas para Primaria II*. Barcelona: Inde.

Ajuriaguerra, J. de (1979). *Manual de psiquiatría infantil*. Barcelona: Toray Masson. (4ª ed.).

Alexander, G. (1983). *La eutonía. Un camino hacia la experiencia total del cuerpo*. Barcelona: Paidós. 1ª reimpresión.

Amutio, A. (1998). *Nuevas perspectivas sobre la relajación*. Bilbao: Desclée De Brouwer.

Arendt, R.E.; MacLean, W.E.; Halpern, L.F.; Youngquist, G.A. y otros (1991). The influence of rotary vestibular stimulation upon motor development of nonhandicapped and Down syndrome infants. *Research in Developmental Disabilities*, 12, 333-348.

Arnaiz, P. (1994). *Deficiencias visuales y Psicomotricidad: teoría y práctica*. Madrid: ONCE.

Arnaiz, P. (1999). Psicomotricidad y educación. En A. Escribá (ed.): *Psicomotricidad. Fundamentos teóricos aplicables en la práctica* (pp.13-37). Madrid: Gymnos.

Arnaiz, P. (2000). La práctica psicomotriz: una estrategia para aprender y comunicar. *Revista Iberoamericana de Psicomotricidad y Técnicas Corporales*, 0, 5-14.

Arnaiz, P. (2003). *Educación inclusiva: una escuela para todos*. Málaga: Aljibe.

Arnaiz, P. y Lozano, J. (1996). *Proyecto curricular para la diversidad. Psicomotricidad y lecto-escritura*. Madrid: CCS.

Arnaiz, P; Rabadán, M. y Vives, I. (2001). *La psicomotricidad en la escuela: una práctica preventiva y educativa*. Málaga: Aljibe.

Arnaiz, P. y Ruíz, Mª S. (2001). *La lecto-escritura en la Educación Infantil. Unidades Didácticas y aprendizaje significativo*. Málaga: Aljibe.

Arnaiz, P. y Martínez, R. (2002). Alumnos con discapacidad intelectual asociada a Síndrome de Down: características del desarrollo y principios neuropsicopedagógicos de la respuesta educativa. En J.M. García y otros: *Discapacidad intelectual. Desarrollo, comunicación e intervención* (pp. 349-369). Madrid: Cepe.

Arnau, J. (2002). Introducción. En N. Balluerka y A.I. Vergara: *Diseños de Investigación Experimental en Psicología* (pp.15-26). Madrid: Pearson Educación S.A.

Arnold, L.E.; Clark, D.L.; Sachs, L.A.; Jakim, S. y Smithies, C. (1985). Vestibular and visual rotational stimulation as treatment for attention deficit and hyperactivity. *American Journal of Occupational Therapy*, 39 (2), 84-91.

Arsuaga, J.L. (2001). El enigma de la esfinge. Las causas, el curso y el propósito de la evolución. Barcelona: Arete.

Arsuaga, J. L. y Martínez, I. (1998). *La especie elegida*. Madrid: Temas de Hoy (4ª ed.).

Arsuaga, J.L. (2003). Los aborígenes.

Aucouturier, B.; Darrault, I. y Empinet, J.L. (1985). *La práctica psicomotriz: reeducación y terapia*. Barcelona: Científico-Médica.

Ayres, A.J. (1972). *Sensory integration and learning disabilities*. Los Ángeles: WPS.

Ayres, A.J. (1973). Improving academic scores through sensory integration. *Journal of Learning Disabilities*, 5, 338-343.

Ayres, A.J. (1978). Learning disabilities and the vestibular system. *Journal of Learning Disabilities*, 11 (1), 30-41.

Ayres, A.J. (1983). *Sensory integration and the child*. Los Angeles: WPS (6ª ed.).

Ayres, A.J. (1998). *La integración sensorial y el niño*. México: Trillas.

Ayres, A.J. y Tickle, L.S. (1980). Hyperresponsivity to touch and vestibular stimuli as a predictor of positive response to sensory integration procedures by autistic children. *American Journal of Occupational Therapy*, 34 (6), 375-381.

Balluerka, N. y Vergara, A. I. (2002). *Diseños de Investigación Experimental en Psicología*. Madrid: Prentice Hall.

Barlow, W. (1986). *El principio de Matthias Alexander. El saber del cuerpo*. Barcelona: Paidos.

Beard, J. (1987). The effects of vestibular stimulation on attention and stereotypic behavior in children with developmental disorders. *Proceedings of the Occupational Therapy for Maternal and Child Health Conference*, 2, 129-139.

Beaudry, I. (2003). *Problemas de aprendizaje en la infancia*. Oviedo: Nobel.

Benson, H. (1996). *La relajación*. Barcelona: Grijalbo (5ª ed.).

Bermúdez de Castro, J.M. y otros (2004). *Hijos de un tiempo perdido*. Barcelona: Ares y Mares.

Berstein, D.A. y Borkovec, T. (1996). *Entrenamiento en relajación progresiva*. Bilbao: Desclée De Brouwer (9ª ed.).

Berruezo, P.P. (1994). *Temas de psicomotricidad*. Cartagena: Centro de Profesores.

Berruezo, P.P. (1995). El cuerpo, el desarrollo y la psicomotricidad. *Psicomotricidad. Revista de estudios y experiencias*, 49, 15-26.

Berruezo, P.P. (1996). La Psicomotricidad en España: de un pasado de incomprensión a un futuro de esperanza. *Psicomotricidad. Revista de Estudios y Experiencias*, 53, 57-64.

Berruezo, P.P. (2000). Hacia un marco conceptual de la Psicomotricidad a partir de su desarrollo de su práctica en Europa y en España. *Revista Interuniversitaria de Formación del Profesorado*, 37, 21-33.

Bhatara, V; Clark, D.L. y Arnold, L.E. (1978). Behavioral and nystagmus response of a hyperkinetic child to vestibular stimulation. *American Journal of Occupational Therapy*, 32 (5), 311-316.

Biery, M.J. y Kauffman, N. (1989). The effects of therapeutic horseback riding on balance. *Physical Activity Quarterly*, 6, 221-229.

Blández, J. (1995). *La utilización del material y del espacio en educación física*. Barcelona: Inde.

Blández, J. (2000). *Programación de unidades didácticas según Ambientes de Aprendizaje*. Barcelona: Inde.

Blythe, S.G. (2000). Early learning in the balance: Priming the first ABC. *Support for Learning*, 15, 154-158.

Bobath, B. (1992). *Actividad postural refleja anormal causada por lesiones cerebrales*. Buenos Aires: Médica panamericana (30ª ed.).

Bobath, B y Bobath, K. (1991). *Desarrollo motor en distintos tipos de parálisis cerebral*. Buenos Aires: Médica Panamericana (20ª ed.).

Bodfisch, J.W.; Parker, D.E.; Lewis, M.H.; Sprague, R.L. y Newell, K.M. (2001). Stereotypy and Motor Control: Differences in the Postural Stability Dynamics of Persons With Stereotyped and Dyskinetic Movement Disorders. *American Journal on Mental Retardation*, 2, 123-134.

Bonadona, P. (1981). Effects of a vestibular stimulation program on stereotypic rocking behavior. *American Journal of Occupational Therapy*, 35 (12), 775-781.

Boscaini, F. (1988). *Psicomotricidad e integración escolar*. Madrid: G. Núñez.

Bowlby, J. (1998). *El apego*. Barcelona: Paidós.

Brazelton, T.B. (2001). *Momentos clave en la vida de tu hijo*. Barcelona: Plaza y Janés.

Brazelton, T.B. y Nugent, J.K. (1997). *Escala para la evaluación del comportamiento neonatal*. Barcelona: Paidós.

Bright, T.; Bittick, K. y Fleeman, B. (1981). Reduction of self-injurious behavior using sensory integrative techniques. *American Journal of Occupational Therapy*, 35 (3), 167-172.

Brocklehurst-Woods, J. (1990). The use of tactile and vestibular stimulation to reduce stereotypic behaviors in two adults with mental retardation. *American Journal of Occupational Therapy*, 44, 536-541.

Brody, J.F.; Thomas, J.A.; Brody, D.M. y Kucherawy, D.A. (1977). Comparison of sensory integration and operant methods for production of vocalization in profoundly retarded adults. *Perceptual and Motor Skills*, 44 (3), 1283-1296.

Bruer, J.T. (2000). *El mito de los tres primeros años*. Barcelona: Paidós.

Bruner, J. (1989). Acción, pensamiento y lenguaje. Madrid: Alianza.

Buendía, L. (2001). *La Ética en la investigación educativa*. Web de la Sociedad Española de Pedagogía: http://www. uv.es/soespe.

Bunge, M. (1973). *La investigación científica*. Barcelona: Ariel.

Busquet, L. (1998). *Las cadenas musculares. Tronco y columna cervical*. Tomo I. Barcelona: Paidotribo (3ª ed.).

Caballo, V.E.; Buela-Casal, G. y Carrobles, J.A. (1996). *Manual de psicopatología y trastornos psiquiátricos*. Madrid: Siglo XXI.

Caillois, R. (1987). *Los juegos y los hombres*. México: Fondo de Cultura Económica.

Calais-Germain, B. (1991). *Anatomía para el movimiento. Bases de ejercicios*. Tomo II. Barcelona: Los libros de la liebre de marzo.

Camacho, J. (2000). *Estadística con SPSS versión 9 para Windows*. Madrid: RA-MA.

Cambier, J.; Masson, M. y Dehen, H. (1996). *Neurología*. Barcelona: Masson (6ª ed.).

Campillo, J.E. (2004). *El mono obeso. La evolución humana y las enfermedades de la opulencia: diabetes, hipertensión, arteriosclerosis*. Madrid: Crítica.

Carmena, G. y otros (2000). *El sistema de investigación educativa en España*. Madrid: CIDE

Caro, I. (comp.) (1997). *Manual de psicoterapias cognitivas*. Barcelona: Paidós.

Carretié, L. (2001). *Psicofisiología*. Madrid: Pirámide

Carretié, L. e Iglesias, J. (1995). *Psicofisiología. Fundamentos metodológicos*. Madrid: Pirámide.

Carrobles, J. A. (1996). Estrés y trastornos psicofisiológicos. En V. E. Caballo; G. Buela y J.A. Carrobles: *Manual de psicopatología y trastornos psiquiátricos*. Vol II (pp. 407-450). Madrid: Siglo XXI.

Castañer, M. y Camerino, O. (1992). *Unidades Didácticas para Primaria I*. Barcelona: Inde.

Clark, D.; Kreutzberg, J. y Chee, F. (1977). Vestibular stimulation influence on motor development in infants. *Sciencie*, 196 (10), 1228-1229.

Corraze, J. (1986). *Las comunicaciones no verbales*. Madrid: G. Núñez.

Cratty, B. J. (1984). *Desarrollo intelectual. Juegos activos que lo fomentan*. México: Pax (4ª ed.).

Crick, F. (2000). *La búsqueda científica del alma. Una hipótesis revolucionaria para el siglo XXI*. Barcelona: Debate (3ª reimp.).

Csikszentmihalyi, M. (1997). *Fluir. Una psicología de la felicidad*. Barcelona: Kairós.

Csikszentmihalyi, M.(2003). *Aprender a fluir*. Barcelona: Kairós. 3ª edición.

Cummins, R.A. (1991). Sensory integration and learning disabilities: Ayres' factor analyses reappraised. *Journal of Learning Disabilities*, 24, 160-168.

Chee, F.; Kreutzberg, J.R. y Clark, D.L. (1978). Semicircular canal stimulation in cerebral palsied children. *Physical Therapy*, 58 (9); 1071-1075.

Damasio, A. (1996). *El error de Descartes*. Barcelona: Crítica.

Damasio, A. (2001). *La sensación de lo que ocurre. Cuerpo y emoción en la construcción de la conciencia*. Madrid: Debate.

Darthez y Prunet (2004). *Aparato masticador y postura*. Curso de Posturología en Instituto de Posturología Clínica. Bilbao

Dave, C.A. (1992). Effects of linear vestibular stimulation on body-rocking behavior in adults with profound mental retardation. *American Journal of Occupational Therapy*, 46 (10), 910-915.

Davis, F. (1982). *La comunicación no verbal*. Madrid: Alianza (7ª ed.).

DeGangi, G. y Greespan, S. (1989). The development of sensory functions in infants. *Physical and Occupational Therapy in Pediatrics*, 8, 21-33.

Del Barrio, M.V. (2002). *Emociones infantiles. Evolución, evaluación y prevención*. Madrid: Pirámide.

Delgado, J.M. (1996). ¿Para qué mover los ojos si ya movemos la cabeza?. Un ensayo sobre distintos aspectos del comportamiento motor. En F. Mora (ed.): *El cerebro íntimo* (pp. 97-119). Barcelona: Ariel Neurociencia.

Denys-Struyf, G. (1998). *El manual del mezierista*. Tomos I y II. Barcelona: Paidotribo.

Devis, J. y Peiró, C. (1992). *Nuevas perspectivas curriculares en Educación Física: la salud y los juegos modificados*. Barcelona: Inde.

Douglas, R. (1998). Problemas de Conducta en individuos con trastornos graves del desarrollo: Funciones y soluciones. *Siglo Cero*, 29 (5), 11-19.

Duch, R. y Pérez, C. (1995). La atención a los alumnos plurideficientes profundos: aportaciones desde el modelo de estimulación basal. En Gobierno de Navarra (ed.): *La Atención a Alumnos con Necesidades Educativas Graves y Permanentes* (pp.105-130). Navarra: Gobierno de Navarra.

Dunn, W. (2001). The sensations of everyday life: Empirical, theoretical, and pragmatic considerations. *Ameri-*

can Journal of Occupational Therapy, 55, 608-620.

DSM-IV (1995). *Manual diagnóstico y estadístico de los trastornos mentales*. Barcelona: Masson.

Edwards, S.J. y Yuen, H.K. (1996). Heart rate response to vestibular stimulation in two children with Down's syndrome: A pilot study. *Australian Occupational Therapy Journal,* 43, 167-171.

Eisenberg, L. (1999). Naturaleza, entorno y crianza. El papel de la experiencia social en la transformación del genotipo en fenotipo. *Psiquiatría Pública,* 11, 139-146.

Elkonin, D.B. (1980). *Psicología del juego*. Madrid: Pablo del Río.

Ellis, A. y Blau, S. (2000). *Vivir en una sociedad irracional*. Barcelona: Paidós.

Ellis, A. y Grieger, R. (2000). Manual de Terapia Racional-Emotiva. Bilbao: Desclée De Brouwer (8ª ed.).

Ellis, A. y Lange, A. (1995). *¡Basta ya!*. Barcelona: Grijalbo.

Ernst, H. (1995). *La sabiduría del cuerpo*. Barcelona: Emecé.

Evans, D. (2002). *Emoción. La ciencia del sentimiento*. Madrid: Taurus.

Farber, S.D. (1992). *Neurorehabilytation*. Phyladelphia: W.B. Saunders, Co.

Feldenkrais, M. (1995). *El poder del yo*. Barcelona: Paidós.

Fernández-Abascal y otros (2003). *Emoción y Motivación. La adaptación humana*. Volumen II. Madrid: Fundación Ramón Areces.

Fernández-Berrocal, P. y Extremera, N. (2003). Emoción y Formación. En G. *Fernández Abascal y otros : Emoción y Motivación* (pp. 477-497). Madrid: Centro de Estudios Ramón Areces.

Fernández, J.P. y otros (1993). *Guía para el diseño curricular en Educación Física*. Lérida: Agonos.

Fischer, K. (2000). El desarrollo de la psicomotricidad en Alemania. *Revista Interuniversitaria de Formación del Profesorado,* 37, 35-46.

Florack, A. y Scarabis, M. (2002). Poderes invisibles. *Mente y cerebro,* 1, 22-31.

Flórez, J. (1996). Cerebro: el mundo de las emociones y la motivación. En J. Mora (ed.): *El cerebro íntimo* (pp. 165-185). Barcelona: Ariel Neurociencia.

Flórez, J. y Diersen, M. (2000). Cerebro disminuido: el valor de la emoción y la motivación. En F. Mora (ed.): *El cerebro sintiente* (pp. 133-149). Barcelona: Ariel Neurociencia.

Fonseca, V. (1988). *Ontogénesis de la motricidad*. Madrid: García Nuñez.

Fonseca, V. (1998). *Manual de observación psicomotriz*. Barcelona: Inde.

Freeman, B.J.; Frankel, F. y Ritvo, E.R. (1977). The effects of response contingent vestibular stimulation on the behavior of autistic and retarded children. *Journal of Autism and Childhood Schizophrenia,* 6, 353-358.

Fröhlich, A. (1982). Comienzos de una estimulación temprana global en el aspecto sensomotor. *Siglo Cero,* 82, 20-27.

Fröhlich, A. (1993). *La stimulation basale*. Lucerna: SZH/SPC.

Fröhlich, A. (1998). *Basale Stimulation. Das Konzept*. Düsseldorf: Verl. Selbstbestimmtes Leben.

Fröhlich, A. y Haupt, U. (1982). *Estimulación para el desarrollo de niños muy deficientes*. Mainz: V. Hase y Köhler.

Frostig, M. y Maslow, P. (1982). *Educación del movimiento. Teoría y práctica*. Buenos Aires: Médica Panamericana.

Gagey, P.M. y Weber, B. (2001). *Posturología. Regulación y alteraciones de la bipedestación*. Barcelona: Masson.

Garaigordobil, M. (2000). Un modelo lúdico de intervención psicoeducativa para la educación infantil. En *II*

Jornadas sobre Desafíos del Juguete en el siglo XXI: El juego y el juguete en la Educación Infantil (pp.89-155). Valencia: Asociación Española de Fabricantes de Juguetes.

Garanto, J. (2000). Los problemas conductuales en el aula. En A. Sipán (coord.): *Educar para la diversidad en el siglo XXI* (pp. 267-293). Zaragoza: Mira.

García Fernández, J.M.; Cobacho, J.P.; Berruezo, P.P. y Gosálbez, C.G. (2002). Definiciones, Modelos explicativos y Comorbilidad. En J. M. García y otros: *Discapacidad Intelectual. Desarrollo, comunicación e intervención* (pp.17-49). Madrid: CEPE.

García Núñez, J.A. y Berruezo, P.P. (1994). *Psicomotricidad y educación infantil*. Madrid: CEPE.

García Pastor, C. (1996). La iniciativa para conseguir la reunificación de los sistemas de educación general y especial en EE.UU. (REI). *Siglo Cero*, 27 (2), 15-24.

Gassier, J. (1990). *Manual del desarrollo psicomotor del niño*. Barcelona: Masson (2ª ed.).

Germain, P. (1993). *La armonía del gesto*. Barcelona: Los libros de la liebre de marzo.

Goleman, D. (1996). *La inteligencia emocional*. Barcelona: Kairós.

Gómez, J. (1982). *Rehabilitación en los trastornos de aprendizaje*. Madrid: Escuela Española.

González, H. (2001). *La hipnosis: mitos y realidades*. Málaga: Aljibe.

Goya. 250 aniversario (1996). Madrid: Real Patronato del Museo del Prado.

Gracia, F. (2002). *La nueva educación. Teoría y práctica. El síndrome de inmadurez psicológica de base educativa*. Zaragoza: Mira.

Grañeras, M. y otros (1997). *Catorce años de investigación sobre las desigualdades en educación en España*. Madrid: Ministerio de Educación y Cultura.

Greespan, S.I. y Benderly, B.L. (1998). *El crecimiento de la mente*. Barcelona: Paidós.

Grunfeld, E.A.; Okada, T.; Jauregui-Renaud, K. y Bronstein, A.M. (2000). The effect of habituation and plane of rotation on vestibular perceptual responses. *Journal of Vestibular Research: Equilibrium and Orientation*, 10 (4-5), 193-200.

Grzegorzewski, B. y Kowalczyk, A. (2001). First-order statistics of human stabilogram. *Human Movement Science*, 6, 853-866.

Guirao, M. (1980). *Los sentidos, bases de la percepción*. Madrid: Alianza.

Harris, P.L. (1992). *Los niños y las emociones* . Madrid: Alianza.

Heiniger, M. y Randolph, S. (1981). *Neurophysiological Concepts in Human Behavior*. Sant Louis:The C.V. Mosby Company.

Hernández, J. (1995).*Torpeza motriz*. Barcelona: EUB.

Hess, E.H. (1965). Attitudes and pupil size. *Scientific American*, 212, 46-54.

Hewit, J. (1996). *Relajación*. Madrid: Pirámide.

Hoehn, T.P. y Baumeister, A. (1994). A critique of the application of sensory integration therapy to children with learning disabilities. *Journal of Occupational Therapy*, 27, 338-350.

Hopkins, K.D.; Hopkins, B.R. y Glass, G.V. (1997). *Estadística Básica para las ciencias sociales y del comportamiento*. México: Prentice Hall Hispanoamericana.

Howard, I.P.; Zacher, J.E. y Allison, R.S. (1998). Post-rotatory nystagmus and turning sensations after active and passive turning. *Journal of Vestibular Research*, 8 (4), 299-312.

Hu, M.H. y Woollacott, M.H. (1994). Multisensory training of standing balance in older adults: I. Postural stability and one-leg stance balance. *Journal of Gerontology*, 49, M52-M61.

Huertas, J.A. y Montero, I. (2003). Procesos de motivación en el aula. En G. Fernández Abascal y otros: *Emoción y motivación. La adaptación humana* (pp. 873-911). Madrid: Centro de Estudios Ramón Areces.

Humphries, T.; Wright, M.; McDougall, B. y Vertes, J. (1990). The efficacy of sensory integration therapy for children with learning disability. *Physical and Occupational Therapy in Pediatrics*, 3, 1-17.

Humphries, T; Wright, M; Snider, L y McDougall, B. (1992). A comparison of the effectiveness of sensory integrative therapy and perceptual-motor training children with learning disabilities. *Journal of Developmental and Behavioral Pediatrics*, 13 (1), 31-40.

Iglesias, J.; Loeches, A., y Serrano, J.M. (1989). Expresión facial y reconocimiento de emociones en lactantes. *Infancia y Aprendizaje*, 48, 93-13.

Illingworth, R. (1983). *El desarrollo infantil en sus primeras etapas, normal y patológico*. Barcelona: Médica y Técnica.

Jacquemard, J. (2004). *Anatomía del sistema vestibular*. Bilbao: Curso de Posturología.

Jenkis, J.R.; Fewell, R y Harris, S.R. (1988). Comparison of sensory integrative therapy and motor programming. *American Journal of Mental Deficiency*, 88 (2), 221-224.

Jiménez, M.P. (2003). Motivación intrínseca. Competencia, autodeterminación y control. En G. Fernández Abascal y otros: *Emoción y motivación. La adaptación humana* (pp. 797-827). Madrid: Centro de Estudios Ramón Areces.

Jirikowik, T.; Engel, J. y Deitz, J. (1997). The test of sensory functions in infants: Test-retest reliability for infants with developmental delays. *American Journal of Occupational Therapy*, 51, 733-738.

Kantner, R.M; Clark, D.; Allen, L. y Chase, M. (1976). Effects of vestibular stimulation on nystagmus response and motor performance in the developmentally delayed infant. *Physical Therapy*, 56 (4), 414-421.

Kantner, R.M.; Kantner, B. y Clark, D.L. (1982). Vestibular stimulation effect on language development in mentally retarded children. *American Journal of Occupational Therapy*, 36 (1), 36-41.

Kammerling, A.C.; Hakansson, J.K. y Skogsberg, M.C. (2001). Effects of balance training in elderly people with nonperipheral vertigo and unsteadiness. *Clinical Rehabilitation*, 15, 463-470.

Kaplan, B.J.; Polatajko, H.; Wilson, B.N. y Faris, P.D. (1993). Reexamination of sensory integration treatment: A combination of two efficacy studies. *Journal of Learning Disabilities*, 26, 342-347.

Kelly, G. (1989). Vestibular stimulations as a Form of Therapy. *Physiotherapy*, 75 (3), 136-140.

Kermani, K. (1993). *Relajación total. El entrenamiento autógeno*. Barcelona: Robin Book.

Kiefer, G. y Mehr, U. (1999). *Kinderhorizonte. Eine Stadt im Zeichen der Kinder*. Braunschweig: Westermann.

Knapp, M. (1988). *La comunicación no verbal. El cuerpo y el entorno*. Barcelona: Paidós. 3ª edición.

Kohen-Raz, R. (1986). *Learning disabilities and postural control*. London: Freund Pub. House, Ltd.

Kokubum, M.: Haishi, K. y Okuzumi, H. (1994). Relation between balance performance and behavior regulation of person with mental retardation. *Ja-*

panese *Journal of Special Education*, 31, 27-35.

Kokubum, M; Shinmyo, T.; Ogita, M.; Morita, K.; Furuta, M.; Haishi, K.; Okuzumi, H. y Koike, T. (1997). Comparison of postural control of children with Down syndrome and those with other forms of mental retardation. *Perceptual and Motor Skills*, 84, 499-504.

Kuharski, T. y otros (1985). Effects of Vestibular Stimulation on Sitting Behaviors among Preschoolers with Severe Handicaps. *Journal of the Association for Persons with Severe Handicaps*, 3, 137-145.

Lagrange, G. (1984). *Educación psicomotriz. Guía práctica para niños de 4 a 14 años*. Barcelona: Martínez Roca.

Laín, P. (1991). *Cuerpo y alma*. Madrid: Espasa-Calpe.

Langen, D. (1997). *La relajación. Entrenamiento Autógeno*. León: Everest.

Lapierre, A. y Aucouturier, B. (1985). *Los contrastes y el descubrimiento de las nociones fundamentales*. Barcelona: Científico-Médica.

Lázaro, A. (1990). El juego en el desarrollo del niño. *Psicomotricidad. Revista de estudios y experiencias*, 35, 83-92.

Lázaro, A. (1992). La función del equilibrio en el ser humano: aspectos educativos. *Psicomotricidad, Revista de Estudios y Experiencias*, 41, 43-61.

Lázaro, A. (1995). Radiografía del juego en el marco escolar: propuestas. *Psicomotricidad. Revista de Estudios y Experiencias*. 51, 7-23.

Lázaro, A. (1999). La estimulación de los procesos equilibratorios en el marco escolar: propuesta para un programa. *Entrelíneas*, 5, 6-10.

Lázaro, A. (2000a). Riesen mit Stelzen. Die Welt aus einer anderen Perspektive. *Motorik, 2*, 77-79.

Lázaro, A. (2000b). Das menschliche Gleichgewicht. Ein komplexes Phänomen. *Motorik, 2*, 80-87.

Lázaro, A. (2000c). *Nuevas experiencias en educación psicomotriz*. Zaragoza: Mira.

Lázaro, A. (2000d). La inclusión de la Psicomotricidad en el Proyecto Curricular del centro de educación especial: de la teoría a la práctica educativa. *Revista Interuniversitaria de Formación del Profesorado, n° 37*, 121-138.

Lázaro, A. (2002). *Aulas Multisensoriales y de psicomotricidad*. Zaragoza: Mira.

Lázaro, A. (2003). *Aplicación de un programa psicomotor con estimulación vestibular a sujetos con discapacidad intelectual: propuesta de un modelo para la intervención psicomotriz en el marco de la Educación Especial*. (Tesis doctoral sin publicar) Murcia: Universidad de Murcia.

Lázaro, A. (2003). *Gigantes con zancos. El placer de aprender a través del equilibrio*. Zaragoza: Mira editores.

Lázaro, A. y Martínez, P. (1998). La psicomotricidad en un centro de educación especial: diseño del espacio y función de los materiales. En *Organización y gestión de centros educativos* (pp. 310-330). Barcelona: Praxis. Puesta al día número 13.

Lázaro, A. y Mir, C. (2000). Gigantes con zancos o el placer de ver el mundo desde otra perspectiva. *Revista Iberoamericana de Psicomotricidad y Técnicas Corporales*, 1, 27-39.

Lázaro, A., Palomero, J.E. y Fernández, M.R. (2000). La psicomotricidad y su desarrollo en el umbral del siglo XXI. *Revista Interuniversitaria de Formación del Profesorado*, 37, 15-20.

Le Boulch, J. (1982). *Hacia una ciencia del movimiento humano*. Buenos Aires: Paidós.

Le Boulch, J. (1983). *El desarrollo psicomotor desde el nacimiento a los 6 años.* Madrid: Doñate.

Le Boulch, J. (1987). *La educación psicomotriz en la escuela primaria.* Barcelona: Paidós.

Le Boulch, J. (1997). *El movimiento en el desarrollo de la persona.* Barcelona: Paidotribo.

Lecaunet, J.P. y Jacquet, A.Y. (2002). Fetal responsiveness to maternal passive swinging in low heart rate variability state: Effects of stimulation direction and duration. *Developmental Psychobiology,* 40 (1), 57-67.

Le Doux, J. (1999). *El cerebro emocional.* Barcelona: Ariel/Planeta.

Le Mètayer, M. (1995). *Reeducación cerebromotriz del niño pequeño.* Barcelona: Masson.

León, O. y Montero, I. (1997). *Diseño de Investigaciones.* Madrid: McGraw-Hill (2ª ed.).

Levitt, S. (1990). *Tratamiento de la parálisis cerebral.* Buenos Aires: Médica Panamericana.

Lewald, J. y Karnath, H.O. (2000). Vestibular influences on human auditory spacer perception. *Journal of Neurophysiology,* 84, 1107-1111.

López, F. (1985). *La formación de los vínculos sociales.* Madrid: MEC

Lower, T.A. (2000). The effect of rotary vestibular stimulation on a stereotypic behavior: A case study. *Journal of Developmental and Physical Disabilities,* 12 (4), 377-385.

Luria, A.R. (1984). *Sensación y percepción.* Barcelona: Martínez Roca (3ª ed.).

Lleixá, T. (1988). *La Educación Física en Preescolar y Ciclo Inicial –4 a 8 años–.* Barcelona: Paidotribo.

Llinás, R. (2003). *El cerebro y el mito del yo. El papel de las neuronas en el pensamiento y el comportamiento humanos.* Bogotá: Norma. 4ª reimpresión.

Maciá, C. (1995). Elements per una adaptació curricular per a l'escola especial en el marc de la LOGSE. *Actas de las 3as. Jornadas Tècniques d'Educació Especial,* 81-105.

MacLean, W.E. y Baumeister, A. (1982). Effects of Vestibular Stimulation on Motor Development and Stereotyped Behavior of Developmentally Delayed Children. *Journal of Abnormal Child Psychology,* 2, 229-245.

Magrun, W.M.; Ottenbacher, K.; McCue, S. y Keefe, R. (1981). Effects of vestibular stimulation on spontaneous use of verbal language in developmentally delayed children. *American Journal of Occupational Therapy,* 35 (2), 101-104.

Marina, J.A. (1996). *El laberinto sentimental.* Barcelona: Anagrama (6ª ed.).

Marinoff, L. (2000). *Más Platón y menos Prozac.* Barcelona: Ediciones B.

Martín, E. (1988). Las adaptaciones curriculares en la Educación Primaria. En AA.VV: *Las adaptaciones curriculares y la Formación del Profesorado* (pp. 23-35). Madrid: Centro Nacional de Recursos para la Educación Especial.

Martínez, J.; Rodríguez, P. y Basase, E. (2000). Anatomía y fisiología vestibular. *Revista Médica de Santiago,* 3, 12.

Martos, J. (2002). Autismo. En J. M. García y otros: *Discapacidad Intelectual* (pp. 373-398). Madrid: CEPE.

Mathias, F. (1995). *La técnica Alexander.* Barcelona: Paidós.

Maturana, H. y Verden-Zöller, G. (1994). *Amor y juego. Fundamentos olvidados de lo Humano.* Chile: Instituto de Terapia Cognitiva.

Maturana, H. y Varela, F. (1996). *El árbol del concocimiento.* Madrid: Debate.

Merleau-Ponty, M. (1994). *Fenomenología de la percepción*. Barcelona: Península (3ª ed.).

Metalcañiz (1994). *Diseño de plataforma de ejercicios*. Alcañiz: Metalcañiz.

Miedzinski, K. (1996). *Die Bewegungsbaustelle*. Dortmund: Verlag Modernes Lernen (7ª ed.).

Miedzinski, K. (2000a). Educación Psicomotriz-Educación del Movimiento. Experiencias en Sudamérica. *Revista Iberoamericana de Psicomotricidad y Técnicas Corporales*, 0, 25-36.

Miedzinski, K. (2000b). *Cubito. Der Baukasten zum Bauen und Bewegen-Spielen und Gestalten*. Hannover: Loquito.

Ministerio de Educación y Ciencia. (1992a). *La reforma educativa y los centros específicos de Educación Especial*. Madrid: MEC.

Ministerio de Educación y Ciencia. (1992b). *Primaria. Proyecto Curricular*. Madrid: MEC

Ministerio de Educación y Ciencia. (1994a). *La Educación Especial en el marco de la LOGSE*. Madrid: MEC.

Ministerio de Educación y Ciencia. (1994b). *Adaptación del currículo a los centros de educación especial*. Madrid: Centro de Desarrollo Curricular.

Ministerio de Educación y Ciencia. (1995). *El proyecto curricular en los centros de Educación Especial*. Madrid: Centro de Desarrollo Curricular.

Ministerio de Educación y Ciencia. (1999). *La respuesta educativa a los alumnos gravemente afectados en su desarrollo*. Madrid: Centro de Publicaciones del MEC.

Mirka, A y Blac, F.O. (1990). Clinical application of dynamic posturography for evaluating sensory integration and vestibular dysfunction. *Neurologic Clinics*, 8, 351-359.

Montagner, H. (1993). *L´Enfant acteur de son développement*. París: Stock/Pernoud.

Montagner, H. (1995). Apego, ternura y vicisitudes. Las competencias-zócalo en el niño. *Psicomotricidad. Revista de Estudios y Experiencias*, 51, 23-51.

Moor, P. (1981). *El juego en la educación*. Barcelona: Herder.

Mora Teruel, F. (ed.) (1996). *El cerebro íntimo*. Barcelona: Ariel Neurociencia.

Mora Teruel, F. (2000). ¿Qué son las emociones y los sentimientos?. En F. Mora (ed.): *El cerebro sintiente* (pp. 17-34). Barcelona: Ariel Neurociencia.

Mora Teruel, F. (2001). *El reloj de la sabiduría*. Madrid: Alianza.

Mora Teruel, F. (2003). *El sueño de la inmortalidad. Envejecimiento cerebral: dogmas y esperanzas*. Madrid: Alianza.

Mora Vicente, J. (1989). *Las capacidades físicas o bases del rendimiento motor*. Cádiz: Diputación Provincial.

Mucchielli, R. (1983). *La personalidad del niño*. Barcelona: Hogar del Libro.

Mulligan, S. (1998). Patterns of sensory integration dysfunction: A confirmatory factor analysis. *American Journal of Occupational Therapy*, 52, 819-828.

Muniáin, J.L. (1997). Noción/Definición de Psicomotricidad. *Psicomotricidad. Revista de Estudios y Experiencias*, 55, 55-58.

Muñoz-Repiso, M. (2000). Prólogo. En G. Carmena y otros: *El sistema de investigación educativa en España* (pp. 11-14). Madrid: CIDE.

Navarro, V. (2002). *El afán de jugar. Teoría y práctica de los juegos motores*. Barcelona: Inde.

Neal, M. (1975). Vestibular Stimulation and Development of the Small Premature Infant. *Biennial Meeting of the Society for Research in Child Development*. Denver, Colorado, April 10-13.

Nekane, B. y Vergara, A. (2002). *Diseños de Investigación Experimental en Psicología.* Madrid: Pearson Educación.

Noblejas, M.A. y Sterner, A. (1999). Habilidades de interacción social. En CIDE: *La respuesta educativa a los alumnos gravemente afectados en su desarrollo* (pp.87-129). Madrid: Ministerio de Educación.

Norton, I. (1975). Neurodevelopment and sensory integration for the profoundly retarded multiply handicapped child. *American Journal of Occupational Terapy,* 29 (2), 93-100.

Orjales, I. (2000). *Déficit de atención con hiperactividad. Manual para padres y educadores.* Madrid: CEPE (5ª ed.).

Ornitz, E.M.; Atweel, C.W.; Walter, O.D.; Hartmann, E.E. y Kaplan, A.R. (1979). The maduration of vestibular nystagmus in infancy and childhood. *Acta Otolarygology,* 88, 244-256.

Ortega, R. (1992). *El juego infantil y la construcción social del conocimiento.* Sevilla: Alfar.

Ortega, R. (2002). Lo mejor y lo peor de las redes de iguales: juego, conflicto y violencia. *Revista Interuniversitaria de Formación del Profesorado,* 44, 93-113.

Ortiz, C. (1996). De las "necesidades educativas especiales" a la inclusión. *Siglo Cero,* 27 (2), 3-13.

Paine, R.A. (1996). *Técnicas de relajación.* Barcelona: Paidotribo.

Palmisciano, G. (1994). *500 ejercicios de equilibrio.* Barcelona: Hispano Europea.

Palomero, J.E.y Fernández, M.R. (2002). La formación del profesorado ante el fenómeno de la violencia y convivencia escolar. *Revista Interuniversitaria de Formación del Profesorado,* 44, 15-35.

Pease, A. (1988). *El lenguaje del cuerpo.* Barcelona: Paidós.

Pec. (1995). *Proyecto Educativo de Centro.* Andorra: Colegio Gloria Fuertes.

Pederson, D.R. (1973). *The Soothing Effects of Vestibular Stimulation as Determined by Frequency and Direction of Rocking.* London: University of Western Ontario.

Perna, G.; Dario, A.; Caldirola, D.; Stefania, B.; Cesarini, A. y Bellodi, L. (2001). Panic disorder: The role of the balance system. *Journal of Psychiatric Research,* 35, 279-286.

Piaget, J. (1982). *La construcción de lo real en el niño.* Buenos Aires: Nueva Visión.

Piaget, J. (1986). *La formación del símbolo en el niño.* Méjico: Fondo de Cultura Económica. (10ª reimp.).

Piaget, J. e Inhelder, B. (1984). *Psicología del niño.* Madrid: Morata. (12ª ed.).

Polatajko, H.; Kaplan, B. y Wilson. B.N. (1992). Sensory integration treatment for children with learning disabilities: its status 20 years later. *Occupational Therapy Journal of Research,* 12, 323-341.

Protte, U. (2001). Vom Schaukeln. Eine illustrierte Geschichte. *Sportpädagogik,* 3, 7-14.

Pry, R.; Guillain, A. y Pernon, E. (2000). Regulation postural et conduites autocentrees chez l'enfant autiste. *Enfance,* 52, 149-167.

Quirós, J.B. y Schrager, O.L. (1979). *Lenguaje, aprendizaje y psicomotricidad.* Buenos Aires: Médica-Panamericana.

Quirós, J.B. y Schrager, O.L. (1980). *Fundamentos neuropsicológicos en las discapacidades de aprendizaje.* Buenos Aires: Médica-Panamericana.

Ramachandran, V.S. y Blakeslle, S. (1999). *Fantasmas en el cerebro.* Barcelona: Debate.

Ramírez, J. (1998). Sensory Integration and Its Effects on Young Children. *Reports-Research* (143).

Rankin, J.K.; Woollacott, M.H.; Shumway-Cook, A. y Brown, L.A. (2000). Cognitive influence on postural stability: A neuromuscular analysis in young and older adults. *Journals of Gerontology: Series A: Biological Sciences and Medical Sciences*, 55A, M112-M119.

Ray, T.C.; King, L.J.; Grandin, T.(1988). The effectiveness of self-initiated vestibular stimulation in producing speech sounds in an autistic child. *Occupational Therapy Journal of Research*, 8, 186-190.

Real Academia Española (1992). *Diccionario de la lengua española*. Madrid: Espasa-Calpe (21ª ed.).

Reeves, H. y otros (1997). *La historia más bella del mundo*. Barcelona: Anagrama.

Reisman, J. y Blakeney, A. (1991). Exploring sensory integrative treatment in chronic schizophrenia. *Occupational Therapy in Mental Health*, 11 (1), 25-43.

Ren, G.; Wanag, Y.; Gu, B. y Shen, Y. (1997). The behavior problem and sensory integrative dysfunction of school children in Beijing urban area. *Chinese Mental Health Journal*, 11, 34-36.

Resman, M.H. (1981). Effect of sensory stimulation on eye contact in a profoundly retarded adult. *American Journal of Occupational Therapy*, 35 (1), 31-35.

Rivière, A. (1991). *Objetos con mente*. Madrid: Alianza.

Riviére, A. y Martos, J. (comp.) (1997). *El tratamiento del autismo. Nuevas perspectivas*. Madrid: IMSERSO.

Roberts, B.L. y Fitzpatrick, J.J. (1983). Improving balance: Therapy of movement. *Journal of Gerontological Nursing*, 9, 151-156.

Rodríguez de la Mota, E. (1999). Comportamientos desadaptados severos. En Ministerio de Educación y Ciencia: *La respuesta educativa a los alumnos gravemente afectados en su desarrollo* (pp. 259-300). Madrid: Centro de Publicaciones del MEC.

Rodríguez Marín, J. (1995). *Psicología social de la salud*. Madrid: Síntesis

Rosenthal, R. y Jacobson, L. (1968). *Pygmalion in the classroom*. New York: Holt, Rinehart and Winston.

Rosenzweig, M.R. y Leiman, A.I. (1996). *Psicología Fisiológica*. Madrid: McGraw Hill (2ª ed.).

Rues, J. y otros (1986). Developing Basic Motor Skills in Infants and Children with Severe Handicaps: An Experimental Analysis with Implications for Education and Treatment. Final Report. *Reports-Descriptive* (141).

Rüsell, A. (1970). *El juego de los niños*. Barcelona: Herder.

Sacks, O. (1997). *Un antropólogo en Marte*. Barcelona: Anagrama.

Salvador, F. y Arroyo, R. (2001). El enfoque funcionalista en educación especial. En F. Salvador (Dir.): *Enciclopedia psicopedagógica de necesidades educativas especiales*.(pp. 25-45-64). Málaga: Aljibe.

Sandler, A.G. y McLain, S.C. (1987). Sensory Reinforcement: Effects of Response-Contingent Vestibular Stimulation on Multiply Handicapped Children. *American Journal of Mental Deficiency*, 4, 373-378.

Sandler, A.G. y Voogt, K. (2001). Vestibular stimulation: Effects on visual and auditory alertness in children with multiple disabilities. *Journal of Developmental and Physical Disabilities*, 13 (4), 333-341.

Santibañez, J. (2001). Efecto pigmalión del profesor en el estímulo del alumno. *Comunicación y Pedagogía*, 176, 17-24.

Sassano, M. (2000). El cuerpo como eje transversal en la escuela. En P. Bottini: *Psicomotricidad: prácticas y conceptos* (pp. 225-249). Madrid: Niño y Dávila.

Santos, J. (2002). Algunas visiones del cuerpo a lo largo de la historia. En M. Llorca y otros: *La práctica psicomotriz:*

una propuesta educativa mediante el cuerpo y el movimiento (pp. 41-77). Málaga: Aljibe.

Savater, F. (1996). *Ética para Amador*. Barcelona: Ariel (27ª ed.).

Schiffman, H.R. (2005). *La percepción sensorial*. México: Limusa. 2ª edición.

Schrager O.L. (1988). Integración sensorio-perceptivo-motriz y aprendizaje. *Revista de Psicomotricidad*, 30, 51-76.

Schrager, O.L. (1999). *Reflejos tónico-posturales y desarrollo del lenguaje (Hacia un modelo neuropsicológico de los trastornos disfásicos)*. Tesis doctoral inédita. Madrid: Universidad Autónoma.

Schrager, O.L.; Lázaro, A. y Ramón, P. (1997). Comparación entre rendimientos comunicativos y motores en un grupo de sujetos con afectación motriz de grado diverso, antes y después de la aplicación de un programa de estimulación psicomotriz con estimulación háptica y vestibular. *Actas de las Segundas Jornadas Científicas de Investigación sobre Personas con Discapacidad*. Salamanca: INSERSO.

Schroeder, R.H. (1982). Improvement in academic achievement through enhancement of perceptual and sensory integrative functioning. *School Psychology International*, 3, 97-103.

Schröndinger, E. (1999). *Mente y materia*. Barcelona: Tusquets (5ª ed.).

Sección Otoneurología (2001). Síndrome Vestibular Bilateral: Criterios diagnósticos. *Acta Otorrinonaringología*, 52, 645-648.

Sensory Integration International (1994). *Reviews of Research in Sensory Integration*. Torrance: Joan Daems, MA, OTR.

Sinclair, K. y Hawley, V. (1992). Sensory integrative therapy and the dyspraxic child: A single case study. *Sensory Integration Special Interest Section Newsletter*, 15 (4), 1-2, 7-8.

Sipán, A. (2001) (coord.). *Educar para la diversidad en el siglo XXI*. Zaragoza: Mira.

Slater, J. y Hunt, H.T. (1997). Postural-vestibular integration and forms of dreaming: A preliminary report on the effects of brief T'ai Chi Chuan training. *Perceptual and Motor Skills*, 85, 97-98.

Sobotta, j. (1988). *Atlas de Anatomía*. Madrid: Médica Panamericana (19ª ed.).

Soubiran, G. y Mazo, P. (1980). *La reeducación psicomotriz y los problemas escolares*. Barcelona: Médica y Técnica.

Spitzer, M. (2005). *Aprendizaje. Neurociencia y la escuela de la vida*. Barcelona: Omega.

Springer, S.P. y Deutsch, G. (2001). *Cerebro izquierdo, cerebro derecho*. Barcelona: Ariel.

Tamarit, J. (1994). La escuela y los alumnos con grave retraso en el desarrollo. *Comunicación, Lenguaje y Educación*, 22, 47-55.

Tardieu, C. (2002). Situación ontogenéticas de las características del esqueleto bípedo. En E. Viel (coord.): *La marcha humana, la carrera y el salto* (pp.185-204). Barcelona: Masson.

Teruel, M.P. (2000). Nuevas perspectivas sobre el aprendizaje en la escuela: la inteligencia emocional. En A. Sipan, (coord.): *Educar para la diversidad en el siglo XXI* (pp. 603-611). Zaragoza: Mira.

Thorne, A.G. y Wolpoff, M.H. (1992). Evolución multirregional de los humanos. *Investigación y Ciencia*, 189, 14-20.

Tobin, M. (1996). Optimizing the use of sensory information. En N. Bozic y H. Murdoch (ed.): *Learning through interaction: Technology and children with multiple disabilities* (pp. 56-65). London: David Fulton Publishers.

Towen, B. (1986). *Examen del niño con disfunción encefálica mínima*. Buenos Aires: Médica Panamericana (20ª ed.).

Vaamonde, P. (2001). *Relaciones entre las vías vestíbulo-ocular y vestíbuloespinal tras la estimulación vestibular*. Tesis doctoral inédita. Universidad de Santiago de Compostela.

Vaca, M. (2000). Reflexiones en torno a las posibilidades educativas del tratamiento pedagógico de lo corporal en el segundo ciclo de educación infantil. *Revista Interuniversitaria de Formación del Profesorado*, 37, 103-120.

Valdés, M. (1997). *El Estrés*. Madrid: Acento.

Varela, F.; Thompson, E. y Rosch, E. (1997). *De cuerpo presente*. Barcelona: Gedisa.

Vayer, P. (1977a). *El diálogo corporal*. Barcelona: Científico-Médica.

Vayer, P. (1977b). *El niño frente al mundo*. Barcelona: Científico-Médica.

Vayer, P. (1982). *El equilibrio corporal*. Barcelona: Científico-Médica.

Vayer, P. y Destrooper, J. (1979). *La dinámica de la acción educativa en los niños inadaptados*. Barcelona: Científico Médica.

Vázquez, Mª I. (2001). *Técnicas de relajación y respiración*. Madrid: Síntesis.

Verdugo, M.A. (1999). Avances conceptuales actuales y del futuro inmediato: revisión de la definición de 1992 de la AAMR. *Siglo Cero*, 30 (5), 27-32.

Verdugo, M.A. (2001). Estrategias para favorecer la autodeterminación de alumnos con necesidades especiales. En A. Sipán (coord.): *Educar para la diversidad en el siglo XXI* (pp. 179-185). Zaragoza: Mira.

Villa, I. (1984). *Desarrollo y estimulación del niño*. Madrid: IAMER

Vygotski, L.S. (1979). *El desarrollo de los procesos psicológicos superiores*. Barcelona: Crítica.

Wallon, H. (1948). Les origines du caractère chez l'enfant. París: PUF.

Wallon, H. (1974a). *Del acto al pensamiento*. Buenos Aires: Psique.

Wallon, H. (1974b). *La evolución psicológica del niño*. México: Grijalbo.

Wallon, H. (1979). *Los orígenes del carácter en el niño*. Buenos Aires: Nueva Visión.

Wang, Y.; Huang, Y.; Liu, B.; Zhang, G.; Gu, B. y Wang, Y. (2001). A case control study of sensory integrative dysfunction in 3-6 yr-old pre-school children. *Chinese Mental Health Journal* 15, 199-200.

Weeks, Z. (1979). Effects of the vestibular system on human development, Part, 2. Effects of vestibular stimulation on mentally retarded, emotionally disturbed, and learning disabled individuals. *American Journal of Occupational Therapy*, 33 (7), 450-457.

Westwood, D.A.; Roy, E.A. y Bryden, P.J. (2000). Posture and target location effects on manual preference. *Brain and Cognition*, 43, 421-425.

Wilson, Allan; Cann, R.L. (1992). Origen africano reciente de los humanos. *Investigación y Ciencia*, 189, 8-13.

Wilson, B.N.; Kaplan, B.J.; Fellowes, S.; Gruchy, C. y otros (1992). The efficacy of sensory integration treatment compared to tutoring. *Physical and Occupational Therapy in Pediatrics*, 12, 1-36.

Winnicot, D.W. (1986). *Realidad y juego*. Barcelona: Gedisa.

Yoshikawa, K.; Akiyoshi y Koike, T. (1989). Effects of vestibular-propioceptive stimulus on the responsiveness of profoundly retarded persons. *Japanese Journal of Physiological Psychology and Psychophysiology*, 7 (2), 73-82.

Zeki, S. (1995). *Una visión del cerebro*. Barcelona: Ariel.

ANEXO 1:
Programa Psicomotor General
(PSG)

— 1 —
Diseño del Programa Psicomotor General

Ejes y bloques del Programa Psicomotor General

a) Eje 1: Estimulación Corporal Basal
    Bloque 1. Estimulaciones somáticas
    Bloque 2. Estimulaciones vestibulares
    Bloque 3. Estimulaciones vibratorias

b) Eje 2: Percepción del Propio Cuerpo
    Bloque 1. Estimulación Táctil
    Bloque 2. Estimulación Propioceptiva
    Bloque 3. Estimulación Vibratoria
    Bloque 4. Estimulación Postural
    Bloque 5. Imitación postural y corporal

c) Eje 3: Equilibración y coordinaciones
    Bloque 1. Estimulación Quinestésica
    Bloque 2. Estimulación del Sentido Muscular
    Bloque 3. Estimulación de la Coordinación Visomotriz
    Bloque 4. Estimulación del Equilibrio Dinámico

d) Eje 4: Proyección del Cuerpo en el Espacio
    Bloque 1. Trabajo sobre División Corporal
    Bloque 2. Trabajo sobre Orientaciones con Objetos
    Bloque 3. Trabajo sobre Representación Gestual y Temporal

e) Eje 5: Conocimiento y Control Corporal
    Bloque 1. Reconocimiento Corporal
    Bloque 2. Modulando la gestualidad
    Bloque 3. Descubrimiento de la Calma

Descripción y secuencia de situaciones educativas

EJE 1. ESTIMULACIÓN CORPORAL BASAL

— Bloque 1: Estimulaciones somáticas
  - Movilizaciones pasivas de articulaciones de brazos y piernas en los distintos planos de movimiento.
  - Movilizaciones en cada hemicuerpo comparando respuestas en uno y otro.
  - Movilizaciones segmentarias diferenciadas en brazos y piernas.
  - Tracciones a sentado suministrando la ayuda necesaria desde los hombros y espalda, codos, muñecas o manos.
  - Todas las movilizaciones en distintas posturas: tumbado boca arriba y sentado.

— Bloque 2: Estimulaciones vestibulares
  - Desplazamientos rítmicos, cuerpo a cuerpo (adulto/niño) acompasados: laterales, hacia delante y hacia atrás. Trabajar el contraste. Valorar las paradas.
  - Acunar al niño al unísono de una canción utilizando el contraste.
  - Deslizamientos e intenciones de caídas. Colocar al niño sobre nuestras piernas. Efectuar desplazamientos en todas las direcciones, trabajando el contraste de movimientos suaves / bruscos.
  - Desequilibrios y caídas laterales y antero posteriores.
  - Rotaciones, invirtiendo rápidamente el sentido del giro. Trabajar el contraste en la velocidad de giro: rápido / lento y viceversa, con desaceleración o aceleración progresiva.
  - Desequilibrios proyectados: con el niño colocado de pie, entre nuestras piernas, dejarlo caer lateralmente, hacia delante, hacia detrás, hacia un lado y hacia el otro.

— Bloque 3: Estimulaciones vibratorias
  - Búsqueda de reacciones ante estimulaciones vibratorias producidas por los materiales siguientes: aparatos eléctricos de masaje, cepillos de dientes vibratorios, globos, tambores, balones grandes...
  - Localización de la parte del cuerpo sobre la que actúa la vibración con los materiales anteriores.
  - Búsqueda de materiales con vibración que le produzcan agitación o calma.[10]

----

10 En estos tres bloques anteriores los *aspectos emocionales* se entrelazan con cada estimulación y se ponen de relieve en cada contacto del profesor/a con el niño/a afectado. La interacción y la comunicación se encuentran mediatizadas por elementos de lenguaje corporal, cuyos

EJE 2. PERCEPCIÓN DEL PROPIO CUERPO

— Bloque 1: Estimulación táctil
a) Pasiva estática
  • Partes del cuerpo que se estimulan: manos, brazos, piernas y pies, cara, tronco (parte delantera), nuca y cuello y espalda.
  • Materiales que se emplean:
  • Suaves: cintas de raso, algodón, telas de diferentes texturas, pelotas de flecos, aire...
  • Intermedios: pelotas (lisas, rugosas, de espuma, pesadas y ligeras), palos de tambor, anillas de manipulación...
  • Ásperos: lija, cepillos de dientes...
  • Ligeramente punzantes: puntas de bolígrafos, accesorios del martillo de reflejos, bastoncillos de los oídos, palos de tambor...
b) Pasiva dinámica
  • Hacerle rodar sobre diferentes superficies, de diferentes texturas y densidades, trabajando siempre a partir del contraste.
c) Activa dinámica
  • Envolturas con diferentes materiales: papel, telas, cajas, cojines... El niño/a debe liberarse de la envoltura.
  • Movimientos de arrastre (reptación en decúbito prono y supino).
  • Actividades de volteo: primero con el adulto, ofreciendo éste menos ayuda cada vez. Después el rodar entre dos niños/as y finalmente él solo.

— Bloque 2: Estimulación propioceptiva
  • Movimientos pasivos en: tobillos, rodillas, caderas, articulaciones de los brazos.
  • Aplastamientos contra la colchoneta imprimiendo peso y calor con nuestras manos primero y, después, con distintos materiales (balones, globos...) en músculos de los brazos y piernas, tronco, cara.
  • Caída libre en colchoneta blanda y observación de cómo caen los distintos segmentos de brazos y piernas.

— Bloque 3: Estimulación vibratoria
  • Aplicación de maquinilla de afeitar o diapasones en las distintas partes del cuerpo, siguiendo este orden: piernas y pies, brazos, manos, tronco (parte delantera), nuca y cuello, espalda y cara.

---

efectos son interactivos y afectan tanto al profesor como al alumno. De entre ellos, y en opinión de Frohlich (1993), se pueden destacar: contacto físico, proximidad, orientación, mirada, gestualidad, capacidad de espera y cadencia.

- Disposición del niño en la colchoneta de vibromasaje con programas de alrededor de tres minutos de duración.

—Bloque 4: Estimulación postural

a) Horizontales (decúbito dorsal y decúbito ventral)

- Movimientos de cabeza y tronco con variantes en la posición de miembros inferiores y superiores.
- Movimientos de exigencia:
- Con base horizontal (plano inclinado). Jugar con la inversión y las situaciones *cabeza abajo* (Observar las precauciones expuestas en el Programa de Estimulación Vestibular).
- Con base cilíndrica (rodillos). Jugar con el contraste de movimientos y paradas.
- Con base esférica (pelotas). Jugar con la progresión del tamaño de la pelota.

b) Angulares (sentado, arrodillado, cuadrupedia)

- Sentado con apoyo bimanual/unimanual/sin apoyo de manos.
- Inclinaciones de tronco: laterales, diagonales y antero posteriores.
- Miembros superiores/inferiores con diversas combinaciones.
- Rodillas con apoyo glúteo, sin apoyo glúteo y movimientos de miembros superiores en las dos situaciones anteriores.
- Cuadrupedia con apoyo de rodillas, sin apoyo de rodillas y movimientos de cabeza y tronco en las dos situaciones anteriores.

c) Verticales con ayuda, sin ayuda, con dos pies y con un pie.

—Bloque 5: Imitación postural y corporal

- Posturas: horizontales, angulares, verticales.
- Movimientos: cabeza, tronco, articulaciones de los distintos miembros, con la siguiente progresión: uno o más elementos, un hemicuerpo/dos hemicuerpos, sin cruzar línea media/ cruzándola y simétricos/ asimétricos/segmentarios (Lázaro, 2000, 86).

EJE 3. EQUILIBRACIÓN Y COORDINACIONES

—Bloque 1: Estimulación quinestésica

Desplazamientos en distintas direcciones, sentidos y velocidades. Progresión básica: el niño/a es conducido/el niño/a actúa solo.

- Horizontales: decúbitos (rodar, arrastrarse de todas las maneras posibles); angulares: sentado, cuadrupedia, trepa. Materiales: plataformas de ruedas giratorias. Progresión: con ayuda del adulto, del compañero, sin ayuda.

- Verticales: marcha, carrera, trepa. Invención de distintas maneras. (Los niños/as siempre están descalzos en el Aula de Psicomotricidad). Materiales: distintas superficies (duras blandas; gruesas/ delgadas; más densas/menos densas; lisas/rugosas; frías/calientes...)
- Saltos: con un pie, dos pies, con y sin desplazamiento. Materiales: distintas superficies, cama elástica.
- Caídas: regulando la altura y las distintas maneras de caer.

— Bloque 2: Estimulación del sentido muscular
- Movimientos pasivos en el cuerpo del niño por parte del profesor/a.
- Repetición activa de movimientos previamente impuestos.
- Repetición activa de movimientos por imitación al maestro/a.
- Realización de movimientos ante órdenes verbales.

Progresión:
- Sin cruzar línea media: un hemicuerpo, dos hemicuerpos, simétricos, asimétricos y segmentarios.
- Cruzando la línea media: dos hemicuerpos, simétricos, asimétricos y segmentarios. Todos los ejercicios con ojos abiertos y después cerrados.

— Bloque 3: Estimulación de la coordinación visomotriz
- Ejercicios de fijaciones visuales
- Ejercicios de seguimientos visuales
- Ejercicios de búsquedas visuales
- Ejercicios de persecuciones oculares

— Bloque 4: Estimulación del equilibrio dinámico
a) Trabajo de dinámica corporal general (con diferentes bases de sustentación)
- Materiales: plataformas semiesféricas (con diferentes grados de dificultad); rodillos (de más diámetro y peso a menos diámetro y peso), trapecios (de más lentos a menos lentos), y monociclo.
- Progresión: con ayuda del adulto (graduando dicha ayuda), con ayuda de la espaldera o la pared, con ayuda de otros compañeros/as y sin ayuda.

b) Introducción al trabajo de zancos: progresión
Las fases principales las constituyen los siguientes hitos:
- Colocarse los zancos.
  Después de unas primeras explicaciones verbales y demostraciones en el profesor, se inicia esta fase. Los niños y niñas se encuentran sentados en el suelo, con las zapatillas puestas. Se mete el pie entre las bandas de goma o cintas, de manera tal que quede perfectamente

sujeto, tanto por el talón como por el empeine. Es muy importante que el pie se fije bien a la plataforma porque de ello va a depender, en buena medida, la estabilidad y la posibilidad de desplazamiento. El palo del zanco siempre debe quedar por la parte exterior de la pierna.

A continuación, se coloca la espuma alrededor de la pantorrilla, con el fin de evitar el roce del palo de madera contra la pierna. Es también muy importante que la espuma llegue un poco más arriba del borde superior del palo de madera.

Después, se aprietan las cintas que rodean la pantorrilla con suficiente firmeza, de manera tal que quede perfectamente pegado a la pierna. Si es necesario el talón se fija bien a la plataforma con cinta aislante. Una vez seguidos todos estos pasos, el niño o la niña está en disposición de ponerse en pie.

- Ponerse en pie

  No es fácil ponerse en pie con los zancos puestos. Es necesario seguir una secuencia determinada cuyo primer paso consiste en colocarse de rodillas, desde la posición de sentado en el suelo. Una vez de rodillas hay que agarrarse a la espaldera con las manos e ir subiendo, peldaño a peldaño, las rodillas y luego las manos y luego de nuevo las rodillas, hasta que uno ya está de pie. Conviene que los niños y niñas sean lo más autónomos posible en esta tarea y requieran poca ayuda del adulto.

- Patear

  Una vez que ya se encuentran de pie, agarrados a la espaldera, se inicia la tercera fase, la del pateo. Consiste en golpear muy fuerte con los zancos en el suelo, con el objetivo de fijar las nuevas referencias propioceptivas plantares e ir integrando la altura del nuevo centro de gravedad. Conviene que el pateo tenga un ritmo y que se levanten bastante las rodillas, cada vez que se golpea el suelo.

  La progresión en esta fase resulta sencilla. Poco a poco se va agarrando uno menos a la espaldera, es decir, suelta una mano y sigue pateando, suelta la otra y sigue pateando, suelta un momento las dos y sigue pateando... hasta que pueda dar algunos pasos al lado de la espaldera. No resulta efectivo acelerar esta fase porque la caída puede ser inminente.

- Ensayar la caída

  En nuestro modelo de aprendizaje, se considera conveniente no ensayar la caída, al contrario de lo que plantean, por ejemplo, Aguado y Fernández (1992). Las razones que nos inducen a ello se fundamentan en los siguientes presupuestos. En primer lugar aducimos que en alumnado con dificultades es muy conveniente repetir hasta la saciedad que *nadie* se puede caer ni tirar del zanco. En segundo lugar, afirmamos que cuando algún zanquista se cae, siempre le *coge* desprevenido, por lo que se ponen en juego los distintos reflejos para hacerse el menor daño posible. También hay que añadir que el modelo de zanco que consideramos más adecuado no contiene protectores para las rodillas.

- Primeros pasos
Una vez familiarizados con el nuevo centro de gravedad, conviene extremar las precauciones para dar los primeros pasos.

  Casi siempre son guiados por la mano del profesor en su primer paseo por el espacio, para después caminar al lado de las paredes del aula. Conforme evolucionan, la ayuda cada vez será menor: la mano, un dedo, el palo que alarga la mano del profesor, hasta que puedan andar solos con el profesor al lado, sin contacto corporal.

- Andar por distintas superficies y salvar obstáculos
Cuando ya son capaces de desplazarse sin dificultad dentro del aula, sigue la progresión. Caminan por superficies distintas como tierra, gravilla, asfalto... y también se les conduce, a través de una progresión determinada, para que salven obstáculos cada vez más altos. El paso de obstáculos, en esta fase, constituye un hito importante, sobre todo, porque les obliga a detenerse sin dejar de patear y a levantar las rodillas.

- Liberar los miembros superiores
Una vez los automatismos de la marcha funcionan sin dificultad allá en lo alto, se desarrolla la última fase. Consiste en ser capaces de efectuar actividades distintas con variados materiales con miembros superiores, mientras los inferiores siguen con el automatismo motor.

  En esta fase ya se puede ensayar pequeñas coreografías que les van a obligar a cogerse de la mano, agacharse, formar un tren, abrir las piernas para que otros niños y niñas pequeños pasen por debajo, pasar por encima de compañeros/as tumbados en el suelo... en definitiva, aprender determinados movimientos en grupo para que otros les vean.

c) Introducción al trabajo con plataformas de ruedas giratorias: progresión hasta la posición de pie.

  - Niño/a solo con la plataforma. Distintos desplazamientos en distintas posturas
  - Aprender a tomar impulso y subir a la plataforma
  - Aprender a mantenerse de rodillas y sentado mientras se desplaza la plataforma

- Coordinar las acciones de varios niños/as para impulsarse y subirse a la plataforma
- Materiales; Plataformas de diferentes formas (cuadrada, rectangular, circular)y plataforma circular grande.

d) Introducción al trabajo con patines de 4 ruedas y de hilera central.
- Niño/a solo agarrado a la espaldera
- Niño/a solo agarrado a la pared
- Con ayuda del adulto
- Con ayuda de otros compañeros/as
- Patines clásicos y de una hilera

EJE 4. PROYECCIÓN DEL CUERPO EN EL ESPACIO

— Bloque 1: Trabajo sobre división corporal

a) Pasiva
- Presiones con la manos del profesor/a en las distintas partes del cuerpo del niño o la niña con la progresión indicada.
- Aplastamiento contra la colchoneta con balones de las distintas partes del cuerpo del niño o niña con la progresión indicada.

b) Activa
- Golpeos a distintos objetos con la progresión indicada
- Lanzamientos de distintos móviles con la progresión indicada
- Botes de distintos balones

c) Progresión
- Miembros superiores y actividades iguales
- Miembros inferiores y actividades iguales
- Miembros superiores más inferiores con actividades iguales
- Un hemicuerpo (miembro superior más inferior), actividades iguales
- Dos hemicuerpos con actividades diferentes
- Dos hemicuerpos, trabajo con manos y dedos

— Bloque 2.- Trabajo sobre orientaciones con objetos
- Con objetos que no tengan orientación propia (pelota, bloque de goma espuma...).
- Apreciaciones de distancias entre uno mismo y los objetos.

— Bloque 3: Trabajo sobre representación gestual y temporal

a) Secuencias corporales globales y segmentarias para representar formas, símbolos y signos.

b) Marchas ritmadas con contraste de dos ritmos

c) Codificaciones y decodificaciones con dos símbolos (Lázaro, 2000, 98).

EJE 5. CONOCIMIENTO Y CONTROL CORPORAL

— Bloque 1: Reconocimiento corporal
  • Orden táctil: tú te tocas donde yo te toco. Primero un punto, luego dos o más (atención a la pérdida del segundo estímulo).
  • Órdenes gestuales y mímicas: tócate donde yo me toco, o donde toco al compañero o a la muñeca.
  • Órdenes verbales.
  • Progresión: en sí mismo, en el profesor/a, en el compañero/a, en muñecos y en dibujos.

— Bloque 2: Modulando la gestualidad
  • *Escenificaciones quinéticas* con contenidos creativos de imaginación y fantasía: guiadas, sugeridas y espontáneas.
  • *Cámara lenta*: proposición de acciones sencillas que es preciso llevarlas a cabo muy lentamente. Ejemplos: imitar a animales que andan muy despacio (caracol, tortuga...), imitar la acción de botar una pelota muy lentamente, o la acción de lanzar una pelota de tenis.
  • *A ciegas*: trabajo de desplazamiento por el espacio guiados por el contacto del profesor/a, luego por su voz, luego por un instrumento musical (campanillas, crótalos...)

— Bloque 3: Descubrimiento de la calma
a) Mediante la propiocepción. Presiones en brazos y piernas, sobre todo, mientras se le susurra una melodía o se le cuenta un cuento.
b) Tras la caída. Inmediatamente después de que el niño/a cae en la colchoneta blanda, se le presiona fuerte la espalda, los brazos, las piernas y la cabeza.
c) Con la estimulación rectilínea (balanceos). Adaptar el arco de la malla a las necesidades del niño o niña. Dejar que el movimiento se detenga por sí mismo.

— 2 —
Diseño del Programa de Estimulación Vestibular

a) Principios Generales del Programa de Estimulación Vestibular
  • Los ejercicios se introducirán paulatinamente. Despacio y lento al principio, luego cada vez más rápido.
  • Se empezará por los ejercicios de balanceo antes que por los de rotación.
  • Los ejercicios de aceleración angular se iniciarán con situaciones en las que el eje de rotación sea exterior al sujeto, (Fröhlich, 1993).

- Es preciso procurar siempre la seguridad total al niño o niña.
- El contacto corporal del adulto durante la estimulación vestibular reviste una importancia fundamental en las primeras sesiones.
- Siempre que el niño o niña pueda estimularse sin ayuda, o iniciar la estimulación por sí mismo, se dejará paso a esta manera de proceder, (Ayres, 1983).
- Cualquier movimiento debe ser interrumpido frecuentemente para que los receptores respondan a la aceleración y a la deceleración, (Heiniger y Randolph, 1981).
- Es muy conveniente que el niño o niña reciba este tipo de estimulación en posturas tan diversas como sea posible.
- Siempre que el niño o niña solicite parar deberá detenerse inmediatamente esta estimulación. Nunca se impondrá forzadamente.

b) *Precauciones en el uso del PEV*

La mayoría de niños y niñas que han pasado por el aula de psicomotricidad del colegio *Gloria Fuertes*, a los que se ha aplicado el PEV, no han presentando ninguna reacción secundaria, es decir, no ha habido signos de malestar o inquietud. Las respuestas positivas a este tipo de estimulación aparecen claramente, aún en niños y niñas con trastornos muy graves del desarrollo, y tienen que ver con el aumento en la fijación de la mirada, la *calidad* de esa mirada, las sonrisas, risas, vocalizaciones... tal como ha quedado descrito en el capítulo dos.

En un número muy reducido de casos, a veces, se puede presentar algún síntoma que indica la necesidad de detener la actividad. Por esta razón, parece conveniente conocer y tener en cuenta las siguientes precauciones:

- Las posibilidades de la estimulación vestibular aparecen limitadas por la sensibilidad de cada persona.
- Es necesario prestar especial atención con esta estimulación a los plurideficientes sin control postural de la cabeza.
- La sobrecarga sensorial (Kelly, 1989) constituye el principal peligro de esta estimulación y se manifiesta, sobre todo, por la hiperestimulación y la hiperinhibición.

La hiperestimulación se caracteriza por los siguientes signos:

- Signos verbales como ¡para!, ¡para!, ¡ya vale!.
- Aumento del ritmo cardíaco.
- Respiración inusual.
- Pupilas dilatadas.
- Náuseas.

- Reacciones de alarma.
- Hiperexcitación.
- Sensaciones de movimiento por la noche o pesadillas.

Si la hiperestimulación ocurre, se debe actuar parando inmediatamente la actividad y calmando al sujeto, tocándole con presión, proporcionándole aire fresco o aplicándole una toalla mojada alrededor de la cabeza.

La hiperinhibición se caracteriza por este otro tipo de signos:
- Grandes bostezos.
- Somnolencia.
- Bajada del ritmo cardíaco.
- Respiración más lenta.
- Color más pálido.
- Labios amoratados.

Si la hiperinhibición ocurre, se debe actuar parando inmediatamente la actividad y aumentando el grado de excitación del sujeto a través de aplicarle más luz, tocando los pies o poniendo hielo en las manos.

c) *Progresión de situaciones en el PEV*

El programa de estimulación vestibular incluirá la siguiente progresión:
- Aparataje: Cuna de estimulación vestibular, rodillo de estimulación, malla de pronosupinación, plataforma rígida, rueda colgada, plataforma blanda, escalerilla oscilante, cuerda colgante...
- Tipo de estimulación: aceleración rectilínea, aceleración angular y aceleración vertical.
- Disposiciones corporales: horizontales, angulares, verticales e invertidas.
- Formas y caracteres: activa, pasiva, paradas y contrastes.
- Ayuda del adulto: movimiento guiado en su totalidad, movimiento sólo iniciado y movimiento sin guiar.

— Estimulación vestibular con objetos en el suelo

a) En plano horizontal
- Estimulación rectilínea: con el monopatín (parada brusca o progresiva); con telas, en el suelo y en el aire. La progresión en la postura del niño será decúbito dorsal, decúbito ventral, sentado, de rodillas, en cuclillas y de pie.
- Estimulación angular. Sobre plataformas giratorias; primero con el adulto y después él solo en todas las posiciones. Con balones y con telas.

b) En planos inclinados

- Rectilínea. Cuerpo a cuerpo. El niño solo se deja deslizar en decúbito dorsal, decúbito ventral, sentado, sentado hacia atrás, decúbito dorsal y cabeza abajo.
- Angular. La misma progresión, pero al mismo tiempo que se desliza le damos media o una vuelta. Rodando lateralmente o sobre plataformas con ruedas.

c) Estimulación en planos frontales y sagitales: balanceos

- Con pelotas medianas y grandes. En plano frontal, sagital y vertical, en las posturas de decúbito dorsal, ventral, sentado, de rodillas y de pie. Se puede acompañar el movimiento con la voz simultáneamente; movimiento sin voz y voz sin movimiento. Ritmos normales, lentos y rápidos.
- Con telas, sujetando ambos extremos entre dos personas, o con una parte atada a la espaldera.

d) Caídas

- cuerpo a cuerpo: lanzarlo hacia arriba.
- variar la altura de la caída.
- variar la postura de partida.
- variar la postura de llegada.
- con caída provocada o natural.
- dejarse caer desde la postura de pie, de lado, de frente, de espaldas...

— Estimulación vestibular pura

a) Cuna de estimulación vestibular

- Estimulación rectilínea. Postura del niño: sentado y en uve. Planos frontal y sagital. Si es posible con ojos abiertos y cerrados. Movimiento lento guiado por el adulto; movimiento lento sin guiar por el adulto; movimiento ligero guiado y sin guiar; movimiento fuerte guiado y sin guiar. Paradas breves al final de un arco con movimiento lento, ligero y fuerte. Paradas progresivas decrecientes iniciadas con movimiento lento, ligero y fuerte.
- Estimulación angular. Postura del niño: sentado y en uve. Si es posible con ojos abiertos y cerrados. Una vuelta lenta guiada por el adulto; una vuelta lenta sin guiar; una vuelta ligera guiada y sin guiar; una vuelta fuerte guiada y sin guiar; dos vueltas con la misma progresión; tres vueltas con la misma progresión, y más de tres vueltas. Todas las vueltas con paradas bruscas y progresivas.

b) Plataforma angular pequeña
- Postura decúbito dorsal. Desde balanceo suave a movimientos rectilíneos y angulares guiados y sin guiar.
- Postura decúbito ventral. Misma progresión.
- Postura sentada. Misma progresión.
- Postura de rodillas. Misma progresión.
- Postura de pie. Misma progresión.
- Decúbitos ventrales con cuña.
- Decúbitos ventrales sin cuña.
- Decúbitos ventrales con manipulación de objetos.
- Situaciones de juego solo con el adulto.
- Situaciones de juego dos niños solos.
- Todas las situaciones con ojos abiertos y cerrados.

c) Malla de pronosupinación
- Decúbito supino, movimiento rectilíneo guiado y sin guiar por el adulto.
- Decúbito prono, movimiento rectilíneo guiado y sin guiar por el adulto.
- Movimientos rectilíneos y luego angulares en la postura de sentado.
- Todas las situaciones con ojos abiertos y cerrados.

d) Rodillos de estimulación vestibular
- Sentado a horcajadas, sujeto por el adulto, efectuar movimientos en los planos frontales y sagitales. Utilizar la progresión de: cada vez menos ayuda, movimientos lentos o fuertes, más cerca o más lejos del suelo.
- Sentado convencional. Misma progresión.
- Tumbado boca abajo, abrazando al rodillo. Misma progresión.
- Tumbado, apoyando las caderas en el rodillo y equilibrándose con las manos. Misma progresión.
- Todas las situaciones con ojos abiertos y cerrados.

e) Plataforma elástica grande
- Varios niños y niñas a la vez. Tumbados boca arriba, boca abajo y de lado. Balanceos suaves o fuertes, con paradas.
- Varios niños y niñas a la vez. Posiciones angulares. Sentados, de rodillas y a cuatro patas. Balanceos suaves o fuertes, con paradas.
- Varios niños y niñas a la vez. De pie. Con mucho cuidado. Mantenerse con piernas abiertas. Luego intentar andar.

f) Ruedas colgantes
- Distintas posturas con aceleraciones rectilíneas y angulares. Un niño/a o varios, según tipo de rueda.